小さく生まれた赤ちゃん

あたたかなこころの発達ケアと育児の指針

大城　昌平

大学教育出版

刊行に寄せて：ブラゼルトン先生からのメッセージ

J. Kevin Nugent（ケビン・ヌジェント）

１９８４年、私は T.Berry Brazelton（ブラゼルトン）先生とともに、文化圏の違いによる新生児行動（NBAS: Neonatal Behavioral Assessment Scale）の発達研究を行うために、長崎県の五島列島を訪れました。五島列島の赤ちゃんの行動を、大変印象深く記憶しています。赤ちゃんは、たくましく元気良く泣き、自分自身で穏やかになり、落ち着いたステート４（機嫌よく目覚めた状態）の状態を長く維持しました。輝く目と明るい表情で、私たちの顔や声によく反応し、穏やかでイライラした印象はまったくありませんでした。このような赤ちゃんの行動特徴は、アメリカの赤ちゃんとはまったく異なるものでした。赤ちゃんたちは、いつも母親や家族と一緒に過ごし、添い寝をされて、赤ちゃんの要求がいつも十分に満たされているようでした。赤ちゃんを家族で、大切に慈しむ文化を感じました。そのような文化が、赤ちゃんの行動にもあらわれているようでした。ブラゼルトン先生が、楽しそうに赤ちゃんをみておられたことを思い浮かべます。

この国際研究に協力されたのが、長崎大学の穐山富太郎先生、川崎千里先生、大城昌平先生でした。この研究を通して、穐山先生は、ＮＢＡＳの赤ちゃんの生得的な力と有能性を評価するという評価の理念に感銘を受け、日本でも発達評価にＮＢＡＳを活用することを意図されました。日本で最初にＮＢＡＳの意義に関心を示されたのが、穐山先生でした。ブラゼルトン先生は、整形外科医でありリハビリテーション医である穐山先生が、新生児とＮＢＡＳに関心を持たれたことに、当初、大変驚かれたようです。しかし、穐山先生を中心とした長崎グループが脳性まひ児などの発達障がい児の早期介入に携わり、ハイリスク児の発達評価と支援にＮＢＡＳを応用するという意義に心を打たれ、惜しみない協力をされました。

日本でのＮＢＡＳコースの開催に向けて、１９８７年に川崎先生が、１９８８年には穐山先生、大城先生、鶴崎先生が、米国ボストンでのＮＢＡＳイントロダクションコースを受講されました。そして、１９９０年、日本で初めてのＮＢＡＳイントロダクションコースが長崎で開催されました。以来、ブラゼルトン先生と私は2年おきに長崎を訪問しました。ＮＢＡＳコース、赤ちゃんとご家族との出会いや研修会参加者との交流、長崎の美しい海と教会、レクリエーションでのテニスなど、その一つひとつが素晴らしい思い出です。長崎の活動は、ハイリスク児とその家族へのＮＢＡＳ の応用という点で、大きなインパクトを与えました。本書には、これまでの私たちとの共同研究等で培われた長崎のグループや、大城先生と共同研究者の知見や業績が込められています。

私たちは、ブラゼルトン先生から赤ちゃんの有能性、個性、社会性の存在を学びました。赤ちゃんの声を聴くこと、行動の背景にある意味を探ることです。赤ちゃんは、自分の力を発揮して、自分自身で成長発達する主体です。自分の発達課題にチャレンジし、成長していきます。私たちは、ややもすると、赤ちゃんを受け身的な存在として捉えがちですが、そうではないことを知りました。その力を理解し、その力を引き出す支援や育児の方法を学びました。本書は、そのようなブラゼルトン先生の新生児、乳幼児の発達観、タッチポイント理論に基づく育児の考え方や方法（Brazelton's way）が基盤になっています。

著者の大城先生と共同研究者は、小さく生まれた赤ちゃんや発達障がい児の行動特徴と発達予後についての研究と、赤ちゃんと家族のニーズに適した発達支援の開発に成功しました。本書は、前書『小さく生まれた赤ちゃんのこころの発達ケアと育児』に新たな知見を加えてブラッシュアップされ、著者らの小さく生まれた赤ちゃんとその家族への卓越した業績をもとに、新生児ケア室での赤ちゃんと家族の安寧（ウェルビーイング：well-being）を促すための発達支援およびケア介入の指針が示されています。小さく生まれた赤ちゃんの要求を満たし、赤ちゃんの発達を支援するために、赤ちゃんのコミュニケーションとしての行動合図を両親がどのように読み取るかが述べられています。

また、新生児ケア室や退院後の家庭においても、両親が赤ちゃんをより良く理解し、そして赤ちゃんの発達を支援するという視点で、個別的な発達ケアを提供することの重要性についても言及されています。新生児ケア室でのカンガルーケアや親子の相互交流支援などの親子の関係性を視点とした介入や、タッチポイント（Touchpoints）モデルを参考にして、親の育児の困難性にも着目し、赤ちゃんの成長発達を支援するために、親がどのように赤ちゃんの行動合図を読み、コミュニケーションを取ればよいかや、睡眠覚醒リズムや泣き、授乳と摂食、コミュニケーションと遊びなどの具体的な育児のアドバイスが解説されています。加えて、発達障がい児と家族への支援では、著者らの約30年に及ぶ研究と臨床経験に基づいて、ご家族への提言がなされています。本書による、これらのアドバイスや示唆は、多くの赤ちゃんとご家族、そして支援者の有益な指針となるでしょう。

本書は、著者ら自身や世界からの研究をもとに、赤ちゃんと家族のケアにおける科学的根拠に基づいたものです。本書はきっと、小さく生まれた赤ちゃんの両親にとって大変有益なものとなることでしょう。そして本書から得られる情報は、一人ひとりの赤ちゃんの個性と発達状況に適した発達と育児支援に結びつくはずです。

ブラゼルトン先生の蒔かれた種が、日本をはじめ世界中で実を結んでいます。本書が広く愛読されることを祈念します。

ブラゼルトン先生と共に

はじめに

保育器のなかの小さな赤ちゃんを覗くと、赤ちゃんが私を見つめ返します。赤ちゃんは、何を感じ、何を思っているのでしょう。「何かを思う」という背景となるこころというものが赤ちゃんにあるのでしょうか？ そして、赤ちゃんのあたたかなこころを育むために、私たちはどのように赤ちゃんに接し、ケアや育児を行っていけば良いのでしょうか？ 本書は、小さく生まれた赤ちゃんとの親子のかかわりやNICU（Neonatal Intensive Care Unit：新生児集中治療室）のケアについて、赤ちゃんのあたたかなこころを育むことを目的に執筆しました。私たちは、赤ちゃんのこころだけでなく、他者のこころの存在さえも確認することはできません。しかし、私たちは他者のこころを感じ取り、想像し、確信することはできます。そして、そのことによって他者との交流が生まれ、互いのこころが育まれます。

今日、日本では赤ちゃんの出生率の低下が問題となっています。厚生労働省の人口動態統計では、直近の２０１６年の出生数は97万６９７８人で、これは前年比でマイナス2万８６９９人です。加えて、予定より早く生まれる赤ちゃん（早産児）や出生時体重が２５００グラム未満の低出生体重の赤ちゃん（低出生体重児）の割合が高止まりしています。低出生体重児の割合は９・６％（２０１２年統計）で、数年横ばいの状況です。その要因はいろいろなことが複雑に関係していますが、晩婚化などに伴う高齢出産（高齢出産は「35歳から」とされるのが一般的です）、母体の妊娠高血圧症候群や感染症などの病気、妊娠中の喫煙や飲酒、過剰な「やせ」志向とダイエットによる栄養不足、不妊治療の影響、過労、過激な運動、経済的な問題などが指摘されています。厚生労働省や地方自治体、関連の医学会などでは、妊娠前・妊娠中の健康管理教育や妊産婦および母子の保健指導に努め、小さく生まれる赤ちゃんの出生予防をすすめていますが、社会全体でのこのような問題の認識と予防啓発が大切です（参考：厚生労働省「低出生体重児保健指導マニュアル～小さく生まれた赤ちゃんの地域支援～」）。

一方、小さく生まれた赤ちゃんが健全に成長発達するよう、周産期や新生児医療の発展や育児支援の充実も図られています。わが国の周産期・新生児医学・医療の水準は、世界でもトップレベルです。今日では、５００g未満で生まれた赤ちゃんも半数は生存できるようになりました。しかし、小さく生まれた赤ちゃんは小さく生まれるほど、身体の発育や認知、行動、学習や社会的適応に困難を抱えることが多いことも指摘されています。これからの医療は、小さく生まれた赤ちゃんの救命とともに、赤ちゃんの発達を支援し、赤ちゃんとご家族のwell-being（安心・安寧・幸福な状態）やQOL（quality of life：生活の質）を改善し高めていくことが、新生児医療にかかわる支援者や専門家に課された課題です。

赤ちゃんの発達や障がいの予防は、脳の発達に影響されます。小さく生まれた赤ちゃんは、脳の発達の重要な時期に、母胎内とは異なったＮＩＣＵという物理的環境やケアの影響を受けることになります。このことが脳の形態や構造・機能の発達、そして感覚運動や認知・情動（感情）・行動に影響をもたらすと考えられます。小さく生まれた赤ちゃんの脳を健全に育むには、親とケアスタッフ（医師や看護師、助産師、リハビリの専門職、心理士、保育士など）が協働して、ケアの質を改善し、親子の関係性を支援していくことが大切です。赤ちゃんの脳発達とケアと育児支援を考えることで、赤ちゃんとご家族の長期的予後はより良くなると考えられます。本書は、小さく生まれた赤ちゃんの成長発達とご家族の well-being とＱＯＬの改善に向けて、ケアや育児支援の新たなコンセプトである「発達ケア（ディベロップメンタルケア：Developmental Care）」を紹介し、小さく生まれた赤ちゃんのケアや育児支援の在り方を再考したいと思います。ディベロップメンタルケアとは、一言でいうと、「赤ちゃんと家族を中心に、ケアスタッフが協働して、赤ちゃんの脳とあたたかなこころを育むケア」といえます。

私は約30数年、新生児・乳幼児の発達の専門家（理学療法士）として、子どもの発達研究と、小さく生まれた赤ちゃん、発達の遅れや障がいのある赤ちゃんとそのご家族との臨床に携わってきました。１９８６年、当時勤務していた病院に重症仮死（出生前後の何らかの問題によって呼吸循環不全の状態となる。酸素不足によって脳損傷の原因となる）の赤ちゃんが入院してきました。当時はまだ、新生児のリハビリテーションは分野としても確立しておらず、赤ちゃんの発達診断（評価）や発達治療（支援）の知識は、米国の文献等に頼るしかなく、その赤ちゃんを目の前にして立ち往生したことが思い出されます。そして、１９８８年、穐山富太郎先生（長崎大学名誉教授、現：長崎市障がい者福祉センター長）に同行し、ハーバード大学の小児科医であるブラゼルトン（T.Berry Brazelton）先生の発達研究所（The Brazelton Institute）で、赤ちゃんの発達評価法である「新生児行動評価（Neonatal Behavioral Assessment Scale; NBAS）」を学ぶ機会を得ました。この研修の機会が、私の新生児・乳幼児の発達研究と臨床の出発点となりました。

ＮＢＡＳは、それまで私が学んできた赤ちゃんを、「反射体（ある一定の刺激に対してある一定の反応を示す）」として生物学的にとらえてきた発達観とはまったく異なり、赤ちゃんを「個性をもったひとりの人」として理解することに深い感銘を覚えました。私たち臨床家はともすると、赤ちゃんを標準と照らし合わせて点数化し、赤ちゃんの問題点（欠点）に目を奪われがちです。赤ちゃんの問題や課題を明らかにすることは、診断や治療を検討するうえで大切なことですが、それ以上に赤ちゃんの強さや有能性をも見いだし、その力を伸ばしていくことがより重要です。私は、ブラゼルトン先生の発達理論とそれに基づいたＮＢＡＳに出会い、赤ちゃんは発達の基盤となる生得的な組織化された行動能力を持ち、その力を使って能動的に外界と相互作用しながら成長発達する社会的存在であること、その行動は個性的でユニークさを持ち、豊かな好奇心を発揮して、自らの発達課題にチャレンジし、失敗と達成を重ねながら成長していく主体であることを学びました。そして、その赤ちゃんの力と、チャンレンジと成功を、両親とともに分かち合いながら、親子の関係性と育児を支援していくことが、発達段階の早期における支援者の役割であろうと考えるようになりました。本書では、ブラゼルトン先生の発達理論とＮＢＡＳ、および発達や育児支援の「タッチポイントモデル（Touchpoints）」を参照し、赤ちゃんの発達の理解と、発達および育児支援について解説しました。

その後、ブラゼルトン先生の紹介で、発達心理学者のアルス（Heidelise Als）先生（ハーバード大学教授）と出会うことができました。アルス先生は、ブラゼルトン先生とともに新生児の発達研究に携わり、その後、小さく生まれた赤ちゃんとご家族のためのディベロップメンタルケアの包括的なケアモデルである「NIDCAP

(Newborn Individualized Developmental Care and Assessment Program：新生児個別的発達ケアと評価プログラム)」を開発されました。このＮＩＤＣＡＰは近い将来、小さく生まれた赤ちゃんのケアの質を保障するグローバルスタンダードとなると考えられます。現在、私たちはアルス先生とその共同研究者であるグレッチェン(gretchen Lawhon)先生らの協力を得て、国内でＮＩＤＣＡＰの教育プログラムを実施し、ＮＩＤＣＡＰプロフェッショナル（ＮＩＤＣＡＰ専門家）の育成をすすめています。本書では、このＮＩＤＣＡＰに基づいた小さく生まれた赤ちゃんのディベロップメンタルケアを紹介しました。

小さく生まれた赤ちゃんは、発達上の問題や障がいのリスクがあることもあります。しかし、赤ちゃんの問題や障がいのリスクばかりに目を奪われてはいけません。親が赤ちゃんの能力を正しく知り、赤ちゃんが必要としている手助け（成長発達の支援の方法）を身に付けることが必要です。そのために支援者は、赤ちゃんの力と発達課題への赤ちゃんの自身の対処の仕方や躓きの様子を親と分かち合い、親子の関係性に目を向けることが大切です。そのような親子の交流を支えることが、発達初期の支援者の役割であろうと考えます。親子の交流サイクルが円滑にすすめば、たとえ何らかの障がいがあったとしても、その子どもの能力と成長発達を親が認識し、その力を伸ばす子育てができるようになります。そして、子ども自身もまた、そのことによって自己の有能感を高め、課題を克服し、次の成長発達の段階へすすむことができるようになるでしょう。

本書の構成は、次のとおりです。

本書は、前書『小さく生まれた赤ちゃんのこころの発達ケアと育児』を大幅改定したものです。

第1章では、ブラゼルトン先生の発達理論を参考にして、小さく生まれた赤ちゃんの神経行動発達と、新生児室での「ディベロップメンタルケア」を紹介しました。赤ちゃんは母胎内から、生理的恒常性（呼吸循環や体温調整などの生理的安定性）を維持しつつ、姿勢や運動機能を調整し、また意識状態（睡眠と覚醒の状態、「ステート state」）を調整して、他者や外界と相互作用（やり取り）し、同時に脳（中枢神経系）の発達を伴いながら、成長発達していきます。小さく生まれた赤ちゃんでは、早く小さく生まれた分、それらの調整機能が未熟で、母胎内とは異なった環境で育つことになります。したがって、小さく生まれた赤ちゃんでは、成長発達を支援するディベロップメンタルケアの取り組みが必要となります。

ディベロップメンタルケアとは、赤ちゃんの脳と身体とこころの発達と、親子の関係性を育む「赤ちゃんと家族の発達ケア」といえます。ディベロップメンタルケアの基本的な考え方は、赤ちゃんを、こころをもったひとりの人としてとらえ、ケアスタッフと親が一緒に赤ちゃんへのストレスをできるだけ排除したやさしいケアを行い、そして親子の関係性を大切に育むことです。ディベロップメンタルケアを実践するうえでは、赤ちゃんの行動から脳とこころの状況を理解し、こころに寄り添うようにケアを行うことです。アルス先生は、「All behavior has meaning」（赤ちゃんの示すすべての行動には意味がある）といわれます。

赤ちゃんにこころがあるのだろうか？ と思われるでしょう。でも、赤ちゃんをよく観察すると、いろいろな行動を通して、自分のこころの状態を私たちに伝えていることがわかります。治療やケアなどによる不快な刺激に対して、赤ちゃんは「イヤー」「ヤメテー」といった不快な行動を示します。またお母さんに抱っこされると、「いい気持ち」という穏やかな表情や身体の動きを伴った快の行動をあらわします。このような赤ちゃんの行動がこころのあらわれで、こころの起源であると考えられます。赤ちゃんは自らの行動によって、こころの状態を示します。赤ちゃんのこころをあたたかく育てるためには、赤ちゃんの行動をこころの窓として、またコミュニケーションのツールとして、赤ちゃんのこころに共感し寄り添い、映し返すようにすることが大切です。赤ちゃんのこころは、ケアスタッフや親を「鏡」として育まれます。ケアスタッフや親があたたかく、赤ちゃんのこころに応えるようにすれば、赤ちゃんのこころもあたたかく育っていくでしょう。ケアスタッフや親もまた、赤ちゃんを自分自身の鏡とすることで、ケアや育児の質を改善し自信を深めていくことになります。このようなお互いの鏡像関係による協働作業が、両者の愛着と絆を深めていくことになります。ディベロップメンタルケアは、赤ちゃんと家族、そしてケアスタッフが一緒に成長していく取り組みであるといえます。

第2章では、育児のヒントについて述べました。育児は、親が子どもを育てることを通して、親自身が成長する過程でもあります。このように考えると、育児は与えるだけではなく、与えられるものです。人は結婚、妊娠、出産を機に成長していくもので、決してはじめから有能な親というものはなく、親になるには「親を行う」ことが必要です。親は子どもから育児の技術を学ぶとともに、人間的に成長していくことになります。支援者は、親が親として成長し自信を深めていけるよう、親をも支援しなければなりません。

育児支援のモデルとして、ブラゼルトン先生の「タッチポイント（Touchpoints）」モデルを紹介しました。

子どもの成長発達の段階には、急速な発達と後退の波があり、この時期に子どものこころや行動に乱れが生じると親子は混乱に陥りやすく、親は育児不安や困難、ストレスを抱えることになります。このような時期をあらかじめ想定して、支援者が予測的かつ予防的に親子に介入することで、親子の混乱を回避し、子どもの成長発達と親の育児をサポートする育児支援のモデルが、タッチポイントです。タッチポイントの時期は、妊娠中から生後3歳までの間には13あり、親が関心と問題を抱えやすい育児、例えば、愛着の形成、泣き、授乳・摂食、睡眠、排泄などをテーマとして支援を行います。これらのタッチポイントで、親と支援者が子どもとの成長発達や課題を共有し、親が子どもに上手く対処できるよう介入することで、親は子育てに対して自信を深めることができ、親子は次の成長発達の段階へとすすむことができます。子どもの急速な発達と退行による親子の混乱は、出生から1歳までの間に生じやすく、本書でもこの時期を対象としています。

育児には基本がありますが、赤ちゃんにも、また親にもそれぞれの個性があるように、育児もそれぞれに応じたやり方があります。それを赤ちゃんと親が、日々の育児から協働作業で学んでいくことが大切です。学びの過程は、失敗と成功の経験です。成功経験を大切にし、失敗から学び、親自身が自分への信頼と自信をもつことが大切です。親は、献身的に赤ちゃんの育児に取り組んでいます。その献身があれば、赤ちゃんに必要な育児は十分でしょう。支援者は、親の献身を支えなければなりません。

育児の実際では、赤ちゃんの個性を理解し、赤ちゃんの示す行動の意味を読むことが必要です。その意味の背景には、赤ちゃんのこころがあります。赤ちゃんは、自身の成長発達の課題を目の前にしたとき、自分でその課題に立ち向かおうとしますが、何らかの手助けを必要とし混乱を示します。ここが前述した大切なタッチポイントの時期です。経験豊富な親は、無意識に赤ちゃんの成長発達を手助けする子どもへのかかわり（育児）を行うことができるようです。しかし最初はどの親も、赤ちゃんの行動から赤ちゃんが何を訴えているのか、読みとることは難しく、混乱し不安に陥ることもあるでしょう。小さく生まれた赤ちゃんでは、よりいっそうそのように感じられることでしょう。しかし、親の育児能力も、赤ちゃんのこころを理解しようとする親の献身によって、不思議と自然に身についていくものです。支援者は、この赤ちゃんの行動の意味を親と共有し、親子の関係と育児を支援することが大切です。

赤ちゃんは、有能な学習者です。自ら能動的に親の育児に参加します。むしろ、赤ちゃんが主体となって、親の育児行動を引き出していると考えることができます。赤ちゃんは、生まれる前から見る、聞く、触る（触られる）、動くなどの感覚運動機能を発達させ、他者のこころの状態をも察知し、コミュニケーションを図ることができる社会的存在です。育児では、学習者としての赤ちゃんの有能性と能動性、そしてそのような力を発揮して自ら成長発達する存在であるということを大切にしなければならないでしょう。

第3章は、発達の遅れや障がいのある子どもとのかかわりとリハビリテーションについて述べました。親は、生まれてくる子どもや小さく生まれた赤ちゃんの、発達の遅れや障がいが心配になります。「障がいがあったらどうしようか。どうしたらいいのだろうか」。当然の心理的反応です。親は赤ちゃんが小さく生まれたり、障がいが生じる病気があると聞かされたら、頭のなかが真っ白になって、混乱したり、不安と絶望感、後悔と自責の念を経験されることでしょう。しかし、私のこれまでの経験から感じることは、赤ちゃんと親は、私たちが想像した以上にたくましく強い存在だということです。赤ちゃんには、私たちの想像を超えた素晴らしい生命力と自ら成長発達する力があります。５００ｇぐらいの体重で生まれた赤ちゃんも、はじめは自分で呼吸することもできない状態ですが、しだいにたくましく成長発達していきます。赤ちゃんの生命力と育つ力は、私たちの想像をはるかにしのぐものです。そのような赤ちゃんの力を信じることが大切です。また親もはじめは、喪失と混乱、不安を経験しますが、親のこころもまた、赤ちゃんの成長発達とともに癒され、赤ちゃんへの愛情を深め、人間的に成長することを経験します。親が子どもの障がいを受け止めるには、時間が必要です。悲しみ、後悔、罪悪感、怒り、絶望、そしてあきらめ、希望といろいろなこころの葛藤を繰り返すことでしょう。親自身も支援者も、このような感情が、親としての当然の心理的な反応として受け止めなければなりません。親はその困難な課題に向かい、新たな生き方をも模索し成長します。支援者は親のその力をも信じ、親への尊敬と敬意をもつことが大切です。

発達障がいのある子どもをもつ親は（ときには支援者でさえも）、年齢相応の定型的（標準的）な発達水準に到達することを目標にしがちですが、私は定型的な発達過程と比較して、子どもをみるのではなく、それぞれの子どものペースで、子ども自身が自分の進路や将来を切り開いていけるように支援することが賢明だと考えます。このことは非常に難しいことでもあります。しかし、子どもの能力を受け入れることができず不安がちな親は、子どもが標準的な発達水準に追いつくように子どもにプレッシャーをかけたり、子どもの成長発達をあきらめがちにもなります。それでは、子どもも親も絶望感と無力感に打ちひしがれ、本来の問題を増悪させ、成長発達の力が奪われることになりかねません。

障がいの有無にかかわらず、私たちは子どもが自らの力を発揮して、失敗から学び、チャレンジしていく過程を大切にしなければなりません。子どもは能動的な経験を通して、自身の達成感や効力感を学びます。親や支援者が、子ども自身の小さな成長発達に気づかずに、それを大切にしなければ子どもは無力感を覚えます。発達の遅れや障がいがあることで、物事の達成には多くの時間を必要とし、また達成できないこともありますが、小さなステップで多くのことを身に付けていくことができます。「やったー」「できたー」という喜びの経験を大切に、そして「よくできたね」「やったね」というプラスのフィードバックを子どもと共有することが、子どもの成長発達を支援していくことになるでしょう。

本書は、小さく生まれた赤ちゃんの親や家族とケアに携わる方々を対象として、執筆しました。これまで私が、多くの先生方、赤ちゃんや子どもとお父さん・お母さん、またケアに携わる方々から教えていただいたことをまとめたものです。本書を通して、小さく生まれた赤ちゃんや、病気や発達の遅れや障がいのある子どもの親に、「赤ちゃんはそれぞれの力を発揮して立派に育っていきます」「親も親としての自信を深め、子どもとともに成長します」というメッセージをお伝えしたいと思います。また、ケアに携わる方々には、赤ちゃんと親のケアや支援について考える機会となることを望みます。本文のところどころは、赤ちゃんのケアに携わるケアスタッフを対象として執筆したところもあります。そのようなところも、ご両親にもお読みいただき、赤ちゃんと親や家族がこのような考え方やケアの仕方で支援されているということも知っていただきたいと思います。

本書が、赤ちゃんと親のあたたかなこころを育み、未来につながるよう祈ります。

この最も小さい者の一人にしたのは、わたしにしてくれたことなのである。

（マタイの福音書25章31～46節）

著　者

本書で用いるいくつかの言葉の定義

・**赤ちゃん**：生後1か月未満の新生児と1歳未満の乳児をいいます。

・**子ども**：満1歳以降の幼児をいいます。

・**こころ**：こころを示す用語には、「情動」「感情」「情緒」という言葉があります。「情動（emotion）」は、怒り、恐れ、喜び、悲しみ、憎しみなどのように一時的で急激な感情の変化で、これには身体（表情や行動など）や生理的（自律神経反応）反応などの外的な表出を伴います。「感情（feeling）」は、外界の情報によって生じる喜怒哀楽のような内的な気持ちの変化をいいます。「情緒」は情動や感情と同意語として使用されますが、気分という意味も含まれます。

・**あたたかなこころ**：赤ちゃんは、親や他者との身体やこころの交流によって、喜び・受容・愛情・怒り・恐れ・嫌悪などのこころの存在を学びます、そのような自分のこころの状態を調整すること、それを適切に表出すること、他者のこころの状態を理解すること、自分自身を大切にして、他者への思いやりや愛情、共感を示す（もつ）こころの作用をいいます。

小さく生まれた赤ちゃん

あたたかなこころの発達ケアと育児の指針

目次

小さく生まれた赤ちゃん

あたたかなこころの発達ケアと育児の指針

第1章

ようこそＮＩＣＵ（新生児集中治療室）へ

1　こんにちは赤ちゃん

（1）赤ちゃんとの出会い

出産後、小さく生まれた赤ちゃんや病気のある赤ちゃんは、その生命を守り成長発達を促すため、ＮＩＣＵ（Neonatal Intensive Care Unit：新生児集中治療室）で、医学的治療やケアを受けることになります（図1-1）。親は、赤ちゃんが予定より早く生まれたことに、大きなショックを受けられることでしょう。衝撃的で、こころの準備が整っていません。目の前の、現実の赤ちゃんを受け止めることは難しく、思い描いていた元気な赤ちゃんとい

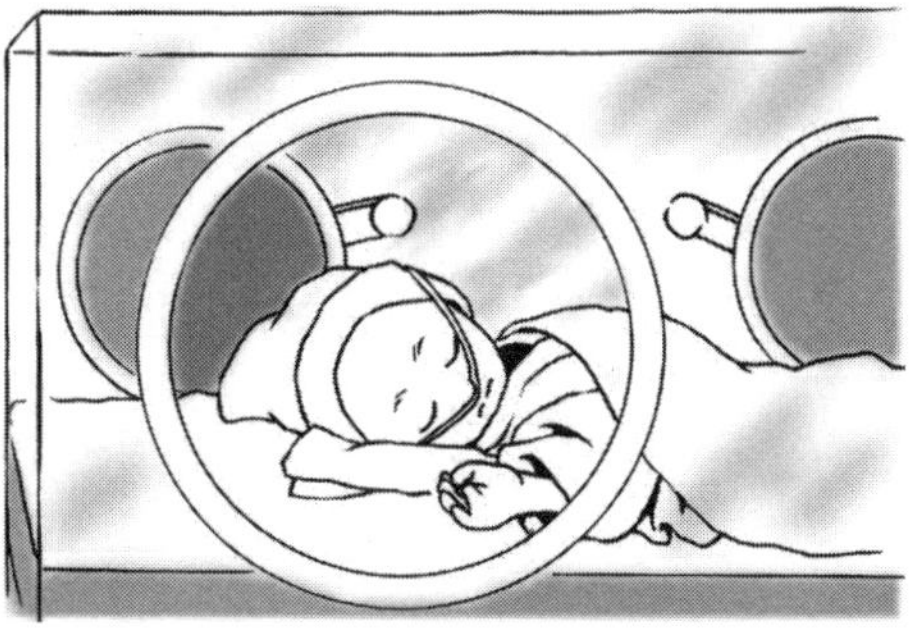

図1-1　保育器の赤ちゃん

うイメージを失う「喪失」を経験されることでしょう。同時に、妊娠を最後まで継続できなかったことへの悲しみや後悔や怒り、赤ちゃんの成長発達に対する不安、無事に成長することを祈る気持ちなど、さまざまな感情が生じます。赤ちゃんの様子が心配な反面、赤ちゃんに会うことが怖いという気持ちをもたれることもあるでしょう。しかし、そのような複雑な感情は当然で、それを認め、赤ちゃんと出会うことからはじめなければなりません。NICUへの初めての道のりは、遠く長く感じられるでしょう。親の赤ちゃんへの愛情や、親としての自信や自覚が湧くようになるには時間が必要です。でも、赤ちゃんはあなたを待っています。赤ちゃんとの出会いとかかわりを通して、親子が協働でつくる愛着が深まり、親は親として成長し自信と誇りを取り戻していくことになります（第1章5（1）小さく生まれた赤ちゃんの親、参照）。

NICUには、赤ちゃんの呼吸を助ける人工呼吸器や心臓や呼吸の状態を監視する装置（モニター）など、見慣れないハイテク機械があって、異様な雰囲気を感じられることでしょう。保育器のなかの赤ちゃんは、想像したよりも小さく弱々しく映るかもしれません。モニターや点滴などのチューブがつながれ、自分では呼吸することが難しい赤ちゃんには人工呼吸器が装着されています。このような赤ちゃんの様子は、親にとって大きなショックで、こころを痛めます。母親はなぜ赤ちゃんが小さく生まれたのかを自問し、自責の念に駆られるかもしれません。このような心理的なショックの状態は通常の反応で、赤ちゃんの成長や赤ちゃんとのかかわりのなかで癒されていくことでしょう。親の不安の一つは、赤ちゃんが無事に大きくなるだろうか、順調に成長発達するだろうかという疑問です。しかし、出生後の間もない時期、それらの判断は難しい場合もあります。赤ちゃんの生きようとする力を信じ、ケアスタッフと協力して、赤ちゃんの成長発達を待つことが必要です。子育ては、子どもの自ら成長発達する力を信じ、どのように育っていくかを見守りながら「待つ」という営みでもあります。先のことにとらわれず、日々の赤ちゃんの成長発達を見守ることが大切です。

親は、混乱や不安で、はじめのうちは医師や看護師の説明もうわの空かもしれません。ケアスタッフは、そのような親の心情を理解し、あたたかく迎えて、親のこころのケアをも行います。親の不安や心配事はよく相談して、親とケアスタッフが一緒に赤ちゃんの成長発達を育むように取り組んでいくことが大切です。そして、しだいに親とケアスタッフの関係も構築され、親の心強いパートナーとなっていくことでしょう。

この出生後の間もない状況では、父親のほうがより客観的に赤ちゃんの状況を理解し、母親のこころの支えとなることができるようです。両親がお互いのこころの状況を察し、お互いに支えあうことがこの時期最も大切なことです。父親には、妊娠出産を通して、赤ちゃんと母親の結びつきを強める家族の要としての役割が始まります。

生まれたばかりの保育器のなかの赤ちゃんに、親が直接してあげられることはあまりないかもしれません。しかし、そこに赤ちゃんと親が一緒にいる「場」を共有することが大切です。一緒にいることを通して、こころの交流が生まれます。むしろ、離ればなれになることが親のこころの回復を妨げ、赤ちゃんへの愛情を阻害することになります。特に、生まれて間もないこの時期に、親子の一緒の時間を可能な限りもつことです。はじめはつらい思いをされるかもしれませんが、赤ちゃんと時間を共有することで、親のこころも癒され、赤ちゃんへの愛着や家族の絆が生まれてきます。私は、不幸にして、赤ちゃんと親の分離した状況が長くなったために、親子の愛情がわかず、施設に入ることになった赤ちゃんを担当した経験があります。１９９０年代までの新生児医療は、赤ちゃんの命を救うことに重点が置かれていました。そのため、退院後の赤ちゃんと家族との関係や育児はあまり問題にされていませんでした。これまでの反省から、赤ちゃんの命を救うことに加えて、親子の絆を育む家族を中心とした「ファミリーセンタードケア family centered care」が重視されるようになっています。ファミリーセンタードケアにおいては、赤ちゃんと親・家族の出会い、出発のときを大切にしていかなければなりません（第1章3（2）家族を中心としたケア（ファミリーセンタードケア）をめざして、参照）。

そのためには、NICUの環境やケアスタッフは、親や家族がNICUを訪れやすいようウエルカムな雰囲気で、心地良く過ごすことのできる環境や時間を工夫し、親子のかかわりを支援する姿勢が大切でしょう。欧米の先端的なNICUでは、プライバシーが守られ、家族と赤ちゃんが一緒にゆっくり過ごすことができる個室化がすすんできているようです。日本でも、親子が心地良く過ごせるよう、NICUの騒々しさを軽減したり、大きめのリクライニング式の椅子を準備したり、カーテンをつけたり、小部屋（家族室）を準備するなどの工夫がなされるようになってきました。また、先端的な施設では個室化もすすめられています。

（2） 赤ちゃんの成長発達

小さく生まれた赤ちゃんの成長発達と親のこころの回復を支援する大切なステップは、なるべく早い時期から赤ちゃんと親とのかかわりを支援し（第1章5（3）タッチケアとカンガルーケア、参照）、ケアにも参加することです。前述のように、どうしても親は悲嘆に暮れ、子どもの将来に不安をもっています。親は子どもと一緒にいる機会を通して、子どもの回復がすすむ過程を自分の目で見て感じることができます。また赤ちゃんのケアに参加する機会を、状況が許す限りなるべく早く作ることで、親としての自信を得るようになります。そうすることで、退院の時点で、親は赤ちゃんを理解し、家庭での育児の準備ができます。

赤ちゃんの状態（呼吸循環や体温調整など生理的機能）が安定すると、親は保育器のなかの赤ちゃんに触れることができるようになります。赤ちゃんの手にあなたの指を握らせたり、頭や身体をやさしくタッチしたり、両手で包み込みをしたりすることは、赤ちゃんのストレスを緩和し、成長発達を助けます（図1-2）。赤ちゃんが成長発達するにつれて、赤ちゃんはあなたから触れられたり、話しかけられたり、顔を見つめられたりすることを受け入れられるようになります。赤ちゃんが、成長発達を遂げている証拠です。親もまた、赤ちゃんのぬくもりや心臓や呼吸の動き、手脚の動きを直に感じることができ、赤ちゃんへの愛情が深まることでしょう。小さく生まれた赤ちゃんは、いろいろな治療や検査で、不快な刺激を受けることが多く、ここちよい感覚の経験が不足しがちです。親のあたたかな、やさしい刺激は赤ちゃんにここちよさを与えます。この心地よさが、赤ちゃ

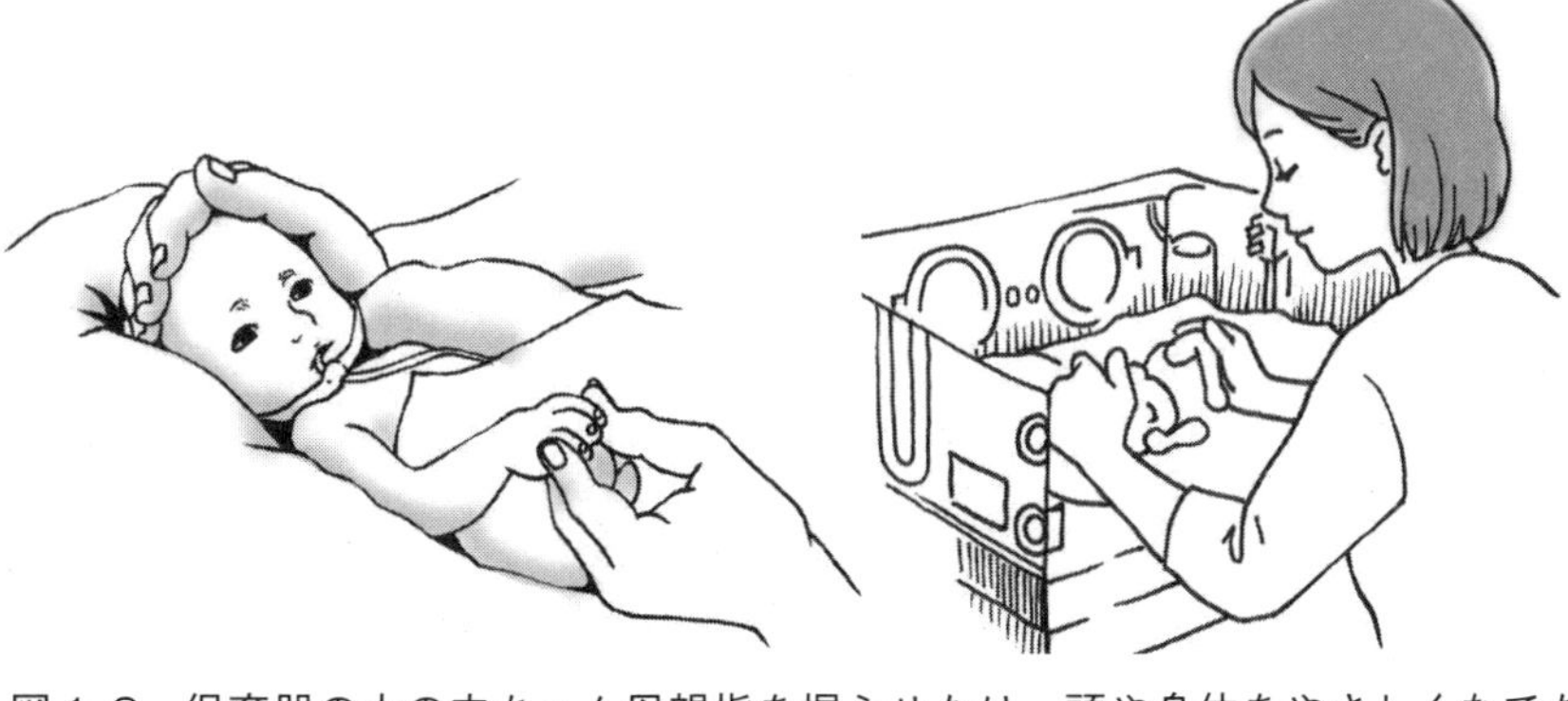

図 1-2　保育器の中の赤ちゃん母親指を握らせたり、頭や身体をやさしくなでたりのここちよい刺激

んのこころの栄養です。こころの栄養は、点滴やミルクのみでは補えません。親に代わる、赤ちゃんのこころの栄養は他にありません。

母乳を搾って、口からのチューブを通して飲ませることも、赤ちゃんの成長発達を助けることになります。夜間も2時間か1時間おきに搾乳することは、母親にとって大変な労力です。でも、搾乳は授乳と同じように、赤ちゃんのためにできる母親の大切な仕事です。搾乳をして、母乳を維持しておくことで、赤ちゃんに直接母乳を与えることもできるようになるでしょう。母乳哺育を推進する施設や家族ケアのすすんだＮＩＣＵでは、早い時期から（呼吸器をつけた状態でも）、親が赤ちゃんを抱っこして（カンガルーケア）、そのまま乳首を舐めさせて、母乳を吸わせることもあります。母乳哺育も念頭に、搾乳を継続しておくことが大切です（第1章5（6）授乳、参照）。

赤ちゃんの成長発達とともに、親が赤ちゃんにできることはしだいに増えてきます。医師や看護師と相談しながら、赤ちゃんのケアにかかわっていくことで、赤ちゃんの成長発達のためだけでなく、親のこころを癒し、赤ちゃんへの愛情を深め、親としての自覚も養われていくことでしょう。できれば親には、毎日ＮＩＣＵに行き、赤ちゃんの授乳、着替え、抱っこなどをしていただくことをおすすめします。そうすることで、親は子どもの成長発達を認識し、赤ちゃんのもっている強さと前進する能力を見極めることができるようになり、また育児にも自信を深めていくことができるでしょう。ＮＩＣＵでみかける小さな編み込み帽子、保育器に貼った名前や写真、親が持ちこんだおもちゃなどは、赤ちゃんの存在を家族として受け入れている証拠であり、また親自身のこころの回復と親としての自信と誇りのあらわれでもあります。そして、ＮＩＣＵでのかかわりが、退院後の家庭での育児につながっていきます。

（3）赤ちゃんの発達を支援する

赤ちゃんの命の無事がわかると、親は赤ちゃんが正常に育つかどうかを心配し、正期産で生まれた赤ちゃんとの比較が始まります。この心配は、子どもが年長になっても続くかもしれません。小さな赤ちゃんを生んだ親は、誰もが長い間、自分の子どもは小さく生まれた赤ちゃん（未熟児）であると分類してしまうようです。親が自分の子どもを、身近な赤ちゃんといつも比べていたら、自分の赤ちゃんの足りないところに目がいくようになります。そして、それを補おうと、躍起になって赤ちゃんに手出しするようになるでしょう。赤ちゃんが失敗しないように、赤ちゃんの動きを逐一監視するかもしれません。赤ちゃんが自分で何かをやってみよう、失敗しても再びトライしよう、欲求不満になっても成功するまでやろうという願望の前に、親が先走って手を出してしまうと、子どもの発達は阻害されてしまいます。子どもは、無力な小さく生まれた赤ちゃんのままでいるかもしれません。親が子どもの発達過程を理解し、子ども自身が自ら成長発達しようとする力を伸ばしていくことが大切です。

胎齢26～27週を過ぎて生まれた赤ちゃんの大半は、定型的（標準的）な発達過程で成長発達していきます。しかし、より小さく生まれた赤ちゃんなどには学習障害、注意力欠如、多動性、脳性まひなどの発症のリスクが高くなります。発達の遅れや障がいがないかを定期的な診察（フォローアップ）を受けながら、必要な検査や指導を受けることが大切です。親が、早い時期に子どもの発達過程を適切に理解することができれば、親は子どもにより適切にかかわることができ、子ども自身も遅れや障がいを克服する力を身につけることができるようになるでしょう。

親が子ども自身の実際の発達能力を理解し、子どもが秘めている成長発達の力を促すには、専門的な発達支援やリハビリテーションが必要な場合もあります。赤ちゃんの脳は成長過程にあり、神経系の豊かな冗長性と回復力に富んでいます。たとえ損傷を受けた部分があっても、他の部分が損傷を受けた部分の機能を代償します。つまり、最も急速に脳が発達する生後から数年の間に、早期の発達支援やリハビリテーションをはじめれば、この過程を促進し、神経学的な障がいを補い、またそれに伴う二次的な障がいを予防することにもなります。このため、小さく生まれた赤ちゃんでは、入院中から退院後も定期的にフォローアップを受け、発達評価と専門的な早期の発達支援やリハビリテーションの必要性の有無を判断しなければなりません（第3章　発達の遅れや障がいのある子どもとのかかわり、参照)）。

2　赤ちゃんの発達

(1)　発達のトライアングル：脳と身体とこころのつながり

親は、日に日に大きく成長発達していく赤ちゃんの様子を大変嬉しく思い、安心されることでしょう。私は、赤ちゃんの発達を観察するとき、赤ちゃんの脳と身体とこころの三角形（トライアングル）を想い描きます（図

1‐3）。脳の発達は、脊髄―脳幹―辺縁系―大脳皮質の縦方向と、大脳皮質の左右半球の横方向に発達します。身体の発達は、赤ちゃんが示す呼吸や循環の生理的な（自律神経系）調整、筋肉の緊張や姿勢、反射活動、自発的運動の調整、ステート（眠り・目覚め・泣き）の調整、他者や外界との相互作用の4つの行動の能力をあらわします。また赤ちゃんは、身体を介してこころを学びます。赤ちゃんは、自分に適切に対応し不快を調整してくれる他者からの働きかけを身体的な体験として、こころを学びます。こころは身体的体験であり、身体的な体験がこころの有り様に翻訳されるといえます。こころは、赤ちゃんの示す快や不快の情動反応から、高次の安心感や愛着、他者への共感や思いやりのこころ、そして人を愛するあたたかなこころに成長・発達していきます。あたたかなこころは、身体と脳を介して育まれていきます。

このように、脳と身体とこころの3要素は、トライアングルの形で相互に関連しあいながら成長発達します。赤ちゃんの示す身体反応（行動）は脳発達のあらわれであり、こころの状態を示す窓となります。脳発達は、身体反応（行動）からのフィードバックを受け、あたたかなこころを発達させます。私はNBASによる赤ちゃんの発達評価やかかわりを通して、このトライアングルの発達状況を観察します。すると、赤ちゃん自身が私に、自分のこころと発達の状況、そしてどのような支援が必要かを教えてくれるのです。

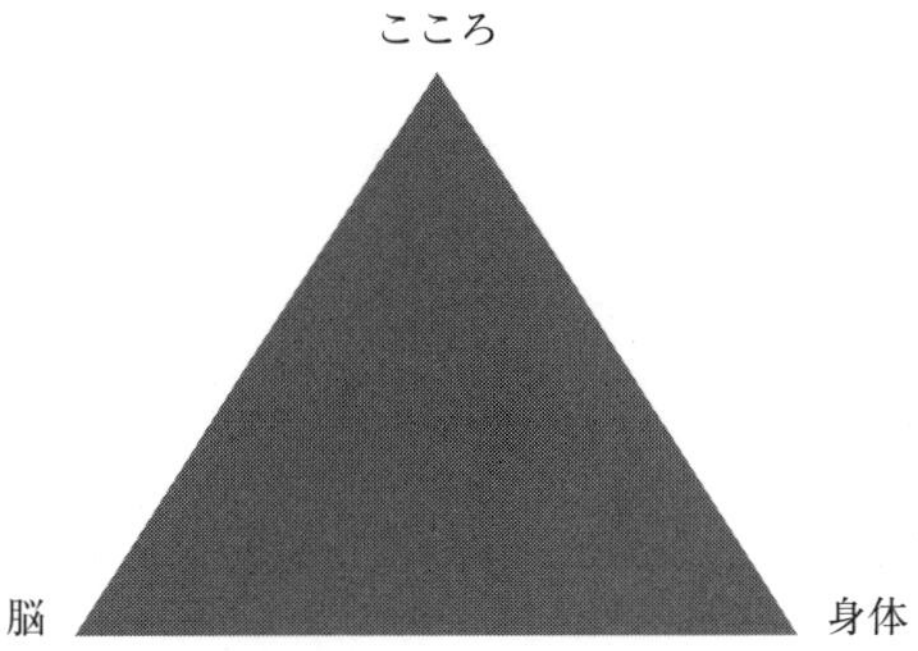

図1‐3　脳と身体とこころの発達のトライアングル

（2）脳の発達

脳の構造発達は、縦方向と横方向にすすみます。縦方向では、脊髄—脳幹（間脳・中脳・橋・延髄の総称）—間脳（視床・視床下部）・辺縁系（扁桃体・視床下部、視床、視床下部は辺縁系に含まないこともあります）—皮質と、下から上に発達します（図1-4）。新生児では、すでに脳幹、視床下部、扁桃体、皮質の感覚運動領域の一部が機能しています。脳幹は呼吸循環機能の生命維持、睡眠と覚醒のステート、自律神経や内分泌機能の生理的な調節、筋緊張や反射活動および運動の調整にかかわります。急激なストレスや恐怖体験をしたとき、脳幹を介して闘争か逃走の反応（自律神経系の興奮：呼吸・心拍を速めたり、身体を強直させたり、すくめたりするなどの身体反応）が生じます。辺縁系の扁桃体は快・不快の情動の中枢で、無意識的な情動体験の記憶を形成します。このように、正期産で生まれたばかりの赤ちゃんの脳も基本的な発達構造をもち、この構造に基づいた脳とこころと身体のつながりが成長発達の基盤となります。その後に大脳皮質が発達します。皮質は感覚運動の制御や認知・行動・社会性の中枢で、下位の辺縁系や脳幹の機能を調整します。このうち前頭前野（おでこの辺り）は、身体—脳幹—辺縁系—皮質をつなげて統合する最高位の脳領域で、他者に共感し思いやるあたたかなこころと知性の座です。

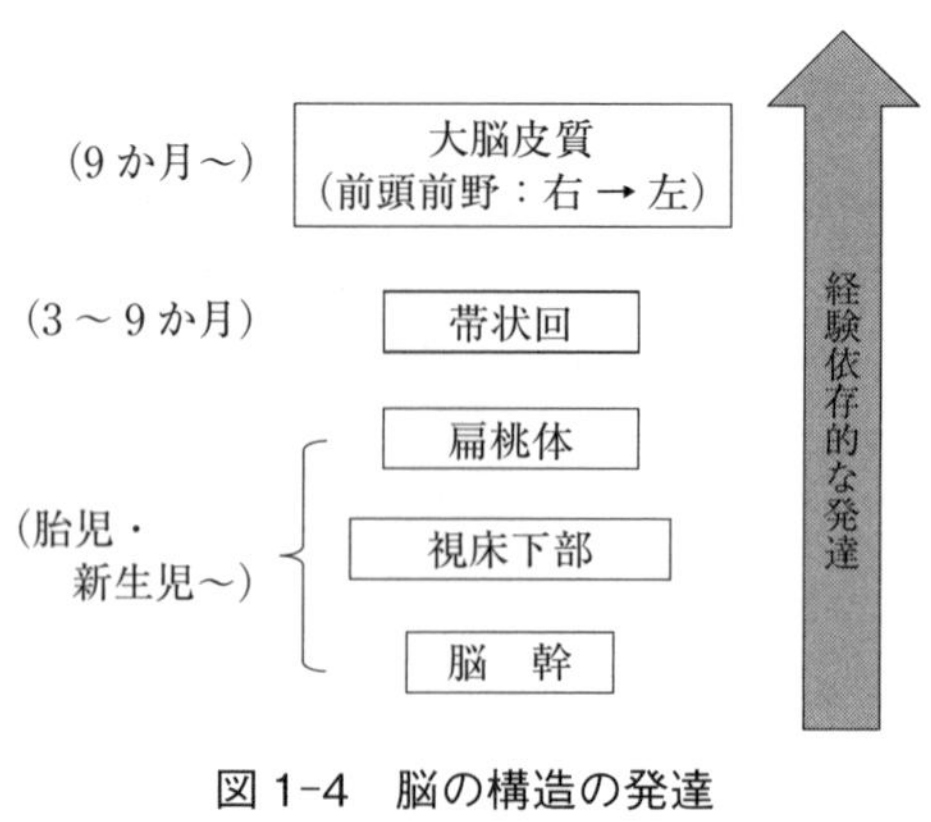

図1-4　脳の構造の発達

赤ちゃんの脳は、赤ちゃんの感覚運動や学習によって、経験依存的にボトムアップに発達します。例えば、赤ちゃんに不快な感覚刺激が加わったときの反応をみてみましょう。その刺激は脊髄の神経路を通って、視床に伝わります。視床は感覚刺激の制御機能をしますが、赤ちゃんでは未熟で、その刺激はストレートに脳幹や辺縁系に伝わります。脳幹では生体防御機能として、急激な呼吸循環反応や覚醒レベルの亢進、震えや硬直などの逃避の身体反応を引き起こします。同時に、視床下部は脳下垂体を介して、ストレスホルモン（コルチゾールなど）を放出します。ストレスホルモンは、ストレス反応として交感神経系の活動を活性化し、呼吸循環系の興奮や筋緊張などの運動系の過活動を引き起こします。さらに、扁桃体を介して、不快や恐怖や苦痛の情動反応が生起されます。例えば、山道でヘビに遭遇したときの恐怖反応を思い出してください。そのような恐怖反応は扁桃体の反応によるもので、そのような情動反応は扁桃体に無意識下に保持されます（図1-5）。

正期産の赤ちゃんの場合、おおむね生後2か月までが前頁（図

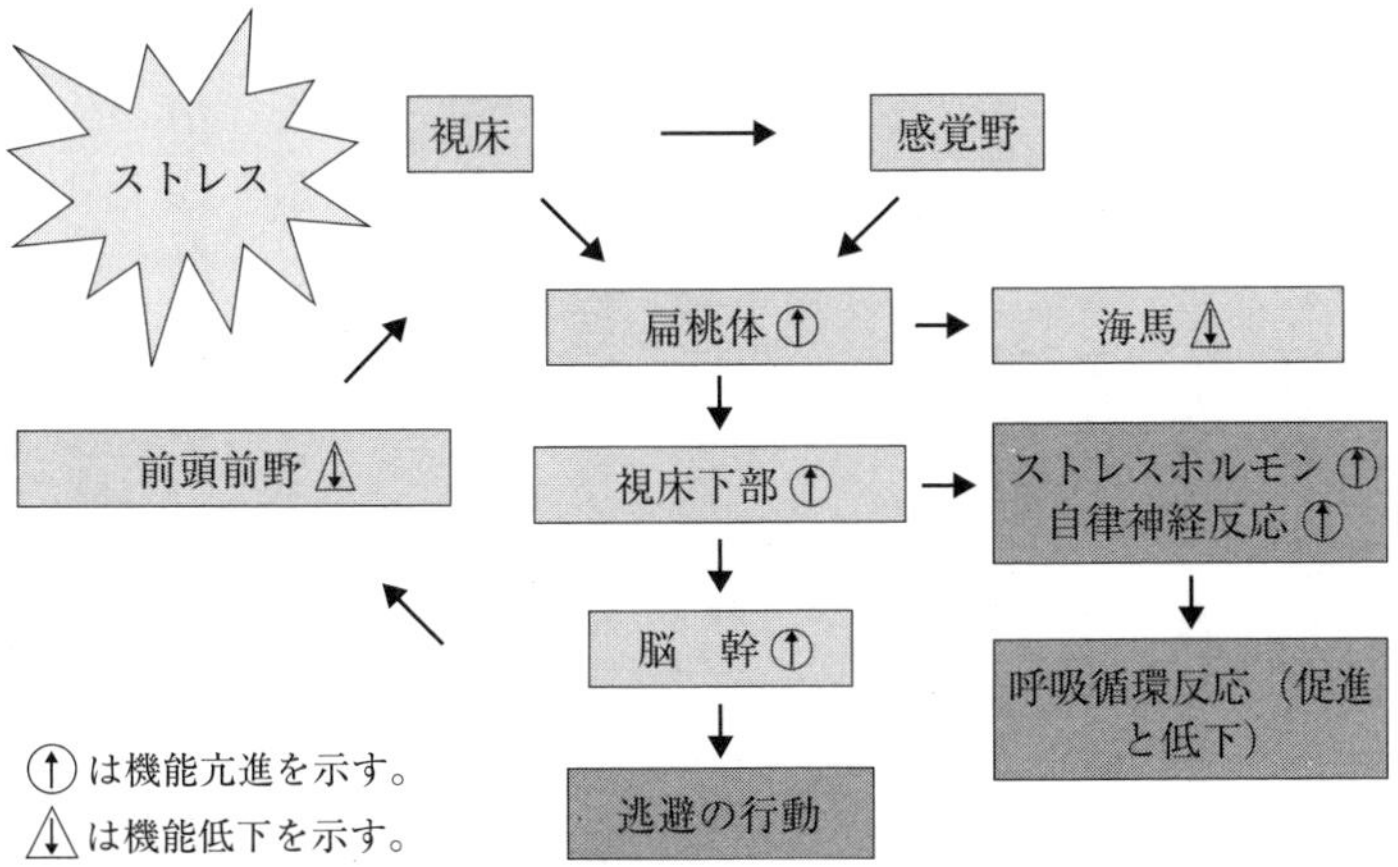

図1-5　ストレスに対する脳と身体とこころの反応

1-4）の皮質下システムの感受期（発達の重要な時期）です。そして生後3～9か月には、辺縁系の帯状回（皮質とのつながりの中継領域）との神経線維結合が起こります。帯状回が辺縁系の感覚や情動をコントロールすることで、親子の愛着（絆）が形成されます。9か月以降になると、皮質の前頭前野（人の認知行動を司る領域）との神経線維結合がすすみ、皮質下システムの統括部となって、自分の感情や情動、行動をコントロールするようになり、そして3歳ころには自分の気持ち（喜び、悲しみ、不安など）を言葉にできるようになります。

脳の発達は、経験依存的です。赤ちゃんと親の親密であたたかなかかわりあいが、皮質下システムの発達を担い、そして他者のこころの状態を理解（共感）し、思いやりや愛を大切にするあたたかなこころの発達を導きます。したがって、皮質下システムの構造や機能にひずみが生じると、その影響は上位の皮質の構造と機能に影響がおよぶことになり、その結果として、こころの発達や社会適応行動（他者への共感）に問題、いわゆる「キレル」というような衝動的行動が生じる恐れがあります。

次に、脳の構造の横方向の発達についてです。大脳皮質には右脳と左脳があり、その発達は、まず右脳が早期から発達し、その後に左脳が発達し、そして両者が統合された機能を発揮するようになります。右脳は感覚的で非言語的な感性の脳です。左脳は理論的で言語的な論理的思考の脳です。例えば、花をみます。美しいと思う感性は右脳、品種を思い浮かべるのが左脳で、この両者が統合されて、美しい花の味わいや豊かな創造性が生まれてきます。先述した皮質下システムの発達は、右脳とのつながりが強く、まず右脳と連携しますので、皮質下システムの発達は右脳の発達に影響しやすいと考えられます。人の発達では、まず右脳の発達が優位となって、こころの発達にかかわる感情や感性が発達し、その上で論理的思考が続くと考えられます。赤ちゃんが親や身近な人から、親密であたたかなかかわりや愛情を受けることができない場合、発達はひずみ、右脳による感情や感性の発達を妨げられ、左脳の発達が優位（過度な）な発達となるかもしれません。それが、他者の感情が理解できず、こころのかかわりが難しくなる要因となるとも考えられます。赤ちゃんの親や身近な人との親密であたたかな交流によって、脳は形成されます。そして、それが子どもの一生を通じての生きがいや幸福感（well-being）の欠かせないものになるでしょう。この赤ちゃんと親のあたたかなこころのつながりには、身体を介してのこころのふれあい（非言語的コミュニケーション）、こころとこころの響き合い（情動調律）が大切となります（第1章2（4）こころの発達）。

脳の発達は、構造の縦と横の発達とともに、神経細胞間のつながりで機能しますので、ここで少し、神経細胞レベルで脳の発達を概説します。

脳のネットワークの発達は、①神経細胞（ニューロン）の発生と増殖、②神経細胞の移動と集合、③神経細胞の分化と神経回路（シナプス）の形成、④神経細胞死（アポトーシス）、⑤神経回路の選択的脱落（刈り込み）、⑥髄鞘化、の過程があります。赤ちゃんの脳では胎齢3か月以降になると、神経細胞の分裂増殖がすすみ、脳は急速に発達します。神経細胞は脳の深いところになる脳室層の分裂から生まれます。そして、分裂増殖した神経細胞は外表面へ移動し分化して大脳皮質などの肥厚が形成されます。その後、成熟した神経細胞は軸索（神経線維：電線みたいなものを想像してください）を伸ばして、他の神経細胞との間に神経回路（シナプス形成）をつくります（図1-6）。神経回路が形成されることで、神経ネットワーク（配線）を作り、感覚の認知や運動機能、思考や言葉、行動の調整、学習などの高次機能、そして自分を大切にして他者を思いやるこころが生まれます。出生時には数千億から1兆以上の神経細胞が、それぞれ数千から1万の神経回路を形成するといわれます。神経細胞や神経回路は、はじめは過剰に作られますが、その後削除され（必要なものだけが残ります）、成熟した回路が形成され、無駄がなく効率良く情報が伝達されるようになります。この神経細胞の移動や神経回路の形成は、遺伝的なプログラムに基づくものと想定されます。しかし、特にそれらの形成過程の後半は、生後におこる外部からの刺激や親や他者とのかかわり（生後の環境要因）、赤ちゃん自身の活動が神経細胞や神経回路の形成と選択に深くかかわります。赤ちゃんに適した育児環境と、それに対する能動的な赤ちゃんのかかわりが脳の発達には大切な重要な要因となります。

神経回路の形成とともに、軸索はコーティングされます（これを髄鞘化といいます。電気の流れが損なわれないように電線

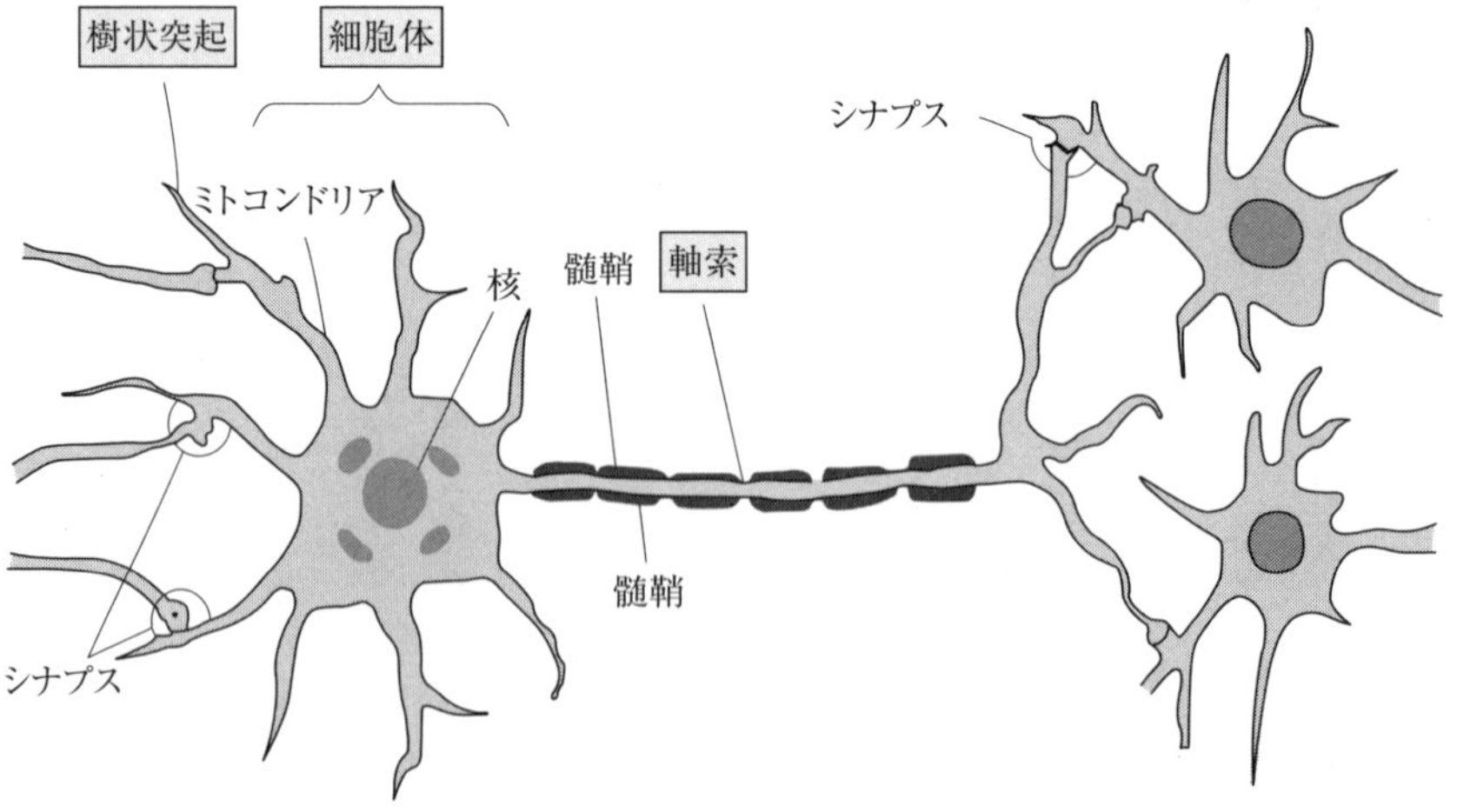

図1-6　神経細胞とシナプス形成

を鞘で包み込んでいる絶縁体です）。髄鞘化によって、シナプスは高頻度の信号を、速く確実に送れるようになり、効率のよい脳の神経ネットワークができあがります。満期で生まれたばかりの赤ちゃんでは、髄鞘化は脊髄や下部脳幹レベルまでおよんだ段階ですが、しだいに下から上にすすみ、12か月ころになると大脳皮質内にもおよびます。そして、前頭前野（大脳皮質の前方の額の辺りです。ここは行動の制御や記憶や情動などの高次機能を司り、人としての知性の座といわれます）の髄鞘化には20歳すぎまでの時期を要します。

このように、赤ちゃんの脳は構造も細胞レベルにおいても大切な発達時期にあります。この時期に脳に適切な刺激が与えられなかったり、逆に過剰な負担が加わったり、また栄養が不足したりすることは、脳の発達を妨げることになります。そして、将来的には感覚運動や感情、認知、学習などの高次の脳機能に影響がおよぶ可能性があると考えられます。アルス先生による脳発達の研究結果は、より小さく生まれた赤ちゃんは満期で生まれた赤ちゃんよりも前頭前野の脳の機能構造の発達が劣ることを指摘しています。これは、小さく生まれた赤ちゃんのケアの環境や方法に問題があったのかもしれません。いかに小さく生まれた赤ちゃんの脳を守り育むかが、小さく生まれた赤ちゃんのケアを行う上での重要な課題です。アルス先生らの研究から、後述するディベロップメンタルケアによってＮＩＣＵの環境やケアの仕方・親の関わりを変えることで、赤ちゃんの脳を守り、発達を助けることができるということがわかってきています。

（3）身体（神経行動）の発達

赤ちゃんの成長発達がどの程度すすんでいるかを知るためには、いくつかの検査や発達評価方法があります。1つは、身体の大きさや体重などの体格の成長です。体格をみれば赤ちゃんの成長を把握することができます。看護師は毎日、身長と体重を測定し、赤ちゃんの成長の度合いを観察しています。在胎（妊娠）週数[1]や生まれてからの日齢と体格とは関連があり、母子手帳にある発育曲線をみれば、それに応じた成長を把握することができます。2つ目は、呼吸や循環機能、体温調整などの生理的な状態です。これは、医師が赤ちゃんを診察したり、採血をしたり、呼吸器計や心電図、画像などで検査をしたりして、病気の診断と治療を行います。赤ちゃんの成長発達と回復とともに、人工呼吸器や酸素、点滴が外されるでしょう。3つ目は、赤ちゃんの神経行動の発達評価（検査し、その結果を検討すること）をします。赤ちゃんの成長や生理的状態、病気の状況も、神経行動の発達評価にあらわれますので、神経行動の発達評価は赤ちゃんの力と成長発達を理解することになります。

また、赤ちゃんの神経行動発達を評価すると、赤ちゃんの個性もわかります。赤ちゃんも子どもや大人と同様に、それぞれに個性があります。落ち着いた赤ちゃん、おっとりした赤ちゃん、泣きやすい赤ちゃん、敏感な赤ちゃんなど、一人ひとり異なった個性をもっています。赤ちゃんは決して一様ではありません。赤ちゃんの神経行動を観察することは、その赤ちゃんの個性を知り、かけがえのない「わが子」として赤ちゃんの存在に気づくことにもなるでしょう（第2章1．赤ちゃんの個性（気質）を知る、参照）。

赤ちゃんの神経行動発達の評価方法には、いくつかの方法がありますが、評価はその結果を赤ちゃんの成長発達の支援やケアの指針、親の育児に役立てることが重要です。その目的で、ブラゼルトン先生によって開発された神経行動発達評価（Neonatal Behavioral Assessment Scale; NBAS）は最も優れた評価方法で、世界中で用いられています。ここではＮＢＡＳを紹介し、赤ちゃんの神経行動発達の４つの行動系について解説します。

ＮＢＡＳは、赤ちゃんと評価者がやり取りをしながら、赤ちゃんの神経行動発達を評価します。赤ちゃんの神経行動発達は、生理・自律神経系、運動系、状態（ステート）系、注意・相互作用系の４つの行動から評価します。この４つの行動系は、図のように（図1-7）、発達段階によって階層的に機能する多重システムの構造で、同時に存在し、かつ相互に影響し合いながら、赤ちゃんと外界や他者との相互作用を促し赤ちゃんの発達を支えることになります。赤ちゃんは、この４つの行動系を基盤にして、外界や親と能動的にかかわり発達します。能動的とは、赤ちゃんは受け身ではなく、赤ちゃん自身が自分の行動能力を用いて自ら外界や他者にかかわり、他者からのかかわりを引き出すということです。例えば、赤ちゃんは他者の顔に興味をもって、見つめかけます。その見つめかけに応じて、他者が赤ちゃんに見つめかけを返す、というようなかかわりです。このように、ＮＢＡＳは単に赤ちゃんにある刺激を与えて、反応性をみる評価ではありません。赤ちゃんと評価者のやり取りから、赤ちゃんが自分の能力を使って、

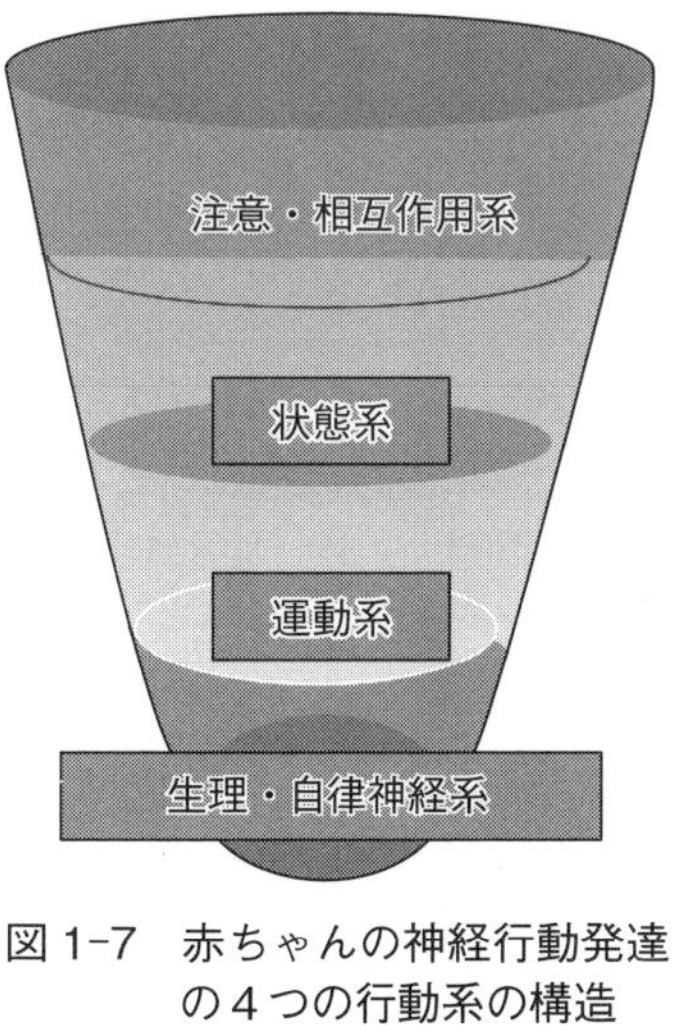

図1-7　赤ちゃんの神経行動発達の４つの行動系の構造

どのように外界や他者とかかわることができるかを、①赤ちゃんの4つの行動系の発達状況、②赤ちゃんが外界から受ける影響（ストレス）、③赤ちゃんの能動的な外界へのかかわり方、を評価します。

ＮＢＡＳは、赤ちゃんの行動を「正常か異常か」という枠組みで、赤ちゃんを評価するものでもありません。親にしても支援者にしても、赤ちゃんの行動反応が正常か異常かに関心が向きますが、ＮＢＡＳは赤ちゃんの力を確認し、未熟性や弱さを支えることを目的とします。実際、ＮＢＡＳの最も有益な用途は、赤ちゃんの行動の力を親と共有することです。すでに赤ちゃんがもっている外界への適応能力と社会的な行動能力を親に示すことです。親は皆、「私の赤ちゃんは大丈夫か」と心配します。しかし、赤ちゃんの力を明らかにすることで、このような親の懸念を払拭することができ、親子の愛着を深める機会になります。赤ちゃんの行動は、親のこころをつかむようにできているようです。小さくても力強い握力、活発な手脚の動き、何かを探すように親の顔を見つめる様子、親の声かけに対する表情の輝きは、親のこころをつかみ、相互交流を高めるでしょう。

またＮＢＡＳは、赤ちゃんのもつ最高の行動（ベスト・パフォーマンス best performance）を評価します。このことも、赤ちゃんの標準的な行動を評価することを目的とした他の発達評価法とは異なるユニークな点です。評価では、評価者は赤ちゃんがベスト・パフォーマンスを発揮できるように、やさしく声をかけたり、抱き上げてやさしく揺らしたり、また過剰な行動を抑制したり（例えば、バタバタした手脚の動きを包み込んで抑制するなど）して、赤ちゃんの行動を調整しながら、赤ちゃんの能力を引き出すようにします。この赤ちゃんのベスト・パフォーマンスを引き出す、赤ちゃんとのかかわり方が赤ちゃんの発達と親の育児を支援することになります（第1章5（4）あなたの赤ちゃんを知る：ＮＢＡＳの活用、参照）。

では、ブラゼルトン先生の発達理論に基づいた、赤ちゃんの神経行動発達の4つの行動系について説明します。

① 生理・自律神経系の発達

赤ちゃんの成長発達の基本となるのが生理・自律神経系の発達です。生理・自律神経系の発達とは、生きていくために必要な生命維持機能である呼吸や循環、消化器などの臓器系の機能、体温調整機能、免疫機能などとそれを調整する自律神経系の調整機能の発達のことです。これらの機能については、医師や看護師が注意深く観察し、必要に応じて検査診断し治療を行います。また、赤ちゃんの神経行動の観察からも、これらの機能をある程度把握することができます。

赤ちゃんの体温調整機能は、赤ちゃんの熱源の中心となる背中のところにある褐色脂肪組織の発達が胎齢②26～30週ころから分化するため、それ以前に生まれた赤ちゃんでは体温調整が難しく低体温になりやすく、それによって呼吸や循環器などの問題も生じます。そのため、小さく生まれた赤ちゃんは保育器で保育します。保育器内の温度は、皮膚温を36～36.5℃で保つよう調整されています。呼吸機能は、肺の肺胞（酸素と二酸化炭素のガス交換を行う）の形成が胎齢24～25週ころ、肺胞を膨らませる肺サーファクタントという物質の合成が胎齢26週ころ、そして毛細血管の発達が胎齢26～28週ころとなります。したがって、胎齢25週ころの赤ちゃんでは肺の機能が不十分な状態であり、これ以前に生まれた赤ちゃんでは人工呼吸器を装着し、呼吸を助けることが必要となります。時には慢性の呼吸障がいを併発したりすることがありますが、多くは在胎30週前には呼吸機能が発達し、人工呼吸器を取り外して自力での呼吸（自発呼吸）ができるようになります。また、呼吸をコントロールする呼吸中枢は延髄にあり、この呼吸中枢が未熟な場合は無呼吸（呼吸休止）を起こすことがあります。したがって、呼吸器や心拍モニターで赤ちゃんの呼吸状態が監視されます。在胎37週ころになると、無呼吸は起こさなくなります。心臓は、胎齢3週ころには拍動を観察することができるようになります。小さな赤ちゃんでは、心臓の動きを調整する自律神経系の機能が未成熟なため、心拍が変動しやすく、低下したりしやすい状況にありますが、胎齢30週ころを過ぎると安定してきます。次に免疫機能について、赤ちゃんの免疫能は未熟で、特に胎齢32週前の小さな赤ちゃんでは、まだ免疫能が低く感染しやすいといわれます。したがって、NICUでは手洗いやマスクなどをして、感染の予防に努めなくてはいけません。それぞれのNICUの感染予防策に従うことが大切です。

このような赤ちゃんの生理・自律神経系の機能がどの程度安定した状態にあるか、また赤ちゃんがいろいろな働きかけや刺激（光や音や取り扱いの刺激）にどの程度安定性を維持できるかについての判断は、呼吸循環モニターの観察などに加え、赤ちゃんの行動を観察することでわかります。NBASでは、赤ちゃんの意識の状態、顔色、呼吸の状態、筋緊張、手脚の動きから、生理・自律神経系の機能を観察します。赤ちゃんを観察してみましょう。意識の状態が低かったり（目覚めに乏しい）、唇や顔色が白っぽく変化したり、呼吸のリズムが速くなったり、逆に遅くなったり、また呼吸を止めてしまうような状況、手脚がブルブルと震えたり、びっくりしやすかったり（驚愕）、筋肉の緊張（張り具合）が低下するような行動を示す場合は、生理・自律神経系の機能が不安定で、容易にストレスを受けやすいことを表わします。逆に、しっかりと目覚め、時に元気よく泣き、皮膚の色や呼吸、筋緊張や手脚の動きが落ち着き安定しているようであれば、生理・自律神経系の機能もまた安定していることを示します。このように赤ちゃんの行動から、生理・自律神経系を把握して、ストレスが生じないようかかわりをもつことが、赤ちゃんの成長発達を助けることになります。

②　運動系の発達

運動系の発達の観察ポイントは、赤ちゃんの姿勢と筋肉の緊張状態（筋肉の張り具合）、原始反射といわれる反射行動、赤ちゃん自身から生じる自発運動です。小さく生まれた赤ちゃんは、生まれたときの週数にもよりますが、筋肉の緊張が低く、ダラリとした姿勢をしています。筋肉の緊張は、胎齢28週以降より発達しはじめ、それより前に生まれた赤ちゃんは筋肉の緊張は低い状態にあり、それを過ぎたころから徐々に高まってきます。筋肉の緊張は、下肢のほうから屈曲（曲がる方向に）の緊張が高まり、34週を過ぎてからは上肢も屈曲しはじめます。そして、満期の40週には左右対称的な全身の屈曲緊張が優位な姿勢となります。赤ちゃんの腕や下肢を伸ばす方向に軽く引っ張ると、それに逆らって屈曲します。小さく生まれた赤ちゃんは、早く生まれた分、筋肉の緊張が低く、母胎内の無重力状態の環境とは異なり、早くから重力の影響を受けるため、屈曲姿勢をとることが難しくなります。そのため、背中側の筋肉（身体を伸ばす）の活動が優位になり、伸展（背伸び）するような姿勢をとりやすくなります。小さく生まれた赤ちゃんでは、屈曲姿勢の正常化を促すための姿勢の管理が必要となります（第1章3（5）姿勢の調整（ポジショニング）、参照）。

生まれたばかりの赤ちゃんもいろいろな運動の能力をもっています。その代表的なものが、いろいろな原始反射です（図1-8）。原始反射とは、ある刺激が引き金となって生じる特定の運動行動で、その神経機構の中

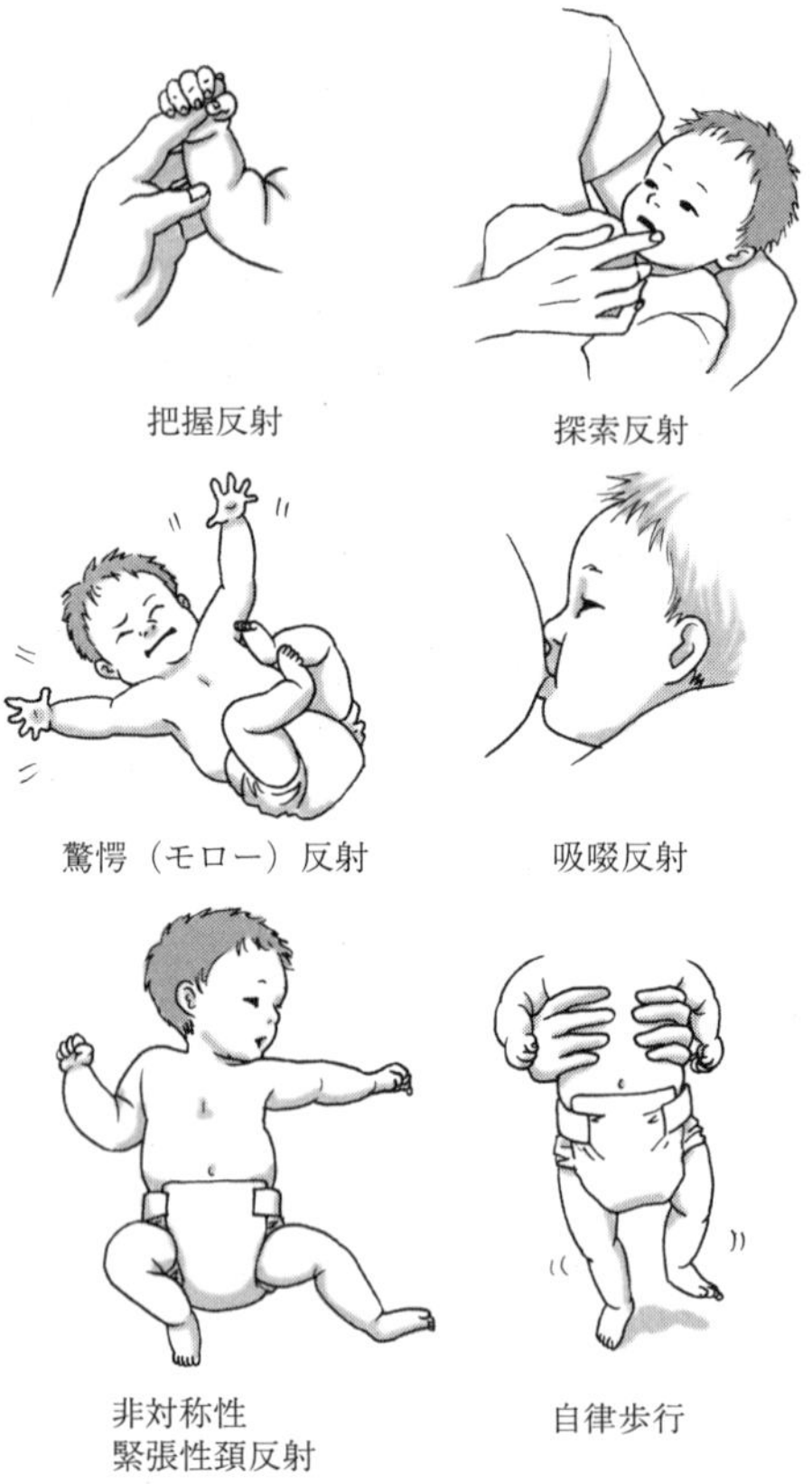

図 1-8　いくつかの原始反射の紹介

枢は脊髄・脳幹にあります。したがって、正常な原始反射は、正常な脊髄・脳幹の神経系の発達も意味します。例えば、哺乳行動は探索反射（乳首を探して口に入れる）、吸啜反射（お乳を吸う）、嚥下反射（飲み込む）といった一連の反射行動から成り立っています。吸啜運動は胎齢13～14週ころから見ることができます。このほかにも原始反射は、32週には驚愕反射（びっくりしたときに腕を広げて、しがみつこうとする反射、モロー反射ともいいます）、35週には手把握反射（手の握り反射）、37週には自律歩行（歩行反射）などがみられます。40週ころには、十数種類の反射が出現し、自らの生命維持と親との愛着形成を促すよう機能します。そして、赤ちゃんの神経系（脳）が発達するにしたがい、これらの反射活動はしだいに消退し、生後3～4か月ころ（小さく生まれた赤ちゃんの場合は修正して）には随意的な（意図的な）運動や姿勢の反応（バランス反応）に変わって発達していきます。赤ちゃんの反射活動は、将来の運動や認知（物事を理解したり、考えたりする力）発達の基盤となるものです。小さく生まれた赤ちゃんは、神経機能の発達も未成熟であるため、

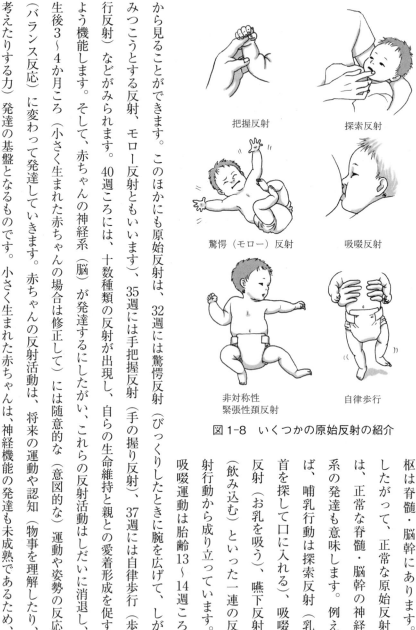

反射活動も十分発達していません。しかし成長発達につれて、30週後半になると神経機能と筋活動の発達に伴って反射活動もしっかりしてきて、あらゆる反射活動がみられます。

反射活動は、何らかの刺激が赤ちゃんに加わったときにみられる特定の運動行動ですが、赤ちゃんを観察すればわかるように、赤ちゃんは自分自身でも手脚を活発に動かしたり、身体をねじったりして、運動をしていることがわかります。赤ちゃんの運動は、決して受け身的な反射的な運動行動だけではありません。このような赤ちゃん自身の自発的な運動を、自発運動といいます。自発運動は、将来（小さく生まれた赤ちゃんでは出産予定日から換算して修正3～4か月ころ）の意図的（随意的）な運動の準備運動のようなもので、この自発運動のように、赤ちゃん自らが動くという経験が感覚運動と認知の発達にとってきわめて重要です。

自発運動は、すでに胎齢8週ころからみられ、そして18週ころからお母さんは胎動として感じるようになります。胎動は30～31週ころにピークとなり、在胎8～10か月（妊娠後期）に向かい漸減します。胎児の運動には、手脚の曲げ伸ばし、身体のねじり、足の蹴り運動、呼吸様運動、吸啜嚥下運動、眼球運動などが観察されます。15週ころには、指しゃぶりもみられます。このような胎児の運動が、出生後の赤ちゃんの自発運動、そして将来の意図的な運動の基盤となっていきます。小さく生まれた赤ちゃんも、胎齢30週を過ぎたころから、手脚や身体の運動が活発になってきます。初めのころは、ブルブルと震えを伴ったり、ピーンと手脚を突っ張ったりして、ぎこちなく突発的で、レパートリー（多様性）の少ない動きですが、除々に滑らかで協調的、かついろいろとレパートリーを伴った運動に変わってきます。そして、動きは身体の正中線上にまとまってきて、指しゃぶりなどの意図的な運動がみられるようになります。後述するように、赤ちゃんには生まれながら触覚や聴覚、視覚などの感覚機能が発達しています。赤ちゃんの自発運動がこれらの感覚機能と結びつくことで、感覚運動や認知の発達の土台となります。

ＮＢＡＳでは、姿勢と筋肉の緊張状態（筋肉の張り具合）、18項目の原始反射、そして自発運動を観察し、運動機能の発達を評価します。赤ちゃんの小さくも力強い筋肉、手足の握力、首のコントロール、各種の反射機能、手脚の動きを親と分かち合うことで、親は赤ちゃんの力強さを実感することができるでしょう。

③　意識状態（ステート）系の発達

正期産で生まれた新生児は1日の約60～70％（14～17時間）は眠っていますが、いつも眠っているばかりではありません。目覚めて機嫌のよいときには、手脚を動かしたり、親の顔や外界を眺めたりして遊びます。また空腹だったり、眠かったり、オムツが汚れるなどして不快なときは、泣くことで不快な気持ちを訴え、ケアや育児を引き出します。このように、赤ちゃんにも眠りや目覚め、泣きの意識状態の変化があり、この意識状態を把握することが、ケアや育児を行ううえで大変重要な指標となります（意識状態は英語でステートstateといいます。以下から、意識状態を「ステート」とします）。赤ちゃんと上手くかかわり、ケアや育児を行うには、この赤ちゃんのステートを理解することからはじめなければなりません。

まず、赤ちゃんの眠り（睡眠）と目覚め（覚醒）のリズムについてみてみましょう。睡眠の状態は、大きくレム睡眠状態（浅い睡眠、REM（rapid eye movement）睡眠）と、ノンレム睡眠状態（深い睡眠、non REM睡眠）に分けられます。胎齢28週ころまでは、これらどちらでもない不定睡眠といわれる状態が多くを占めますが、その後から両者の違いがわかるようになってきます。そして、32週以降には深い睡眠状態が一定期間確実に認められるようになり、35〜36週ころからノンレム睡眠が増加して、睡眠状態が安定してきます。したがって、28週より前で生まれた赤ちゃんは、眠った状態のようであっても、睡眠は浅く、外からの刺激（音や光など）に対して影響を受けやすい状況にあると考えられます。赤ちゃんは眠ることで、成長発達と回復のエネルギーを蓄えますので、過剰な外界の刺激は赤ちゃんの睡眠状態に混乱を与え、赤ちゃんの成長発達と回復のエネルギーを消費することになります。赤ちゃんの成長発達を促すためにも、睡眠を妨げない環境を調整することが大切です。

生後の睡眠と覚醒の発達変化は、生後（小さく生まれた赤ちゃんでは修正月齢で）3〜4か月ころまでは昼夜の区別がなく眠り（そのうちの約半分が浅い眠り（レム睡眠）の状態です）、夜泣きにも悩まされる時期です（第2章3（4）泣き、参照）。そして、5〜6か月ころには夜間に睡眠が集中し、眠りも深くなり、昼間の覚醒も安定します。覚醒状態は、生後（修正）2〜3か月ころからしっかりした目覚めの状態が長くなります（1時間程度）。この睡眠と覚醒リズムの発達変化は、外環境の影響、特に明暗のリズム、親の生活リズムなどの生活環境が関係します。近年、眠れない子どもが問題となっていますが、これも生後の生活リズムが影響していると思われます。人間の生体リズムの基本は、太陽周期に基づく生活リズムですので、私たち大人の生活リズムも見直す必要があるでしょう（第2章3（2）睡眠と覚醒、参照）。

小さく生まれた赤ちゃんも、NICUの環境（光や音、ケアのタイミングなど）に気を配り、睡眠が妨げられないように努める必要があります。例えば、各種のモニター音や騒々しさを軽減すること、昼夜の明暗リズムと同調するようにすること、夜間は保育器に暗幕をかけて光や音を遮断すること、などの環境調整の取り組みです。また、深い睡眠中の赤ちゃんには、必要なケア以外は行わないようにして、睡眠を妨げないよう配慮することなどです。そして、在胎30週後半になると、目覚めの状態も安定してきますので、機嫌良く目覚めているときには語りかけやタッチなどの遊びの時間を設けて、覚醒状態を調整する働きかけを行い、赤ちゃんのステート調整と感覚運動や認知機能の発達を促します。このような睡眠と覚醒リズムの発達は、成長ホルモンの分泌とも密接な関連がありますので、睡眠と覚醒リズムの配慮は子どもの成長発達を援助することになります（第1章3．ＮＩＣＵでのディベロップメンタルケア、参照）。

以上のように赤ちゃんのステートは、眠った状態（睡眠）と目覚めの状態（覚醒）とに分けられます。しかし、よく観察すると、眠った状態でもぐっすりと眠った状態と浅く眠った状態があり、目覚めの状態にも機嫌良く落ち着いた目覚めた状態と、活動的な状態、泣いている状態などがあります。ブラゼルトン先生は、赤ちゃんのステートを6つの段階に分類しています（図1-9）。このステート分類は、赤ちゃんの個性を理解し、育児の指標となり

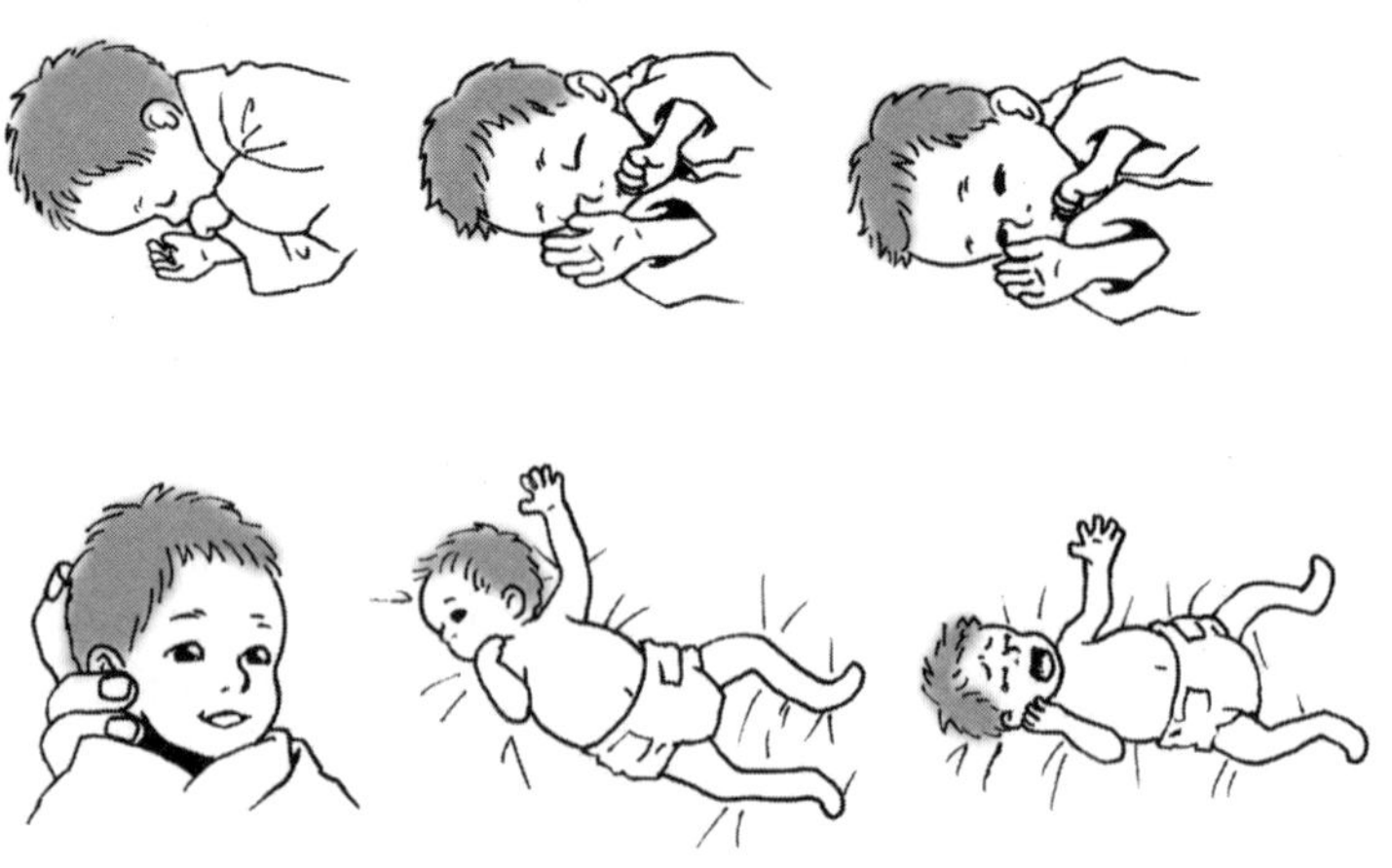

図1-9　ステート分類

ますので、覚えておくと良いでしょう。

〈ステート1〉深い睡眠（ノンレム睡眠）の状態です。呼吸は深く規則的で、眼球の運動や手脚の動きはみられません。このステートでは、赤ちゃんは深くよく眠っているので、睡眠を妨げないようにしなければなりません。

〈ステート2〉浅い睡眠（レム睡眠）の状態です。大人でいえば夢をみているような睡眠の状態です。赤ちゃんをみていると、ニコッと笑い顔をみせたり、口をもぐもぐしたりするかもしれません。また、呼吸はやや浅く不規則で、時折、吸てつ（もぐもぐした口の動きや指吸）がみられます。まぶたの上から眼球の運動がみられたり、身体や手脚の不規則な運動やびっくり反応（驚愕）がみられたりします。このステートは深い睡眠状態とあわせて周期的にあらわれますので、目覚めるまで今少し静かに寝かせておきましょう。

〈ステート3〉まどろみの状態です。眠りの状態から目覚めの状態への変化期で、眠たそうな、または半居眠りの状態です。まぶたが閉じたり開いたり、また軽度のピクッとした小さな驚愕のような動きがみられます。呼びかけなどの刺激に対して反応しますが、この状態では反応が遅れたり明確でなかったりします。目覚めの状態に近づいていますので、話かけをしたり、抱き上げたりして、目覚めを助けてあげてもいいでしょう。

〈ステート4〉目覚め（覚醒）、明るい表情と輝きのある目つきをした敏活な状態（はっきりとした目覚めの状態）です。手脚などの運動の活動性は低く、親の顔や声、周りの刺激に注意を集中し、全身で反応します。最も外界からの刺激を受け入れやすい状態で、外界との相互作用を通していろいろな勉強（学習）をします。ステート4がはっきりしてくる時期は、胎齢35週ころからです。この素晴らしいステートを見逃さず、赤ちゃんを抱っこしたり、見つめかけや声かけなどをして、このステートを赤ちゃんが維持できるように働きかけます。なぜなら、それは赤ちゃんとのコミュニケーションを取る素晴らしい時間であるとともに、親子の交流と赤ちゃんの発達を促す好機だからです。

〈ステート5〉落ち着きのない活動的な状態です。先のステート4の後にくることが多いステートです。刺激を拒絶するようになり、手脚の運動が活発になり、ぐずったりして、自制が利かなくなります。周りの刺激への対応力をコントロールすることはできず、周りからの刺激が過負荷になっている証拠です。このまま泣き状態になることもあれば、また落ち着きを取り戻すこともあります。刺激を控え、なだめたり、赤ちゃんの気を紛らわせたりして、赤ちゃんを落ち着かせます。

〈ステート6〉泣き状態です。空腹だったり、疲れたり、オムツがぬれているなどの不快な合図を示しています。元気良く泣き、手脚の動きが活発で、全身を反り返らせたりするかもしれません。一瞬、何かに聞き耳を立てているかのように静まることもあります。自分自身で泣き止むことのできる赤ちゃんもいれば、多くはなだめが必要となります。抱き上げられたり、揺すってもらったり、授乳してもらうとおとなしくなる傾向があります。なかなか泣き止むことの難しい赤ちゃんもいます（第2章3（4）泣き、参照）。

赤ちゃんがいろいろなステートをもつということを親が知ることは、赤ちゃんの生活時間の流れを把握し、赤ちゃんの要求を予測した育児を行ううえで大切です。NBASでは、赤ちゃんの睡眠状態を調整する力、睡眠から覚醒のステート変化を調整する力、泣き状態（ステート5や6）からの調整能力を観察します。赤ちゃんの睡眠状態を調整する力を観察する慣れ反応という項目では、眠っている赤ちゃん（ステート1や2）に数回の光や音の睡眠を侵害する刺激を与え、表情や体動、呼吸、皮膚色の変化から睡眠の維持能力を観察します。睡眠の安定した赤ちゃんは、不快な侵害刺激にすぐに慣れて睡眠を維持しますが、睡眠の不安定な赤ちゃんは体動などの反応が繰り返し続き、刺激に慣れにくく、急に泣き出したりしてしまいます。このような敏感な赤ちゃんでは、睡眠中の不快刺激を遮断できず、繰り返しやって来る刺激に対して容赦なく応答し続けることで睡眠の維持ができなくなってしまいます。したがって、このような赤ちゃんには、静かな睡眠環境を準備することが必要です。赤ちゃんの睡眠から覚醒のステート変化を調整する力は、NBASの評価過程でステートの変化の仕方から観察できます。検査を通して、赤ちゃんの優位なステートはどうであったか、低いステート（2や3）で覚醒レベルが低かったか、興奮したステート（5や6）、明るくコミュニケーション豊かなステート4が優位であったかをみます。また、刺激に対する興奮性（易刺激性）、ステート変化のしやすさ（易変化性）を観察することで、赤ちゃんのステート調整能力の発達状況をみます。赤ちゃんのステート調整力が未成熟な場合、低いステートが続き、機嫌良く目覚めたステート4の維持が難しくなります。過敏な赤ちゃんでは、ステートは変化しやすかったり、興奮したステート5や泣きのステート6が続きやすかったりします。それぞれの赤ちゃんのステートの特徴に応じたかかわりが必要です。泣きのステート5や6からの鎮静（調整）能力は、赤ちゃんが興奮したステート5や6になったとき、赤ちゃん自身がどのように自分自身をなだめることができるか、また評価者からのなだめの支援がどの程度必要かを観察します。赤ちゃんが泣き出したとき、赤ちゃんの様子を観察すると、赤ちゃんは自分自身をなだめるように、評価者を見つめたり、外界に目をそらしたりして気を紛らわせ、また手を口にもっていくなどして、自分自身を調整する自己調整行動が観察できます。そして、自己調整ができない場合には、赤ちゃんとの共調整を試み、評価者がなだめます。顔をみせる、声かけをする、赤ちゃんの胸に手を添える、抱っこする、抱っこして揺らす、といった段階的ななだめの手段を用いて、赤ちゃんをなだめるためにどの程度の支援が必要かをみます。多くは、抱っこすることでなだめることができるでしょう。しかし、過敏な赤ちゃんは甲高く泣き続け、なだめることが困難な場合もあります。

このように、NBASを用いて、赤ちゃんのステートの特徴や調整する力を確認することができます。赤ちゃんのステートのスタイルは、赤ちゃんの個性（気質）を示す一つの指標です。活発な赤ちゃんはステートが変化しやすく、おっとりした赤ちゃんはゆっくりとステートが移行します。このような個性（気質）の把握は、育児のやりやすさとも関係します（第2章1．赤ちゃんの個性（気質）を知る、参照）。

また、親は赤ちゃんとのかかわりを通して、赤ちゃんのステートの変化を予測した育児ができるようになります。赤ちゃんが睡眠と覚醒の中間の状態（まどろみ）にあるとき、ぐずりだしたとき、泣きはじめたとき、何をすれば赤ちゃんが落ち着くかがわかるようになります。赤ちゃんのステートの変化の仕方と、3～4時間ごとの睡眠と覚醒サイクルを把握することは、赤ちゃんを理解する最高の窓です。親の最初の仕事は、赤ちゃんのこの最も重要なコミュニケーションツールである、ステートとその変化の仕方を理解することです。そして、これが理解できるようになれば、親は赤ちゃんのステートを予測した育児ができるようになり、赤ちゃんのステート調整の力を促すことにもなります（第1章5（5）ステートに応じたかかわり、参照）。

④　注意・相互作用系の発達

赤ちゃんは私たちが思っている以上に生得的な力を発揮して外界と相互作用し、学習していることが近年の発達研究でわかってきています。赤ちゃんは、母胎内からすでに成長発達しているわけですから、その過程で脳や各種の感覚運動機能も発達しています。満期で生まれた赤ちゃんでは、生まれた直後にあなたを見つめ、声かけをした方向にあなたを探し当てることもできます（図1-10）。以下に、赤ちゃんの感覚機能の発達を紹介しましょう（表1-1）。

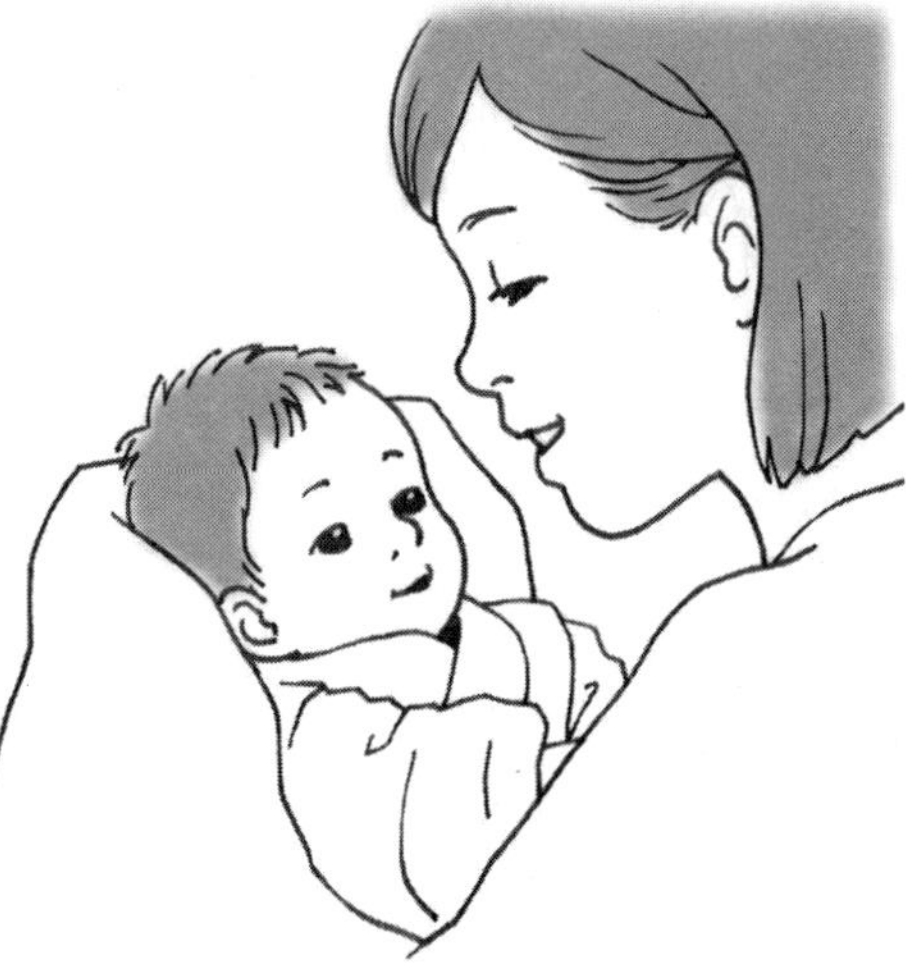

図1-10　相互作用、見つめかけ、語り合い

視覚（見る力）は在胎30週ぐらいまでに機能し、小さく生まれた赤ちゃんもぼんやりと親や周囲の状況を把握している可能性があります。新生児の視力は成人の1・0に対し、およそ0・1程度で、20～30㎝程離れた目標に視点をあわせることができます。赤ちゃんは、直線的で角張った物より、曲線を含んだ丸い刺激物を好み、特に顔の刺激パターンに注目します。生後2～3か月になると、親の顔をそうでない顔より好んでよく見ることができ、また顔の表情（楽しい、悲し

い、など）を区別したりするなど、視覚的認知（視覚刺激の質の識別）機能をもっているといわれます。

赤ちゃんの聴覚（聴く力）も生まれたときから発達しています。聴覚神経系は、在胎28週までには聴く力があることがわかっています。赤ちゃんの聴く力は、視覚機能よりもかなりすすんでいて、人の声に最も良く反応し、特に母親の声により良く反応することや、音源を捜し当てるなどの聴覚的な認知能力も（満期で）生まれる前から発達していることがわかっています。

触覚（皮膚感覚）は感覚系のなかで最も早く発達し、在胎16週までには機能し、在胎20週過ぎで生まれた小さな赤ちゃんでは全身のどこを触られても反応します。赤ちゃんの皮膚は、大人に比べて薄く末端の神経は保護されておらず、より鋭敏な反応をしますので、注意深くやさしい接触が必要です。

平衡感覚（前庭覚）も在胎25週までには発達し、在胎期間で器官が完成するといわれています。これは、赤ちゃんが母胎内で、飛び上がったり、回転したりして、動いているからで、そのような運動感覚刺激が器官の発達を促すからです。しかし、他の感覚系、例えば視覚などとは接続がないため（大人の平衡感覚は視覚など他の器官と統合され機能していますが）、正期産の新生児でも統合された平衡感覚の発達は未熟で、急激な刺激（急に持ち上げられたり）への適応が難しく、容易にびっくりしてしまいます。

嗅覚（嗅ぐ力）は在胎29週までには発達（12～14週とする論文もある）し、生まれたばかりの赤ちゃんの嗅覚

表1-1　赤ちゃんの感覚機能の発達

感覚機能	週数（受胎後）
触覚	7.5-18
味覚・臭覚	12-14
聴覚	20-24
前庭感覚	21-24
視覚	23-5（対光反射 30 ～ 35）

（Jean-Pierre Lecanuet, Benoist Schaal, Eur.J. Obstet. Gynecol. Repr. Biol. 68（1996）1-23より）

は成人に近いといわれます。嗅覚は進化の過程でも最も古い感覚系で、感情や記憶とも直結しています。私たちも、あるにおいを嗅ぐと快や不快な感情や記憶がよみがえる経験をします。新生児では、母親と他者のにおいもかぎ分けることもでき、よく母親のにおいを記憶していて、泣いていた赤ちゃんにお母さんのにおいのついたガウンをかがせると泣き止み落ちつくという研究報告もあります。

味覚もかなり発達しています。生まれたばかりの赤ちゃんも苦い味や塩味や酸味を嫌がり、甘い味を好むようです。赤ちゃんは、嗅覚や味覚によって、母親のにおいや、オッパイのにおいや味を心地よさの感情と結び付けて記憶としていきます。母親のにおいやオッパイの味が、こころの安定と愛着を深めていくことになります。一方、母親も赤ちゃんのにおいには敏感で、赤ちゃんの頭をひと嗅ぎするだけで自分の赤ちゃんかどうかがわかるそうです。親子のにおいが愛着を増す一つのきっかけでもあるようです。

このように、赤ちゃんは各種の感覚系を介して、またそれらを統合して外界や親の存在を感じ取り、さらにその感情さえも認識しているようにも感じます。赤ちゃんは、私たちが思っている以上に認識力が高いようです。

ＮＢＡＳでは、赤ちゃんの感覚機能と、それを用いた他者との相互作用の能力を、非生命的（ガラガラや赤いボールの視聴覚刺激）および生命的（人の顔や声）な視覚・聴覚刺激に対する反応として評価します。例えば、機嫌良く目覚めたステート４の赤ちゃんの目から20〜30センチ程度のところで赤いボールを持って赤ちゃんに見せると、赤ちゃんはゆっくりとそこに焦点を当て、ボールをゆっくり左右に動かすとそれを追い、ときには上方30度ぐらいまで追ってきます。きょろきょろと目で追ったり、頭をゆっくりと左右に動かしたりします。これは、赤ちゃんが見ることや聞く力を観察できるだけでなく、自力で敏活状態を維持し、適切な運動系の活動で応答できることを教えてくれるものです。視覚的な刺激に対し、赤ちゃんの顔は満面生き生きとしており、その全身で刺激に注目します。また、私の顔を赤ちゃんに見せると、赤ちゃんの顔はさらに敏活になります。私が顔を左右に動かすと、その動きを追います。新生児の場合では、人間の顔のほうへの関心がより強く反応します。

次に、やさしく話しかけると、赤ちゃんはますます私の顔に興味を示します。何度か繰り返すと、赤ちゃんは興味を失いますが、それまでは左右、上下へスムーズに私の顔を追える赤ちゃんもいます。赤ちゃんが私を見つめるとき、その口と顔が私の声のリズムに合わせて動きます。まるで、私の表情を真似ているようです。親は、この赤ちゃんが応答したり、舌まで突き出したりするような真似る力を観ることで、赤ちゃんの力に魅了されます。そうすることで、親は赤ちゃんに見つめかけしたり、話しかけたりして、赤ちゃんとのコミュニケーションを楽しみ、その力を促すように働きかけるようになります。

小さく生まれた赤ちゃんも、見る力、聴く力、感じる力、コミュニケーションの力をもっています。しかし、それがはっきりわかるようになるには、感覚運動機能やステートの調整力が成熟してくる在胎30週後半ころまで待たなくてはなりません。図に示したように（図1-7）、赤ちゃんのコミュニケーション（相互作用）の力は、その下部の神経行動の機能である呼吸や循環機能などの生理・自律神経系の安定や、筋肉の活動や姿勢や運動を整える運動機能、そしてステート調整の力が不可欠です。小さく生まれたばかりの赤ちゃんでは、これらの能力が未熟な状態で、外界と上手くかかわることができません。小さく生まれた赤ちゃんでは、30週後半ころまで、コミュニケーション（相互作用）の下部機能の発達をディベロップメンタルケアで支援しながら見守る必要があります。

（4）こころの発達

在胎30週後半にもなれば、保育器のなかの赤ちゃんを覗くと、目覚めている赤ちゃんが私を見つめ返します。赤ちゃんは、何かを感じ、何かを思っているようにもみえます。赤ちゃんに、何かを思うというこころというものがあるのでしょうか？ 私たちには、赤ちゃんのこころの存在を確認することはできません。でも、赤ちゃんは何かを感じ、何かを思っている、と私が確信することで、そこに赤ちゃんのこころが生まれ、あたたかなこころが育まれていくのだろうと思います。

まず、こころとは何かについて、共通理解をしておきます。こころと同異義語として、情動 emotion という言葉があります。これは、怒り、恐れ、喜び、悲しみ、憎しみなどのように一時的で急激な感情の変化をいいます。これには、身体（表情や行動など）や生理的（自律神経反応）反応などの外的な表出を伴います。また、感情 feeling という言葉もあります。これは、外界の情報によって生じる喜怒哀楽のような内的な気持ちの変化をいいます。さらに、目的、意図、知識、信念、志向、疑念、推測などの高次の認知的な働きも、こころの作用ということもできます。本書では、こころを、情動と感情、認知的な働きと定義します。生まれたばかりの赤ちゃんも、快・不快の原始的な情動をもち、それが喜怒哀楽の基本情動（喜び、受容、怒り、恐れ、嫌悪）に、そして社会感情（愛情、憎しみ、嫉妬、内気、など）、さらに知的感情（愛、罪、恥、甘え、ユーモア、など）へと発達していきます。

赤ちゃんでは、親や他者との身体やこころの交流によって、快や不快、喜び・受容・愛情・怒り・恐れ・嫌悪などの情動・感情を学び、自分のこころの状態を調整すること、それを適切に表出することを学びます。そして、4歳ころには、他者のこころを推測し読み取る、いわゆる「こころの理論」と言われる、他者のこころのはたらきを理解するようになってきます。そしてそれに基づいて、他者のこころの状態を理解すること、自分自身を大切にして、他者への思いやりや共感、愛情を示すことができるようになっていきます。本書でいう「あたたかなこころ」とは、自分自身を大切にして、他者への共感と思いやり、愛するこころです。このあたたかなこころは、赤ちゃんも私たちも、親や他者から愛を与えられることで育まれていきます。愛された人（loved one）は、自分自身をも愛すべき者（lovely one）へ、そしてやがて人を愛する者（loving person）へと成長していきます。

赤ちゃんのこころの存在をみてみましょう。赤ちゃんのこころは、快や不快の情動が中心となります。赤ちゃんが機嫌良く覚醒し（ステート4）、外界と相互交流しているときや、赤ちゃんが不快の情動から解放されたとき、赤ちゃんのこころの存在を感じることができます。親子の交流の場面を見ると、目と目の見つめ合いや赤ちゃんの明るい表情や母親の微笑み、穏やかな身体の接触と動きの同調などを介して、母親はすでに赤ちゃんを、こころをもったコミュニケーション可能な人として認識していることが解ります。また満期で生まれた赤ちゃんでは、生後2か月くらいまで、母親は赤ちゃんの生理的恒常性を安定維持させるための睡眠と覚醒リズム、授乳や排泄などの「ホメオスタシス作業」（赤ちゃんを良い状態に維持する育児）に費やされます。私は、このころの赤ちゃんは、内的にも外的にも、不快な情動刺激に満ちた嵐のなかにいるように想像します。その荒波を穏やかにするのが親や他者の親密であたたかなかかわりでしょう。赤ちゃんが空腹などで不快なとき、赤ちゃんは泣くことで自身の情動を活性化させ、不快を訴えます。そして、母親が赤ちゃんを抱き上げたり、オムツを替えたり、お乳を含ませることで、赤ちゃんの興奮の高まりは抑えられ、穏やかな状態へもどり、そして眠りにつきます。このような快楽基調ともいえる親子のかかわりや育児を介して、赤ちゃん自身ではどうしようもない不快が和らげられることで、こころを落ち着かせます。赤ちゃんは、自身の衝動エネルギーがコントロールされる（する）ことによって得られる快楽（興奮の鎮まり）を通して、自分のこころの存在を学びます。

ＮＩＣＵでは、赤ちゃんのケアの様子からも、赤ちゃんのこころを発見できます。ＮＩＣＵでのケアスタッフの献身的なケアの様子を見ると、赤ちゃんは自分のこころの状態を行動によって伝えていることが分かります。例えば、清拭の場面では赤ちゃんは顔を拭かれると、しかめ面をし、顔をそむけたり、身体をよじったり、手で払いのけるような行動を示します。これらの行動は、まるで私たちが同様の不快を与えられたときと同じ行動です。このような赤ちゃんの行動から、ケアスタッフは「ごめんね、嫌ねー」「もう少しだからね」などと、赤ちゃんに声をかけ、なだめます。これは、ケアスタッフが赤ちゃんのこころの存在を認めているからにほかなりません。だからこそ、献身的にやさしいケアが実践できるのでしょう。このような赤ちゃんのこころを大切にしたケアが、赤ちゃんのあたたかなこころを育みます（第1章3．ＮＩＣＵでのディベロップメンタルケア、参照）。

育児やＮＩＣＵでのケアの場面を見ると、主導権は赤ちゃんにあるようです。母親は、赤ちゃんの行動からこころの状態を察知して、必要な育児を行い、遊びやコミュニケーションをとったり、また休止したりします。例えば、赤ちゃんが笑いかけた時には母親も微笑みを返す、赤ちゃんが手脚や身体を動かした時には母親もその動きに同調するよう動いたり揺らしたりします。また赤ちゃんが相手からの働きかけを引き出したいとき、赤ちゃんは表情を変えたり、目や顔を動かしたり、手脚を動かします。母親はそれを察知して、タイミング良く赤ちゃんに声かけをしたり、笑顔をかえしたり、リズム良く揺らしたりします。赤ちゃんが目をそむけたり、気を散らしたり、ぼんやりするなどすると、母親は休止のサインと受け止め、刺激をやめて、赤ちゃんを胸のなかにやさしく包み込んで休ませます。これは赤ちゃんの示された行動に赤ちゃんのこころを感じていることに他なりません。スターン先生（Daniel Stern、小児精神科医）は、このような親子のこころと身体のリズムの同調を「情動調律」と呼び、こころの発達の基盤になるとしています。生まれたばかりの赤ちゃんでは情動の調整が上手くできず、不快な情動の嵐になかにいます。助けてもらう必要があります。親子の情動調律によって、赤ちゃんに安心感と快を与えることで愛着が育まれていきます。「私（赤ちゃん）の気持ちを、この人（母親）はわかってくれている」「あなた（赤ちゃん）の感じていることを、私（母親）も感じているのよ」（スターン）。この情動調律を互いに楽しむことが、親子の愛着の基盤となり、それによって赤ちゃん自身が自分のこころの状態を学び、それを適切に調整できるように発達します（図1-11）。

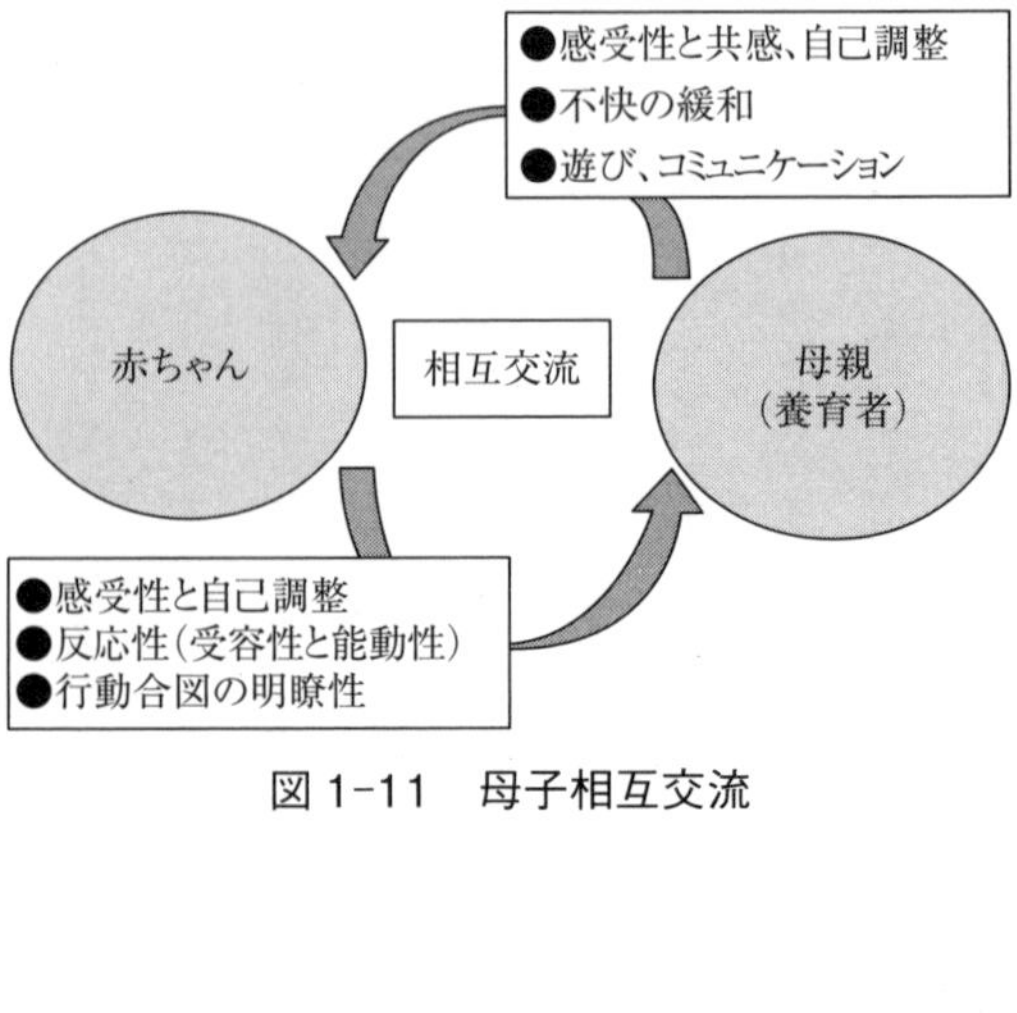

図 1-11　母子相互交流

この情動調律の基盤には、赤ちゃんのこころの変化や行動の合図に対する親の感受性が重要な要素となります。親が赤ちゃんを、こころをもった人として、そのこころを気遣い安定化を図るかかわりと、子どもの情動の安定、共感力、言葉の発達には関係があることもわかっています。したがって、支援者は親子のこころの交流に目を向けなければなりません。小さく生まれた赤ちゃんと親には、親子の出会いと、親が赤ちゃんをより良く理解できるように関係性の構築を支援することが大切です。

3　NICUでのディベロップメンタルケア

NICUでは日夜、赤ちゃんの命を守り、成長発達を育む医学的治療やケアが行われています。NICUが小さく生まれた赤ちゃんの「第2の子宮」として、ケアスタッフと親が協働してNICUを創り替えていくことができれば、子どもと親の成長発達を支援することになるでしょう。ここでは、NICUでの、赤ちゃんと親の成長発達を支援するディベロップメンタルケア（Developmental Care：発達ケア）について記述します。

ディベロップメンタルケアとは、赤ちゃんの命を守るとともに、赤ちゃんの成長発達と、親子の関係性を支援し、「赤ちゃんの脳と身体とあたたかなこころを育む」ことを目標とします。このディベロップメンタルケアの包括的なケアモデルとして、アルス先生（Heidelise Als）とグレッチェン先生（gretchen Lawhon）らによって開発されたNIDCAP（Newborn Individualized Developmental Care and Assessment Program：個別的発達ケアと評価プログラム）があります。このNIDCAPの概念的な枠組みは、①赤ちゃんをこころをもったひとりの人間的存在として認識すること（人間的ケア Human care）、②一人ひとり赤ちゃんの行動に焦点を当てること（個別性のケア Individualized care）、③赤ちゃんの脳とこころと身体を育むケアや環境を提供すること（発達支援のケア Developmental care）、④家族を中心として赤ちゃん—家族—ケアスタッフが協働すること（家族中心の協働によるケア Family centered - Collaborative care）、⑤赤ちゃんの弱さ（未熟性や課題）を援助し、強さを引き出すこと（強さを視点としたケア strength focused care）がケアの構成要素です。本書では、NIDCAPモデルによるディベロップメンタルケアの考え方と、ケアの実践を紹介します。また、ディベロップメンタルケアの達成は、施設組織でディベロップメンタルケアの理念を共有し、ケアに携わる一人ひとりのケアスタッフの意識改革と知識・技術の修得が大切です。施設の方針やケアスタッフの考え方が統一されていなければ、赤ちゃんや親に混乱を与え、成長発達も阻害されることにもなるでしょう。赤ちゃんと親は、ケアの受け手であると同時に、主体的参加者であることを認識し、どのようなケアが赤ちゃんと親の well-being につながるか、あなた自身、あなたの子ども、あなたの家族の子どもが小さく生まれた赤ちゃんだったなら、あなたはどのような治療やケアや環境を望むだろうかと考えてみてください。赤ちゃんがひとりの人間として育つために、NICUの集中治療とディベロップメンタルケアは車の両輪でなければなりません（グレッチェン先生）。

（1）こころをもった人としての赤ちゃん

赤ちゃんは、生まれたときに「人」となるのではありません。母胎内にいるときから、赤ちゃんは人間的な社会的存在です。ケアや育児は、赤ちゃんを生物学的な存在としてではなく、こころをもった人として認めることが前提となります。赤ちゃんにも、こころの起源がみられます。母胎内にいるときから、音や光、味覚の刺激に興味を示し、母親の感情（喜びや不安など）にも生理的反応を示します。生まれた後も、いろいろな行動反応を介して、快や不快、安定と不安定の気持ちを表現します。与えられた刺激やかかわりが、ここちよいときには、落ち着いた輝いた表情を示し、手脚の身体の動きは穏やかで、安定した覚醒状態（ステート4）を維持することができます。一方、不快な刺激には、不快感をあらわします。例えば、採血や清拭の場面を見ると、赤ちゃんはしかめ面をし、顔をそむけ、手脚をバタバタさせて、身体をのけ反らせ、それから逃れるような行動を示します。このような行動が、赤ちゃんのこころのあらわれであり、赤ちゃんのこころの起源です。ここちよい刺激はこころの安定を導き、不快な刺激には逃避して内に引きこもる（活動停止）か、またストレスをあらわしてその刺激に対処しようとします。格闘や逃避、引きこもりの状態は、赤ちゃんの成長発達やこころの安定に良い影響を与えるとはいえません。赤ちゃんのこころの痛みや傷を思うことが必要でしょう。

ＮＩＣＵでのケアの場面を見ると、赤ちゃんは自分の気持ちを行動によって伝えていることが分かります。ケアスタッフも、赤ちゃんの行動（呼吸や心拍、皮膚の色、表情や身体の動き、意識の変化など）から赤ちゃんの気持ちを察し、その気持ちに応えるように、「ごめんね」「もう少しだからね」などと、赤ちゃんに声をかけて、なだめます。これは、ケアスタッフが赤ちゃんのこころの存在を認めているからにほかなりません。このような赤ちゃんの行動を基にしたこころのケアが、赤ちゃんのストレスを軽減し、脳と身体とあたたかなこころを育むことにつながります。

親子の交流場面も同様です。親も赤ちゃんの行動から、赤ちゃんのこころの状況を察知して、その気持ちに共感し、不快を取り除き、また赤ちゃんの気持ちを鏡映しに伝えます。赤ちゃんがうれしいとき、悲しいとき、怒っているとき、母親はその気持ちをおおげさに誇張して、表情や声、行動で、その赤ちゃんの気持ちに対処し映し返します。このように母親の赤ちゃんのこころの共感と対処、映し返しによって、赤ちゃんは自分のこころの存在を学びます。他者からのあたたかなこころが、赤ちゃんのあたたかなこころを育みます。私たちが赤ちゃんを、こころをもった存在として認め尊重しなければ、赤ちゃんのこころはあたたかく育っていくことは難しくなります。

赤ちゃんの行動が赤ちゃんのこころのあらわれであれば、赤ちゃんの行動は他者からのかかわりやケアの質を示す良い指標にもなります。赤ちゃんは他者からのケアや育児の働きかけに対し、正直に、行動というこころの窓を通して、他者に訴えかけます。赤ちゃんが親やケアスタッフを鏡として自分自身を学ぶように、親やケアスタッフもまた赤ちゃんを鏡として、自分自身のケアや育児を学ぶことができるでしょう。自分のケアが赤ちゃんにどう受け止められたかを、赤ちゃんの行動を通して内省することが、赤ちゃんとの協働によるケアを実践し、ケアスタッフの成長にもつながるでしょう（第1章3．ＮＩＣＵでのディベロップメンタルケア、参照）。

（2）家族を中心としたケア（ファミリーセンタードケア）をめざして

従来、小さく生まれた赤ちゃんのケアは、赤ちゃんと医師や看護師が中心となって行われ、親は外からの傍観者であったように思われます。そのような影響もあって、赤ちゃんの命が救われても、親子の愛着が育まれず、親子関係の問題や、育児不安、育児放棄などの問題が明らかになってきました。また子どもにも、こころや行動面に問題を抱えるケースが多いことも指摘されるようになりました。このような反省から、赤ちゃんをケアすると同時に、親のこころの回復と成長を支援し、赤ちゃんと親・家族を一緒に支え、両者の関係性を育てる「家族を中心としたケア（ファミリーセンタードケア）」の取り組みが重視されるようになってきました。赤ちゃんと親・家族をケアの中心に据えて、ケアスタッフが親子の関係性と育児を支援するケアです。そもそも、赤ちゃんは一人で存在するということはありません。赤ちゃんにとって、親の存在が不可欠です。ＮＩＣＵで、どんなに良いケアをしても、親・家族を抜きにしては、赤ちゃんの成長発達を支援することはできません。赤ちゃんの成長発達は、親と家族が基盤です。

小さく生まれた赤ちゃんでは、ＮＩＣＵでのケアはケアスタッフに任せられます。親は、自分は赤ちゃんに必要ないのではないかと思われるかもしれません。しかし、それは大きな間違いです。赤ちゃんがＮＩＣＵにいても、親が子育ての主役であることに変わりありません。最初のころは直接赤ちゃんにしてあげることは少ないでしょうが、一緒に過ごす時間と場を共有することが大切です。そして、赤ちゃんが成長発達するとともに、親が赤ちゃんの育児（ケア）にかかわれることも増えてきます。まず、赤ちゃんにタッチしたり、ケア中の赤ちゃんのストレスを軽減するホールディング（包み込み）したり、抱っこしたりすることなどからはじめられます。子育ては赤ちゃんに触れ抱っこする、身体的なかかわりがとても大切です。相互の身体的な交わりが、こころの交流を生みます。親子のふれあいを大切にして、赤ちゃんのぬくもりや息遣い、動きなどを体験することで、赤ちゃんへの愛情や母親（親）としての本能が刺激され、愛情と親としての自信も沸いてくることでしょう。そして赤ちゃんもまた、母親のぬくもりを感じることで、こころの安定と成長発達のエネルギーを得ることになります。

ケアが家族中心になるには、まず親子の自然なふれあいが安心してできるよう、ＮＩＣＵのあたたかな情緒的な環境とケアの工夫が必要です（図1-12）。赤ちゃんと親子の交流には、両者のこころと身体のリズムの同調（情動調律）があり、ＮＩＣＵにはそれを支える環境が大切です。居心地の良い雰囲気や空間を考慮すること、面会時間の工夫、親がケアにも参加できるよう準備すること、きょうだいやその他の家族の面会システムを考慮すること、などです。親や家族が赤ちゃんに会いたいと思ったとき、いつでも会うことができるでしょうか、ＮＩＣＵの全体の雰囲気はどうでしょうか、ＮＩＣＵまでの経路

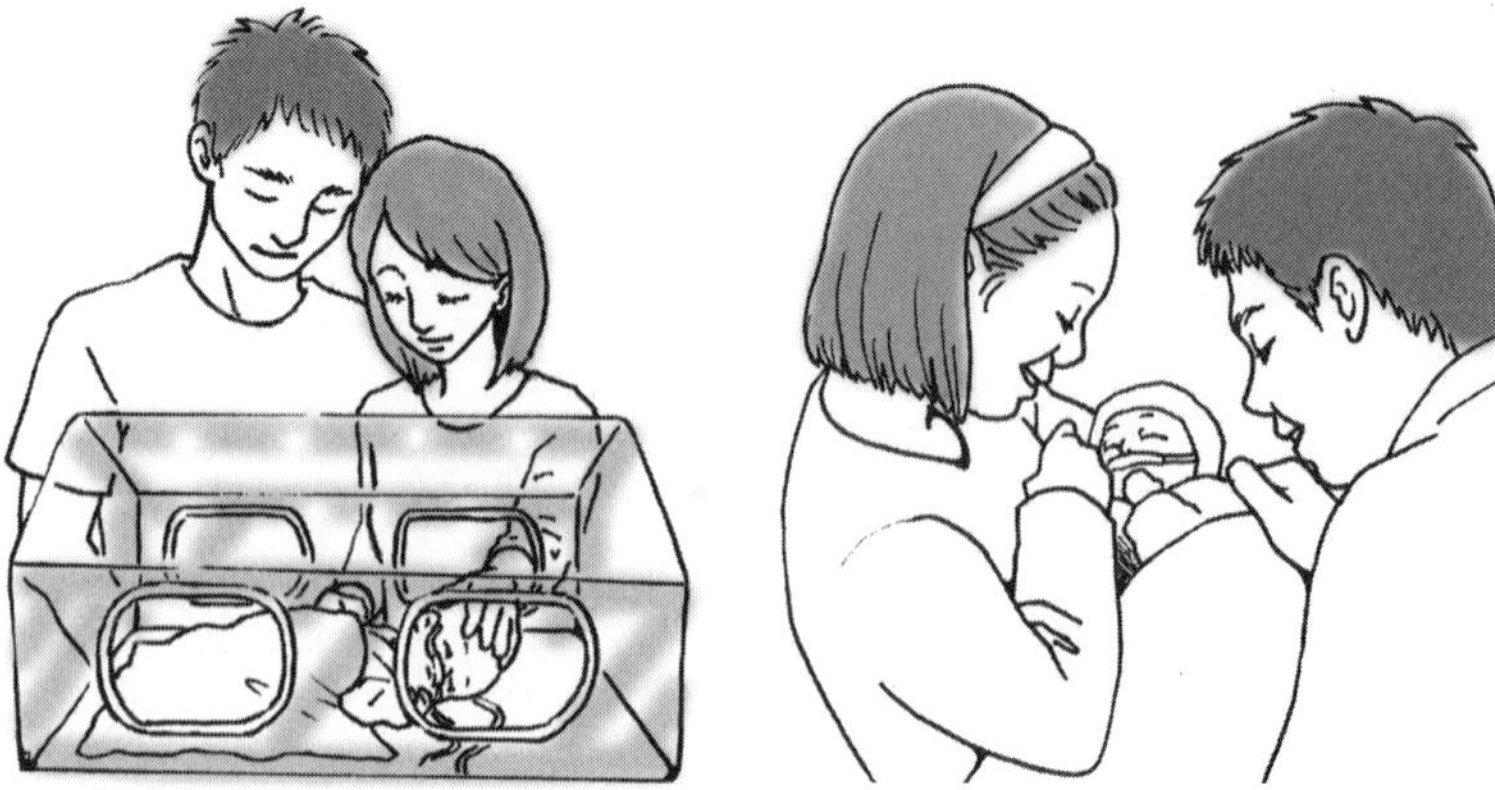

図1-12　家族の面会

は明るくウエルカムでしょうか。それぞれのＮＩＣＵには規則があり、物理的・経済的な限界もあるでしょう。しかし、ＮＩＣＵは親子の出会いの場であり、絆を結ぶ大切な場所です。ＮＩＣＵが、親や家族を受け入れるあたたかく家庭的で、家族と赤ちゃんがゆっくりとくつろげ、プライバシーが守られた場であってほしいと思います（第１章５（２）親子のこころの交流、参照）（図１-13）。

（３）ＮＩＣＵの環境調整

赤ちゃんの発達のトライアングル（脳と身体とこころ）を守り支えるには、ＮＩＣＵのケアや環境要因を考えなければなりません。前述のように、赤ちゃんの脳は胎児期から著しく発達しています。しかし、ＮＩＣＵの環境は母胎内とは驚くほど異なった環境です。このことが脳の形成や発達に影響します。赤ちゃんの脳の大切な発達期に、脳に適切な刺激が与えられなかったり、逆に過剰な負担が加わったり、栄養不足になったりすることで、脳の発達は妨げられます。小さく生まれた赤ちゃんの脳を守り成長発

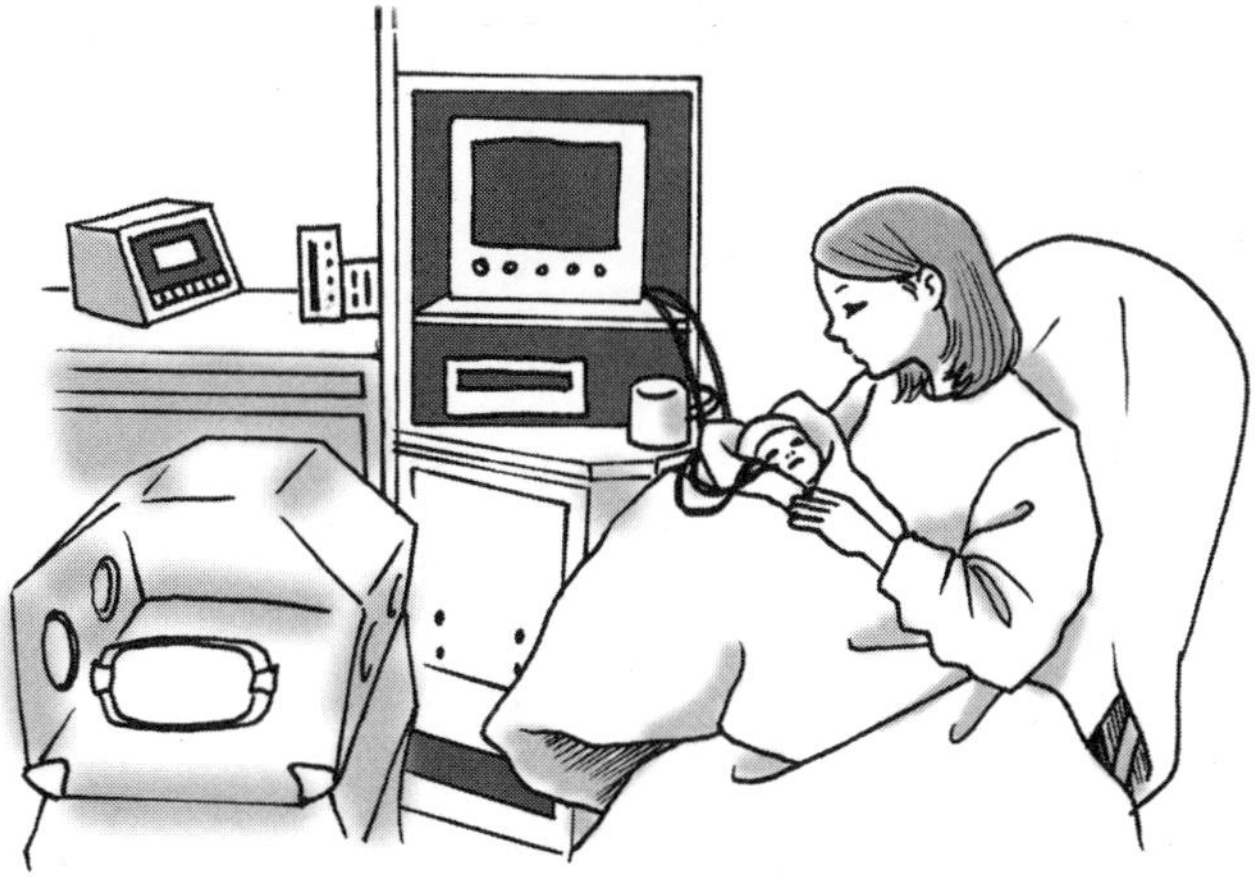

図1-13　ファミリーセンタードの個室化されたNICU

達を育むには、ＮＩＣＵの環境やケアの仕方、親やケアスタッフのかかわりを考え直さなければなりません。赤ちゃんの脳には豊かな柔軟性と回復力があります。とはいえ、初期の脳発達が、その後の赤ちゃんと親のwell-beingとＱＯＬを左右するということを十分認識すべきです。

１９８０年代後半、私が赤ちゃんにかかわりをもちはじめたころ、ＮＩＣＵは呼吸や心拍のモニター音、人工呼吸器の音、ケアスタッフの声、電話の音、ドアの開閉などの騒音がひどく、また部屋も明るく眩しい状況でした。同時期の１９８８年に米国ボストンのBrigham and Women's HospitalのＮＩＣＵを訪問しました。そこは日本とはまったく異なって、薄暗く、すべてのモニター音が消音され、保育器にはカバーが掛けられて、赤ちゃんの直接ケアも刺激しすぎないように慎重にゆっくりとなされていました（現在のＮＩＣＵにおける光環境は、通常の明暗リズムが重視されます。昼間は通常の明るさで、夜は暗くする）。それは、まるで母胎内の環境を再現しているかのようでした。そして今、日本でもディベロップメンタルケアの広がりとともに、ＮＩＣＵの環境やケアが赤ちゃんの成長発達に重要であることが認識され、ＮＩＣＵの環境とケアの重要性が認識されるようになってきました。

ＮＩＣＵの環境（光・音・空間の環境）やケア方法を改善することは、赤ちゃんへのストレスをできるだけ排除することと、赤ちゃんの無駄なエネルギーの消費を避け、赤ちゃんの成長発達にエネルギーを供給することで、赤ちゃんの脳と身体とこころとを育むことが目的です。前にも述べたように、赤ちゃんの感覚系はすでに発達過程にあり、ＮＩＣＵでの音や光、ケアの仕方は感覚系を介して、赤ちゃんに直接的なストレスを加えることになります。刺激が過剰であると、それらの刺激は直に脳の発達に影響します。またそれにより、情動反応の中枢である大脳辺縁系（扁桃体や視床下部など）が過剰に刺激されることで、情動反応や自律神経反応、ストレスホルモン反応が生じます。赤ちゃんは、それらのストレス反応に対処するため、成長発達のエネルギーを消費しなければなりません。小さく生まれた赤ちゃんの成長発達は、ＮＩＣＵの環境やケアに頼らざるを得ませんが、同時に、それらによって赤ちゃんは傷つきやすいということを忘れてはならないでしょう。

ＮＩＣＵの音環境は、通常、保育器内で50～80デシベルの不快なレベルの音環境です。アメリカ小児科学会は、45デシベル以下（静かな図書館やささやき声の程度）を推奨しています（無音の環境よりも、適度な音環境が必要です）。騒音の原因は、アラームの音や保育器窓の開閉、会話、他の赤ちゃんの泣き声などなどありますが、ケアスタッフが騒音レベルを意識したり、保育器をゆったりとした空間スペースに配置することなどで、その多くは軽減できるようです。ＮＩＣＵの騒音レベルを騒音計で定期的に計測し、音環境を調整することをおすすめします。また、子守唄などの穏やかな音環境は、赤ちゃんの成長発達を促す（授乳量・カロリー摂取増加）という研究結果もあります。

次に、光環境は、ＮＩＣＵでは６００ルクスぐらいの比較的明るい光環境（デパートの店内ぐらい）のようです。アメリカ小児科学会の推奨では、照度は日中１００～２００ルクス（やや薄暗い感じ）、夜間５ルクス程度（灯火なしで屋外の活動ができる程度）で、昼間は明るく夜は暗くなるように昼夜の区別をつけることが推奨されています。昼間は遮光カーテンやブラインドで通常の自然光程度（直接日光が目に入らないよう）に、夜は照度を下げたり、保育器にカバーをかけるなどして、照度と明暗リズムを調整します。それにより、赤ちゃんの呼吸や心機能が安定し、体重増加、睡眠時間の延長、覚醒状態の安定（泣きの減少や機嫌の良さ）などの効果が示されています。

（４）やさしいケアをめざして

小さく生まれた赤ちゃんは、治療やケアのため、一日に何回も身体に触れられたり、抱え上げられたりするなどの取り扱いを受けます。また測定モニターの交換や吸引（痰を吸引機を用いて取り除く）、点滴、採血などの検査や治療の処置も行われます。赤ちゃんにとっては不快や痛みの刺激でもあります。ある研究報告によると、24時間で実に２３４回もの処置やケアが行われていたということです。これらの治療やケアは、必要不可欠なものですが、赤ちゃんへの不快なストレスは、安静（睡眠）を妨げ、回復や成長発達のエネルギーを奪うということも考えておかなければなりません。実際、これらの刺激によって呼吸循環状態が変化したり、顔色が悪くなったり、びっくり（驚愕）したり、手脚が震えたり突っ張ったり、泣き叫び落ち着きがなくなる、などのストレス行動を示します。特に、吸引や採血は痛みを伴う大きなイベントで、非常に不快な刺激です。また脳の発達の項でも述べたように、不快刺激はストレスホルモン（コルチゾールなど）や神経伝達物質（ノルアドレナリンなど）の分泌を促し、脳の細胞死を引き起こし、脳の発達にも影響します（図1‐５参照）。

しかし、不快な処置やケアも、赤ちゃんの生命を守り成長発達を促すためには必要なことでもあります。したがって、いかに処置やケアに伴うストレスを軽減し得るかを検討しなければなりません。そのためには、まず赤ちゃんがその処置やケアに、どのような行動反応を示すかを把握することが必要です。ＮＩＣＵのケアの様子を見ると、赤ちゃんはその処置やケアに対する自分の気持ちや耐性力を行動によって、ケアスタッフに伝えていることが分かります。例えば、採血の場面を見ると、赤ちゃんは顔をそむけ、身体をよじり、手脚を震わせて、拒否し逃れるような行動を示します。赤ちゃんは自分の行動を通して、「やめて」「もっとやさしく」「疲れたよ」…と自分の気持ち、その取り扱いの適正さ、刺激に対する耐性などを、私たちに伝えようとしています。ケアスタッフは、このような赤ちゃんの行動を受け止め、処置やケアの適切さを振り返り、その方法や手順を検討することが必要でしょう。赤ちゃんの行動からケアを学ぶ、という姿勢が大切です。

赤ちゃんの行動は、大きく「安定行動」「ストレス行動」の3つに分けることができます（表1-2）。安定行動は、赤ちゃんの呼吸循環などの生理機能や睡眠覚醒状態が安定し、目覚めの時には外界との相互作用が発達している状況です。逆に、ストレス行動はそれらの行動が不安定で、外界との適応が難しい状況です。小さく生まれたばかりの赤ちゃんで、外界に上手く適応できない場合にはいろいろなストレス行動を示します。そして、その間は、安定行動からストレス行動へ、または逆のストレス行動から安定行動への移行の状況です。より注意深く行動を観察し、ストレスを軽減して、安定行動を導くことで赤ちゃんの成長発達を支援することになります（第1章4．赤ちゃんの行動から学ぶディベロップメンタルケア、参照）。

また、ケアのパターンを調整することも必要です。小さく生まれた赤ちゃんは、眠ることでエネルギーを保持し成長発達します。また赤ちゃんの脳の発達は、睡眠時に神経ネットワークの構築がすすむといわれます。ケアは、睡眠と覚醒リズムに合わせて、覚醒時に行い、睡眠時は避けて行うことが大切でしょう。例えば、睡眠と覚醒のリズム表を作ると、赤ちゃんのリズムを把握することに役立ちます（表1-3）。睡眠覚醒リズムがまだ定かでない赤ちゃんでも、赤ちゃんの行動観察から睡眠状態を把握しておくと、ケアの計画が立てやすくなります。どうしても、ケアはケアスタッフの仕事の流れで計画されがちです。それもやむを得ないことでもありますが、赤ちゃんや親のリズムに合わせるファミリーセンタードケアの視点も大切にしなければならないでしょう。

表1-2　赤ちゃんの安定行動とストレス行動

	安定行動	ストレス行動
生理／自律神経系	・落ち着き安定した呼吸 ・良好で安定した皮膚の色 ・振戦（ふるえ）や驚愕（びっくり反応）がない	・不規則な呼吸（遅くなる、停止、あえぎ） ・皮膚色の変化（白っぽくなる、青ざめるなど） ・振戦、驚愕 ・ぴくつき ・吐く
運動系	・自然な姿勢と筋緊張 ・滑らかな動き ・手を口にもっていく ・口をモグモグさせる ・軽く手を握っている	・震えを伴った動きや、突発的な動き ・身体をモゾモゾする、よじる ・反り返る、手足を突っ張る ・筋緊張が低くなる ・指を広げる、拳を握る ・こわばり緊張した表情 ・顔を手で覆う
意識の状態と注意／相互作用系	・安定した睡眠状態 ・はっきりした覚醒状態 ・敏活な（機嫌の良い）状態の持続 ・視聴覚刺激へのはっきりした反応 ・かわいらしい表情 ・微笑み ・リズミカルで力強い啼泣 ・泣き止む、泣き止もうとする	・不安定な睡眠（眠りが浅い、目覚めやすい） ・泣き止まないほどの啼泣 ・キョロキョロした過剰な目の動き ・凝視、視線を合わせない ・ほんやりした状態 ・いらつき、ぐずつき ・目を見開く ・緊張した表情

表1-3　生活リズム表

眠っている　　機嫌良く目覚めている　　ぐずついている　　泣いている　　授乳

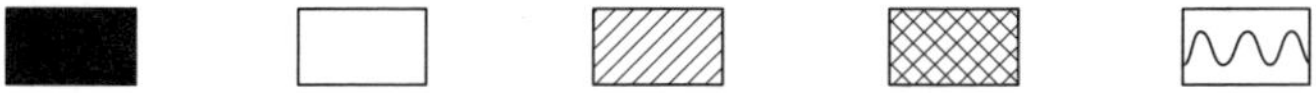

栄養摂取の時間帯には、ライン上に“哺乳瓶”か“母乳”かを記入してください。
1分以下の泣き状態には、ライン上に“✓”の印をつけてください。
排便を確認した時は、ライン上に“↓”の印をつけてください。

例:

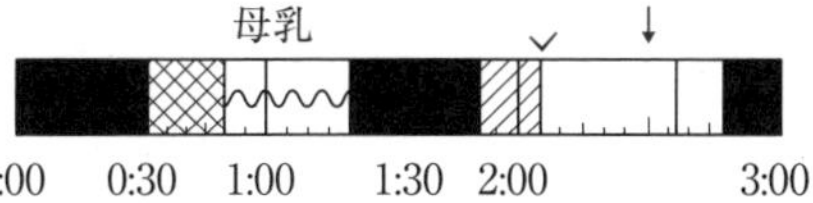

夜間
0:00　0:30　1:00　1:30　2:00　3:00　4:00　5:00　6:00

朝
6:00　7:00　8:00　9:00　10:00　11:00　12:00

昼
12:00　13:00　14:00　15:00　16:00　17:00　18:00

夜
18:00　19:00　20:00　21:00　22:00　23:00　0:00

本児にとって、この行動パターンは典型的なものですか?

はい／いいえ（理由:　　　　　　　　　　　　　　）

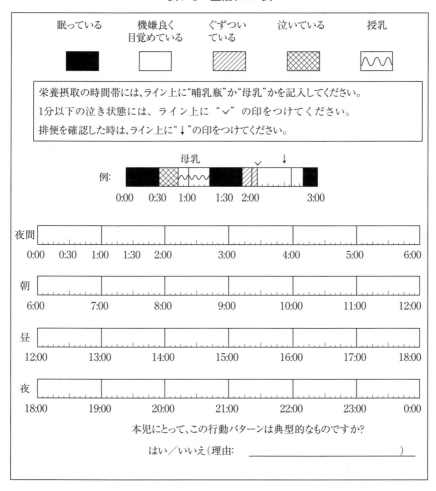

ディベロップメンタルケアのすすんだ施設では、早い時期から親が赤ちゃんの治療やケアに参加し、親が赤ちゃんをホールディング（赤ちゃんのストレスを軽減するため赤ちゃんを親やケアスタッフが両手で包み込んで赤ちゃんを穏やかにする手技。第1章5（3）①タッチケアとカンガルーケア、参照）や抱っこするなどして、赤ちゃんのストレスを緩和する役割を担います。親もはじめは緊張しているようですが、しだいに慣れて、積極的にケアに参加できるようになっていきます（図1-14）。

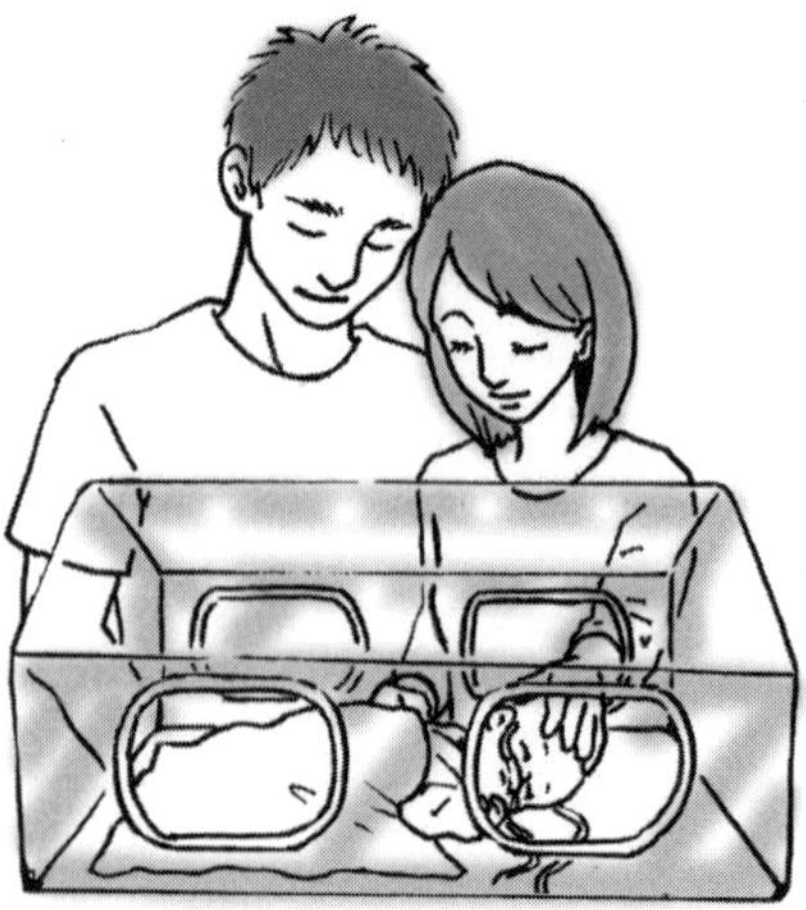
図1-14　タッチケア

（5）姿勢の調整（ポジショニング）

母胎内の赤ちゃんの姿勢は、胎齢30週後半になると、軽く丸くなった姿勢（屈曲姿勢）をし、四肢が正中位（身体の中心線の方向）にきて、指しゃぶりなどをしながら運動感覚や身体感覚（身体や四肢の認識）を養っています。小さく生まれた赤ちゃんは、小さく生まれるほど筋肉の緊張が低く、身体や四肢はだらりとした姿勢になります。そして、左右対称性が崩れた姿勢にもなりやすい傾向にあります。このような不良な姿勢を放置しておくと、感覚運動や身体感覚の経験が妨げられ、運動発達のアンバランスが生じやすくなります。そのため、小さく生まれた赤ちゃんでは、不良姿勢の癖がつかないように、また正中位での感覚運動が養えるよう、母胎内の屈曲姿勢に近づけるよう姿勢管理（ポジショニング）を行います。タオルなどをつかって、赤ちゃんの姿勢を軽く屈曲方向に支持して姿勢の安定化を図ります。姿勢は、仰向けよりもうつ伏せの方が呼吸の状態や睡眠状態が安定し、ストレスを軽減でき、赤ちゃんが落ち着きやすいなどの利点があります（赤ちゃんの状況や治療方法などによっては、仰向けやうつ伏せ姿勢でのケアが行われます）。また、赤ちゃんの周りを囲って「巣作り（鳥の巣のように）」をすることで、外界との境界を作り、赤ちゃんのストレスを軽減することができます。保育器のなかの赤ちゃんは孤独です。ポジショニングを通して、身体の接触面積を広げ、ここちよさを与えることで、赤ちゃんの孤独を緩和することにもなります（図1-15）。また、赤ちゃんの四肢を正中位にもっていくことで、赤ちゃんは不快な刺激が与えられるなどしたとき、自分を落ちつかせるように手を口にもっていって自分自身をなだめようとします。赤ちゃんが自分自身をなだめること（自己調整）ができるように、手（腕）の位置を身体の中心にもっていってあげてください。ただし、挿管チューブや栄養チューブなどを抜かないように注意することが必要です。

⑹　ここちよい刺激

母胎内は羊水に囲まれ、無重力の状態で、外界の音や光の刺激はほど良く調整され、母親の動きもここちよい感覚運動刺激となって赤ちゃんに与えられます。これらの母胎内のここちよい感覚運動経験が赤ちゃんの成長発達を促します。一方、小さく生まれた赤ちゃ

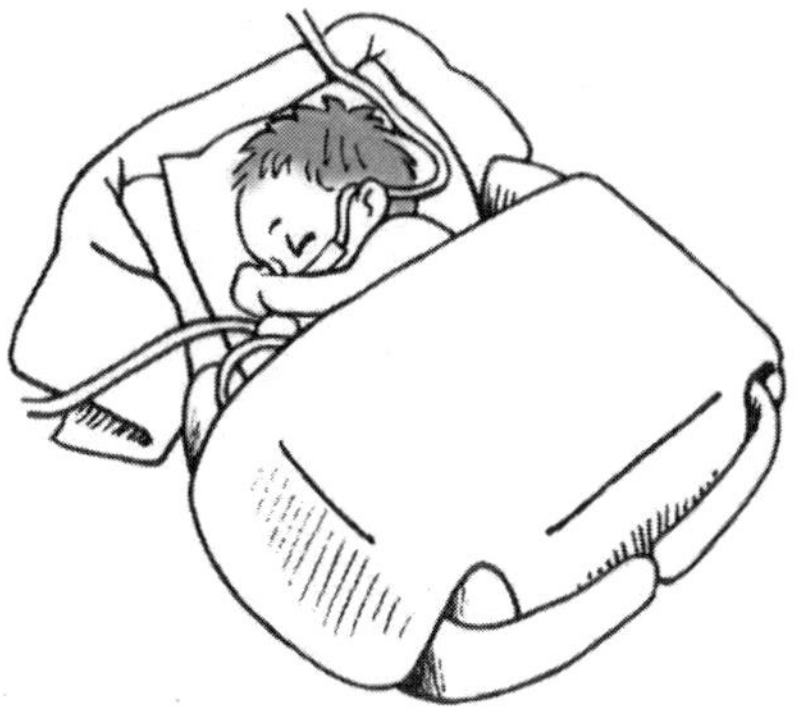

図1-15　ポジショニング

んは、母胎内とは異なった環境で育ち、赤ちゃんの発達過程にある感覚運動機能とはミスマッチの刺激にさらされることになります。先述したＮＩＣＵの環境やケアの調整、ポジショニングで、過剰な刺激を防ぎストレスを軽減するとともに、赤ちゃんにここちよい感覚刺激を与えることも大切です。赤ちゃんの脳とこころは、身体からのここちよい感覚刺激によって育まれるといっても過言ではありません。

赤ちゃんに、ここちよさや不快が分かるのだろうかと思われるかもしれません。しかし、赤ちゃんの感覚機能（触覚・味覚・聴覚・視覚・前庭覚など）は未分化ですが、すでに発達過程にあります（第1章2（3）、参照）。事実、赤ちゃんは各種の感覚刺激に反応し、不快な刺激によって「イヤ」というストレスをあらわし、ここちよい刺激には穏やかな表情を示します。赤ちゃんに、不快な刺激を与え続けるとどうなるでしょう。赤ちゃんは刺激に過剰な反応を示すようになります。ちょっとした赤ちゃんに触るような刺激でも、赤ちゃんは過敏な反応をして手脚を緊張させたり震わせたり、驚いて緊張した表情をしたり、また呼吸や心拍が速くなります。赤ちゃんは、身体の感覚系を通して多くのことを学び、こころの安定や感覚運動を発達させ、認知機能を高めます。感覚機能の発達の歪み（過敏性や反応の低下）は、赤ちゃんの発達にも悪い影響をおよぼします。

赤ちゃんの皮膚の感覚（触覚）は大切にしなければなりません。赤ちゃんの脳は皮膚にあるともいわれます。触覚は、胎児期から発達し、生まれたばかりの赤ちゃんでも非常によく発達しています。赤ちゃんは、抱っこによる肌のふれあいを介してここちよさを感じ、親との愛着や穏やかなこころを学びます。赤ちゃんの脳とこころは、皮膚にあります。小さく生まれた赤ちゃんも、できるだけ早く親が赤ちゃんを抱っこするなどして、あたたかな肌と肌のふれ合いを促していただきたいと思います（第1章5（3）、参照）。

赤ちゃんのタッチの仕方（触れ方）も大切です。赤ちゃんにパッと触れて、すぐに手を離すことは赤ちゃんにはストレスです。やさしく、ゆっくり、しっかり、穏やかに手のひら全体で包み込むように、ということが基本です。抱っこのときも、赤ちゃんの支える面積（赤ちゃんの支持される面積）を広くし、赤ちゃんが穏やかに丸まった姿勢で一体にして抱くと良いでしょう。また採血などの侵襲の強い処置やケアを行うときには、処置やケアをする人ともう一人、赤ちゃんを包み込む（ホールディング）人がペアになって実施すると、侵襲刺激の軽減につながります（図1-16）。私たちは、赤ちゃんにやさしいケアを行うための科学的な根拠として、脳活動の変化からホールディングの効果を検討しました。その結果、ホールディングを実施することで、痛み刺激に対する脳活動の急激な興奮性の変化と二次的な虚血性変化（血流の低下）が抑制される結果が出ました。赤ちゃんにやさしいケアは、脳の発達にも良い影響があることが分かりました。

そして、不快な刺激や痛みなどの侵襲刺激を与えた後は、赤ちゃんの落ち着きが回復するまで、ホールディングしたり、やさしく撫でたりして、十分にここちよい刺激を与えることが大切です。そうするこ

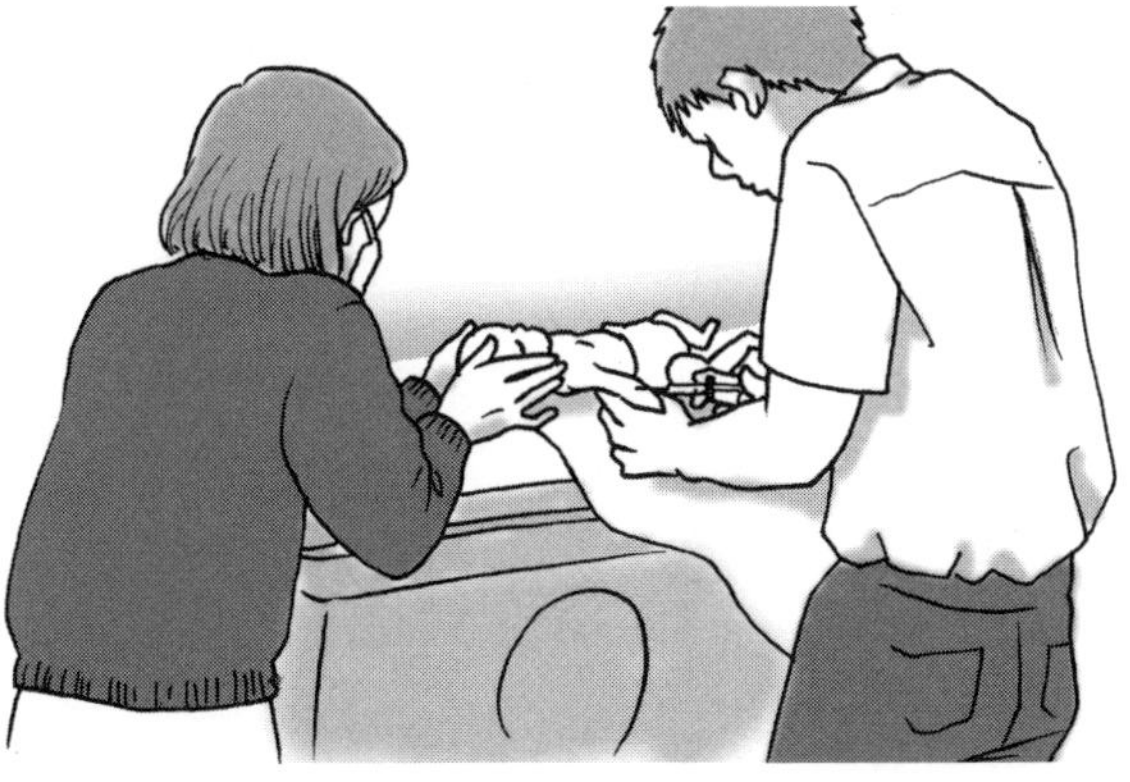

図1-16　医師が採血しているとき、母親が赤ちゃんをホールディングしている

とで、不快な感情を和らげ、ここちよい安定した状態を取り戻しやすくなります。落ち着きを回復させずにそのままにしておくと、赤ちゃんは自分で落ちつくことができずに、ストレスが長く持続することになります。「痛かったねー」「嫌だったねー」という親やケアスタッフからの赤ちゃんへのやさしさと思いやりを、赤ちゃんは受け止めることができるのです。

4　赤ちゃんの行動から学ぶディベロップメンタルケア

(1)　個別ケア

ディベロップメンタルケアは、一人ひとりの赤ちゃんにあった「個別ケア」を実施することでもあります。私たちに個性があるように、赤ちゃん一人ひとりにも個性があって、ケアの受け止め方もそれぞれ違います。その違いを認識したケアの実践が、個別ケアです。

これまで述べてきたように、赤ちゃんはまだ言葉による意思表示ができません。そのかわりに赤ちゃんは、自分の行動を通して語ります。その語りから、赤ちゃんの成長発達や外界に適応する力、こころの状態を知って、ケアやかかわり方の適切性が判断できます。いわば、赤ちゃんの行動は赤ちゃんのコミュニケーションツールであり、私たちにとっては赤ちゃんとのコミュニケーションの窓です。一人ひとりの赤ちゃんが何を求めているか、どのようなケアやかかわりを必要としているか、ケアスタッフや親が赤ちゃんの行動から、赤ちゃんのこころの状態を察することができるようになれば、赤ちゃんとのコミュニケーションが豊かになり、より赤ちゃんに適したケアや育児ができるようになるでしょう。しかし、ケアスタッフや親のケアや育児が、いつも赤ちゃんのこころの状態にマッチするとは限りません。むしろ、ケアや育児のはじめの段階ではミスマッチすることが多いでしょう。そのときにも赤ちゃんは、不快な行動を示します。この両者の適応と不適応、そして不適応の修復が相互の成長を育みます。私たちも赤ちゃんも、お互いの不適応や失敗、そして成功体験から学ぶことで、成長していきます。

(2) 赤ちゃんの行動観察

赤ちゃんの行動を観察する上での大切なポイントは、赤ちゃんが落ち着いているかどうかを判断することです。赤ちゃんが穏やかに落ち着いているということは、赤ちゃんの成長発達にとって良い状態にあることを意味し、ケアやかかわりが上手くいっている証拠です。前にも簡単にふれたように（第1章3（4）やさしいケアをめざして、参照）、赤ちゃんの行動は大きく「安定行動」「ストレス行動」「その間」の、3つのカテゴリーに分けられます。一つは落ち着いた状態の安定行動で、赤ちゃんの4つの行動系である生理・自律神経系（呼吸や循環の状態や皮膚の色、手脚の震えや驚愕などの神経調整）や運動機能（姿勢、筋の緊張、反射活動、自発運動）、ステート（睡眠と覚醒状態、泣き）が安定し、覚醒時には外からの働きかけに機嫌良く応答できている状況です。ストレス行動は、赤ちゃんが不快な状況で、空腹や疲れた時、眠い時、かまって欲しい時（正期産で生後2～3か月ころ）など自分の内的状態が不安定（恒常性が維持できない）な状況や、外からの働きかけが赤ちゃんの適応レベルを超えて過剰になっている状況です。生理・自律神経系が乱れ、運動機能がぎこちなく、またステートも落ち着きがなくなって、強く泣いたりして混乱を示します。より未熟な場合は、不快な刺激から身を守るため刺激を受け付けず（シャットアウト）、ぼんやりしたり、眠りに陥ったりすることがあります。安定行動とストレス行動の間の移行が、その間の状況です。安定行動からストレス行動へ移行することもあるし、逆にストレス行動から安定行動に落ち着くこともあります。その移行が徐々にすすむこともあれば、急にすすむこともあります（第2章1．赤ちゃんの個性（気質）を知る、参照）。

この安定行動やストレス行動のあらわれ方は、一人ひとりの赤ちゃんで異なります。強い刺激に対しても、ストレスを示さない赤ちゃんもいれば、弱い刺激でも容易にストレスを示す赤ちゃんもいます。またストレスの行動をあらわすことができないほど、脆弱な赤ちゃんもいます。一人ひとりの赤ちゃんは、生まれた週数や成長発達の状況も異なり、生得的な個性にも違いがあります。赤ちゃん一人ひとりの行動を見極めて、一人ひとりに適した個別的なケアや働きかけを行うことが大切です。ケアや育児の方法は、決して一律ではありません。

ケアや育児が赤ちゃんにストレスを与えずに、いつも上手くいくとは限りません。むしろはじめは、赤ちゃんの行動を乱すことも多いでしょう。しかしそれも、ケアや育児を行いながら、親やケアスタッフも学び、そして赤ちゃん自身も学びます。赤ちゃんの行動とその背景にある気持ちに寄り添うことで、相互の同調が生まれ、ケアや育児が良い方向にすすんでいきます。ケアや育児は、両者のリズムのようです。リズムが合う時もあれば、そうでない時もあり、それを繰り返しながら調和が生まれます。

（3）赤ちゃんの安定行動とストレス行動の合図（サイン）

それでは具体的に、安定行動とストレス行動の行動合図（サイン）をみていきましょう。それぞれの行動を（表1-2）にまとめましたので、ご参照ください。赤ちゃんの行動は、4つの枠組み（システム）、すなわち生理・自律神経系、運動系、ステート系、相互作用系に分けられます（第1章2．赤ちゃんの発達、参照）。安定行動とストレス行動のサインも、この4つの枠組みで観察すると理解しやすいでしょう。はじめは難しいと感じられるかもしれません。しかし、赤ちゃんとのかかわりを通して、自然に身につきます。経験のある看護師や子育て経験のある親は、無意識にサインを察知して、適切なかかわりができているようです。それは、知識として学ぶこと以上に、体験的に赤ちゃんを感じ学ぶことの大切さを示していると思います。

① 生理・自律神経系（生理系や神経系などの調整）：生理・自律神経系は、呼吸の変化や皮膚色の変化（顔色や唇の色が青白くなるなど）、手脚の震え（振戦）やびっくり反応（驚愕）のあらわれから判断します。安定行動は、呼吸の変化や皮膚色の変化がなく安定し、震えや驚愕がなければ、赤ちゃんは安定していると判断されます。一方、ストレス行動は、呼吸や息が速くなったり、顔色や唇の色が青白くなったり、驚愕や脚の震えが頻回に起こるサインは神経系の未熟さや疲れを示します。このようなストレスのサインは、神経系の成熟に比べて刺激が過負荷になって、エネルギーが消費されていることを示す、休止のサインです。赤ちゃんを刺激し過ぎず休止して、赤ちゃんの回復をはかることが大切です。また、このようなサインが生じないように、過剰な刺激は控えて、赤ちゃんの取り扱いやかかわり方に注意し、周りの環境調整や姿勢調整を行って、赤ちゃんの生理・自

律神経系の安定化を促します。

② 運動系（筋肉の緊張、姿勢、手脚の動き、反射活動、自発運動）：運動系の行動は筋肉の緊張、姿勢、手脚の動き、反射活動などの変化を観察します。安定した筋緊張、落ち着いた姿勢、なめらかな正中位方向への手脚の動き、調整された活動などのサインは、赤ちゃんが落ち着いた状況です。一方、ストレスが加わると、四肢がバタバタと過剰に動き出したり、足を跳ね蹴ったり、身体を捻ったり後ろに反り返らせたりするようになります。私たちの観察では、小さく生まれた赤ちゃんでは両手の指を広げる、両腕を上や横に広げる、両腕を曲げたままにする、両下肢を宙に浮かせる、両下肢を伸ばして突っ張る、手脚をバタバタさせる、身体が反り返る、全体的に筋肉の緊張が高くなる、低くなる、しかめ面をする、緊張した表情をするなどのストレスのサインがみられやすいようです。このようなストレスのサインを示す場合は、タイムアウト（休止のサイン）です。赤ちゃんを少し丸くするように穏やかにやさしく包み込み、過剰な動きを抑え、ゆっくりと回復を待って落ち着きを取り戻します。

③ ステート（意識状態）系（睡眠と覚醒の調整、前項の赤ちゃんのステート分類を確認）：ステート系のサインは、睡眠と覚醒の安定、泣き状態（元気よさ、泣き声の大きさやリズム、泣き止む能力など）、ステートの変化状況（睡眠から覚醒への移行、変化のしやすさ、機嫌のよい状態（ステート4）の維持と敏活性（目の輝き、表情の明るさ）、全般的な活動性（活気）に注目します。睡眠状態が安定した状況では、少々の外刺激でも

睡眠は妨げられず、外界の不快な刺激もシャットアウトして、睡眠を維持することができます。在胎30週後半以降には、覚醒状態も安定し、働きかけに対する応答性も発達してきます。また、元気良く泣き、不快や要求を泣いて示します。泣き状態からも自分でも短く（あるいは持続的に）泣き止むこと（自己調整）もできるようにもなるでしょう。泣いているときの赤ちゃんの様子を見ると、「泣き止ませてよ」というように、あなたをチラッとみたり、周りに聞き耳を立てるなどして、気を紛らわせる行動が観察できます。そして、あなたがやさしく声をかけ、抱っこすると、大概は泣き止むことができるでしょう。逆に、ストレスのサインは、睡眠時にいろいろな不快刺激に対し過剰な反応（慣れにくく、繰り返し反応したり、反応が大きかったり、容易に覚醒レベルに移行しやすい）を示したり、ウトウトと眠りがちで覚醒レベルが低かったり、ぐずつきやすく泣きの状態で興奮しやすかったり、なだめることが難しかったりします。ステートの乱れは、赤ちゃんが刺激を処理しきれずに、疲れていたりする不快のサインです。

ステート調整の働きかけは、まず出生早期からＮＩＣＵの環境や姿勢管理、赤ちゃんの睡眠と覚醒リズムに応じたケアのプランによって、安定した睡眠状態を獲得することが大切です。それにより、ステート調整の基盤となる生理・自律神経系の調整や運動調整の能力が高まります。覚醒が安定する30週前半ぐらいまでは安定した睡眠を確保し、30週後半ころから昼間の覚醒と夜間の睡眠の生活リズムを取り入れるようにします。昼間は生活リズムに合わせて、例えば授乳と授乳の合間に、ストレスを与えない程度に、マッサージや語りかけ、簡単な運動などの感覚運動刺激の遊びの時間を与えながら、覚醒状態の調整を図ります。

小さく生まれた赤ちゃんも満期（予定日）前後から、いろいろな要求や不快を、ぐずったり、泣いたりすることであらわすようになります。ぐずりや泣きの行動は、自分の要求を満たしてほしいというサインです。そのようなときは、抱っこや空腹を満たしたり、遊んだりするなどして、その要求を満たすかかわりが大切です。そのようなかかわりを通して、赤ちゃんは自分で自分をコントロールすることを学びます。しかし、NICUにいる赤ちゃんでは、要求を満たすだけの十分なかかわりを得ることが難しい場合があります。そのような場合、赤ちゃんは激しく泣き、それを過ぎるとあきらめたように要求を訴えなくなります。可能な限り、親が赤ちゃんとのかかわりの時間をもてるよう、面会時間の工夫や保育士の配置なども検討してほしいと思います。

④　注意・相互作用系（機嫌の良い目覚めの状態ステート４の維持と敏活性、見る、聴く、他者とかかわる能力）：赤ちゃんの目覚めが安定し、親や外界と上手にかかわることができるようになるには、相互作用の下部機能である生理・自律神経系、運動系、ステート系が安定していることが必要です。小さく生まれた赤ちゃんでは、在胎30週後半までは、それらの下部機能がまだ不安定です。赤ちゃんが外界や親やケアスタッフとのやり取りが上手くできるようになるには、これらの機能が安定化するのを待たなければなりません。

赤ちゃんの相互作用の発達過程を見ると、「引きこもり」「活動の開始」「安定・強化」の３段階があるようです（図1-17）。引きこもりは、在胎30週前半ころで、自律神経系の恒常性の維持が難しく、容易にストレスを受けやすい状況です。目覚めているようにもみえますが、覚醒状態（ステート４）を維持することが難しく、外界を遮断して内に引きこもった状況です。この時期は注意・相互作用系のための下部機能（自律神経系、運動系、ステート系）の成熟過程にあり、過度の刺激に適応することは難しく、外界の刺激が赤ちゃんの成長発達のエネルギーを消費することになります。後で述べるタッチケアやカンガルーケアなどの過負荷とならない刺激にして、過度の刺激は控えることが大切です。在胎30週後半ころになると、活動の開始の状態となります。このころになると下部機能（自律神経系、運動系、ステート系）が安定してきて、赤ちゃんの注意・相互作用能力が発達します。このころの赤ちゃんは、しだいに覚醒状態が安定し、ステート4を長く維持できるようになります。見つめかけや語りかけに対する注意・相互作用の応答性（注意を向けたり、刺激を探し当てたり、追視したり）が増します。最初のころは、まだ長く安定して遊ぶことができません。せいぜい注意の持続は30秒ぐらいで、注意が散漫になったり、他に気がとられたり、ボーっとしたり、疲れてしまいます。赤ちゃんのサインをみながら、休止を入れ段階的にかかわっていくことが必要です。満期を過ぎると、さらに下部のシステムが安定化して、能動的な活動の時期に入ります。赤ちゃんの行動は安定し、ステート4の状態は長くなり、目を輝かせて、明るい表情で、他者の働きかけにしっかりと応答できるようになります。そして、自らも他者からのかかわりを引き出すような、能動的な活

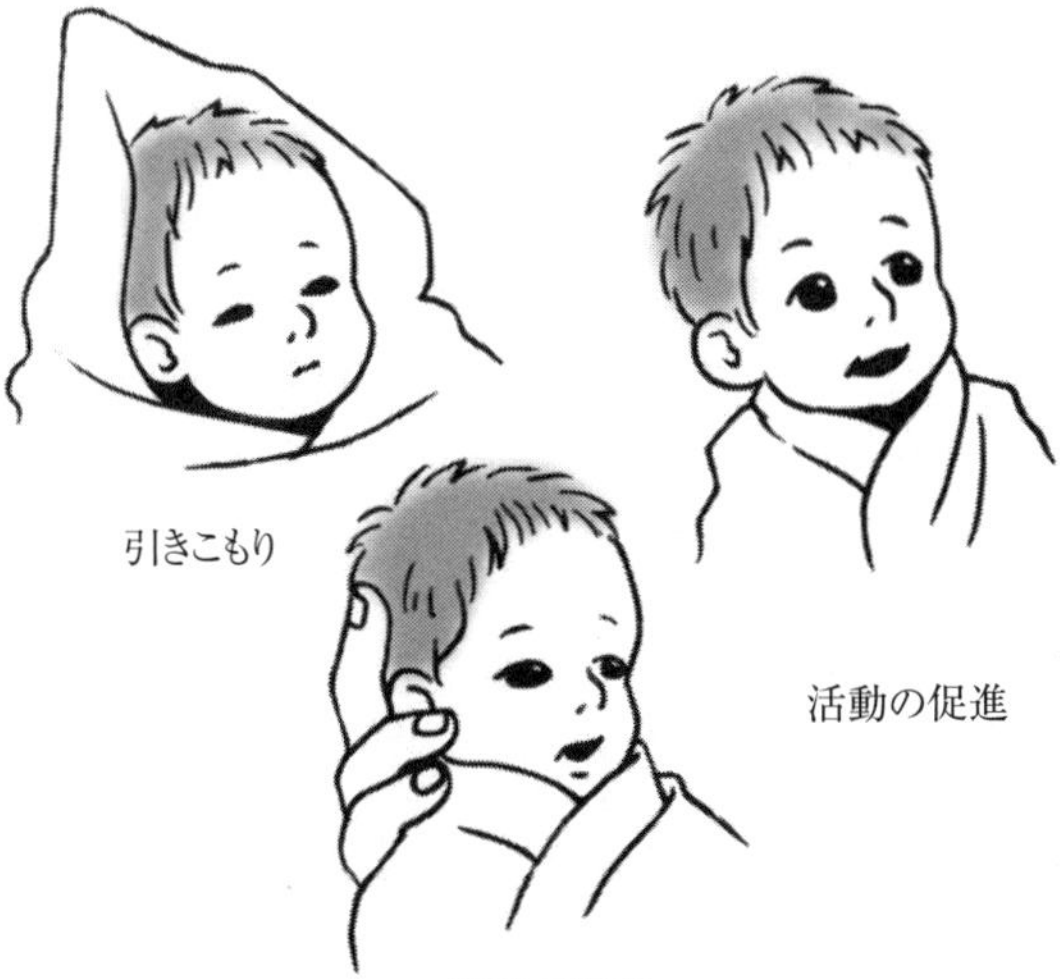

図1-17　相互作用の発達段階

動ができるようになるでしょう。

相互作用の安定したサインは、ステート4の状態を長く維持して、明るい表情や目の輝きが印象的です。そして、あなたの顔や声をとらえ集中し、上手にかかわりをもつことができる状況です。一方、ストレスのサインは、ステート4の維持が難しく短いことや、不穏なこわばった表情、ぼんやりした目つき、視点が合わない（目が泳ぐ、目をそらす）、凝視する（一点を見つめる）、ステートが低くなるなどです。このようなサインは、下部機能（自律神経系、運動系、ステート系）の安定性で、注意・相互作用のためのエネルギーコストが大きい証拠です。自律神経系、運動系、ステート系の安定化とストレスのあらわれに注意しつつ、ステート4を維持しながら注意・相互作用を促していくかかわりが必要です。

ストレスのあらわれやすさや行動の安定は、同じ在胎週数の赤ちゃんでも、一人ひとり異なります。また、より小さく生まれた赤ちゃんや病気のある場合では、行動が安定化するまでに、より長い時間を要します。一人ひとりの赤ちゃんの個別性を大切にして、赤ちゃんの示すストレスのサインを改善軽減し、安定行動に導くようなケアやかかわり方を考えていくことが大切です。

（4）赤ちゃんの強さと弱さ

赤ちゃんの安定行動とストレス行動は、いわば、赤ちゃんの「強さ」と「弱さ」のあらわれです。安定行動からは、赤ちゃんの成長発達や力強さ、有能性を、ストレス行動からは赤ちゃんの成長発達の課題や支援すべき弱さを知ることができます。しかしストレスや弱さを、ケアスタッフや親が否定的に受け取ってはいけません。赤ちゃんは弱さを示すことで、他者からの必要なかかわりを求めているとも考えられます。それは、赤ちゃんの生きるための戦略です。ケアスタッフは、その弱さを受け止めることが大切です。また一方、どうしても私たちは赤ちゃんのストレス行動や弱さに目がいきがちです（これは、課題や問題点をみつけるという臨床家の性でもあるようです）。しかし、赤ちゃんの弱さと強さの両方を正しくみる必要があります。赤ちゃんの強さを正しくとらえ、それを伸ばしていくこと、そして弱い部分を支援すること、この両者が赤ちゃんの成長発達を育む上で大切です。赤ちゃんの成長発達の状況と力、そして強さと弱さを知る方法として、NBASの活用が有益です（第1章2（3）と5（4）、参照）。

5　NICUでの親子の交流

赤ちゃんの呼吸や循環、体温調整が安定する在胎30週前後には、赤ちゃんにタッチケアやカンガルーケア（第1章5（3）タッチケアとカンガルーケア）、簡単なケア参加（清拭やオムツ替え、母乳の注入など）などができるようになってきます。在胎30週後半ころには、コットに移床して保育器外での授乳や遊び、そして40週近くになれば沐浴などの退院に向けての育児の練習がはじめられるでしょう（成長発達の過程は一人ひとり異なります）。はじめは、赤ちゃんに触れたり、ケアにかかわることは嬉しい反面、不安な気持ちもあるかもしれません。しかし、心配はありません。赤ちゃんの様子をよく観察することで、赤ちゃんが安定し落ち着いているかどうか、何を訴えたいのかがわかるようになります。育児や赤ちゃんとのかかわりは、親子の協働作業です。赤ちゃんが、あなたの適切な育児やかかわり方を教え導いてくれるでしょう。親が赤ちゃんから学ぶことが大切です。

(1) 小さく生まれた赤ちゃんの親

赤ちゃんが予定より早く、小さく生まれた場合、親はショックと責任を感じます。なぜ、どうすればよかったのか、後悔を感じ、怒りや無力感を覚えることもあるでしょう。ブラゼルトン先生は、極度の未熟児や病気や障がいをもった赤ちゃんが生まれたときにみられる、親の3つの防衛反応を以下のように示しています。

・否定：現実の問題を問題として認めない場合です。現実の状況を歪めてとらえ、楽観的過ぎたり、もしくは悲観的過ぎたりします。現実的な状況を理解しなければ、問題への対処や、赤ちゃんの育児や支援を正しく実施することはできないでしょう。

・投射：親が問題の原因や現状の課題を誰かの責任に転嫁することです。医師、看護師などに矛先が向きます。ケアスタッフや支援者を信用できなくなり、その関係性は危機的になるでしょう。

・分離：親が赤ちゃんから離れてしまう場合です。これは、赤ちゃんのことを深く思っているからこその辛さや、自分の無力感によって生じます。

このような心理的反応は、深い悲しみに起因する防衛的反応で自然なもので、ある意味では適応反応です。ケアスタッフは、このような親の防衛反応を、親の立ち直りや、子どもとの関係を再スタートしようとすることのあらわれととらえ、寄り添うように支援していくことが必要です。

小さく生まれた赤ちゃんは、小さく生まれれば生まれるほど、弱々しく脆さを示します。生理・自律神経系では、生命維持のため保育器での保育や人工呼吸器などの器械的な支援が必要となります。感覚系と神経系はむき出しになったように敏感で、いろいろな刺激が赤ちゃんの生理・自律神経系（肌の色、呼吸、心拍など）に容易に影響します。運動系の行動も、筋緊張は弱くダラリとした姿勢で、自発的な運動は少なく、ピクついたり、手脚を突っ張ったりして未熟性を示します。原始反射の活動も弱く、みられないこともあります。意識の状態も、睡眠状態は浅く、子宮外の圧倒的な刺激を避けるために眠ったままでいるか、ほんの短い間にぼんやりとした目覚めた状態に変化してしまいます。このような赤ちゃんの弱々しさは、思い描いていた赤ちゃんとは大きく異なり、親にとって、眼の前の現実の赤ちゃんは不安や悲しみの対象で、愛情を感じることも難しくなるでしょう。親は、赤ちゃんの回復と成長発達を辛抱強く待たなければなりません。その間、ケアスタッフは親を根気強くあたたかくサポートする必要があります。

やがて、小さく生まれた赤ちゃんも回復し成長発達を遂げ、4つの行動系が安定化してきます（おおむね在胎30週過ぎころ）。この赤ちゃんの成長発達には驚くべき能力があり、いつもその成長ぶりには感動を覚えます。生理・自律神経系では、呼吸や循環機能が安定し、保育器外の外環境に適応することができるようになってきます。運動系も、筋肉の屈曲緊張が高まり、四肢の動きが活発に滑らかになり、原始反射の活動も高まってきます。意識の状態では、睡眠と覚醒のリズムができはじめ、安定した睡眠を維持でき、昼間の目覚めの状態では明るい表情や目を輝かせて、見つめられたり、話しかけられたり、触られたりすることによく反応するようにもなるでしょう。不快な刺激にも泣くことで訴えることができるようにもなってきます。このころになれば、親は赤ちゃんの回復と成長発達を実感し、現実の赤ちゃんへの愛情も深まってくることでしょう。

ブラゼルトン先生は、小さく生まれた赤ちゃんの親が避けるべき「落とし穴」が、2つあるといわれます。1つは、赤ちゃんへの過保護につながる親の不安と失望です。小さく生まれた赤ちゃんも、自力で成長発達の段階を一段階ずつ前進していきます。でも、その成長発達には、時間がかかります。次の段階に行くには数倍の時間がかかるかもしれませんし、違ったやり方でできるようになるかもしれません。親がこれらのことを認めることができれば、不安に駆られたり、赤ちゃんの回復や成長発達を急いだり、手を出しすぎたりするようなことにはならないでしょう。急いだり、過保護になりすぎることは、赤ちゃん自身が自分で成長発達の課題を達成しようとする努力を無にすることになりかねません。親は赤ちゃんの成長発達を信じ、忍耐強く見守る余裕と、赤ちゃんに十分な時間と機会を与えることが必要です。それは簡単なことではありませんが、赤ちゃんが一つひとつの発達段階や課題を克服したときに、報われます。2つ目は、どんな親も自分の赤ちゃんを他の赤ちゃんと比べてしまうことです。それは、小さく生まれた赤ちゃんの親であれば、当然のことです。しかし、それでは「いつになったら同じ年の子どもに追いつくのか?」「成長発達は年相応か? 発達の遅れはないのか?」「発達の障がいはないのか?」…など不安な気持ちは尽きません。親が、他の子どもの成長発達と比較することに固執すれば、不安と落胆が増すばかりです。子どもに過剰な期待やプレッシャーを与えることになり、逆に手出しをしすぎて、成長発達の機会を奪うことにもなります。そのことは、赤ちゃんの成長発達にマイナスの影響をおよぼします。このような不安や恐怖に対する一つの解決策は、赤ちゃんの成長発達の状況をより良く知ること、そして赤ちゃんのプラスの力を伸ばすようにすることです。親は、定型的な右肩上がりの発達（一般的な発達過程）から、それぞれの子どもの発達の仕方に目を向けなければなりません。

支援者もまた、赤ちゃんの力、自分で課題を解決し成長発達しようとする力に目を向けなければなりません。定型的な発達と比較して、赤ちゃんの課題や問題にばかり目を向ければ、親は前述した2つの落とし穴に陥ってしまいます。支援者は赤ちゃんの力を親と共有し、その力に目を向けて、一人ひとりの子どもの発達を支援することが必要です。赤ちゃんの成長発達の状況と力を親と共有する方法として、NBASの活用が有益です（第1章5（4）あなたの赤ちゃんを知る：NBASの活用参照）。

（2）親子のこころの交流

前項の「家族を中心としたケア（ファミリーセンタードケア）をめざして」（第1章3（2））で述べたように、NICUでの親子のふれあいが相互のこころを回復させ、親子の愛着を育てます。赤ちゃんに触れること、抱っこすること、オッパイを含ませること、赤ちゃんのケアにかかわることなどです。それによって、親は赤ちゃんの息遣い、心臓の鼓動、暖かさ、身体の動き、おっぱいを吸う力などを直に感じることができます。親は赤ちゃんを感じることで、赤ちゃんの存在を認め、愛情を育んでいきます。赤ちゃんも母親の肌のぬくもり、暖かさ、匂いなど五感を通して、母親の存在を認識し、あたたかさを学びます。ウィニコット先生（Donald Woods Winnicott、イギリスの小児科医、精神科医）は、「体験的に知ることと、知的に学ぶこと」といいます。愛着や育児は頭で理解するより、身体を通して感じることが大切であるということでしょう。親子のふれあいを介したこころの交流が、親子の愛着の始まりです。

親子のやり取りには、前述したように心と心の響き合いである情動調律が大切です（第1章2（4）こころの発達）。それには、親が赤ちゃんの行動からこころを感じ、それを良い状態に導こうとする親の感受性と育児能力が問われます。バーナード先生（Kathryn Barnard、看護師）は、親子の関係性が上手く発達する要因として、赤ちゃんには①親の働きかけに対して応答する力、②空腹や眠い、オムツが濡れたなどの不快を母親に伝える力が、親には①赤ちゃんの行動を感じ取る感受性、②基本的な育児能力、③赤ちゃんの発達を育む環境（精神的、経済的、物理的）を提供する力が、必要であるとしています。このように、赤ちゃんには、自分の快や不快の気持ちや状況を、明瞭に適度な力強さで親に伝え、親からの働きかけに応答する力が必要です。親には赤ちゃんの行動から赤ちゃんの気持ちを察知し、応答的であることが必要です。ブラゼルトン先生は、親子の関係は、親の赤ちゃんの行動に対する感受性に負うところが大きく、感受性の高い母親ほど、子どもが必要とするより適切な育児を提供することができ、結果として、子どもは親との愛着を高め、より良い発達を遂げることができるといいます。

小さく生まれた赤ちゃんが、自分の快や不快の気持ちを明確に、行動を介して伝えることができるようになるには時間がかかります。支援者は、親子交流の場面で、赤ちゃんが示す快や不快の気持ちと行動合図を親と共有し、親が赤ちゃんの行動に感受性豊かになるよう支援することが大切です。

しかし、親子の同調がいつも上手くいくとは限りません。むしろ、育児の初期段階の親子では、双方ともぎこちなく上手く同調できずに失敗を経験することの方が多いでしょう。そして、その失敗の経験から、親子双方が育児を学ぶことになります。赤ちゃんも、親が献身的であれば、それに応えるように自己の調整力を発達させます。何事も最初から上手くいくことはありません。失敗から学ぶことが重要です。赤ちゃんも親も、柔軟に対応する力（レジリエンス）があることを忘れてはなりません。

（3）タッチケアとカンガルーケア

他者の身体を感じることは、こころを感じることになり、また他者の身体を感じることで自分のこころを知ることにもなります。母子の交流の場面をみると、母親は赤ちゃんの身体の動きや行動をよく察知して、タイミング良く、声かけや抱っこを調整しています。これは赤ちゃんの行動から母親が赤ちゃんのこころを感じ取り、また母親自身も自分のこころを調整して、相互の同調（情動調律）が生じている証拠です。小さく生まれた赤ちゃんの場合は、早くから母胎から離れてしまい、突然に身体の交流が途絶えてしまいます。もう一度、赤ちゃんと母親の身体と身体、こころとこころの結びつきを支援するケアが必要です。

小さく生まれた赤ちゃんも、在胎30週前ころには呼吸や循環、体温調整が安定すると、親は赤ちゃんにタッチしたり、抱っこしたりすることができるようになります（より早く、赤ちゃんの呼吸を助ける呼吸器を着けた状態でも抱っこを許可する施設もあります）。赤ちゃんの皮膚感覚（触覚）は、他の感覚系よりも早く発達しています。赤ちゃんの皮膚は「露出した脳」であるというように、皮膚からのここちよいあたたかな感覚が、脳の発達やこころの安定化を促します。ここちよい皮膚刺激は、赤ちゃんのストレスを軽減（ストレスホルモンといわれるコルチゾールの減少）し、成長（体重増加など）や行動の安定にも良いという研究報告があります。また、ヒトや他の動物の愛着や信頼関係（他者への信頼）に作用するといわれるオキシトシンというホルモンがあり、このオキシトシンは授乳や皮膚刺激によって分泌が促されることが知られています。さらに、ラットとマウスによる実験では、母ネズミが赤ちゃんネズミを適度にハンドリング（なめたりなでたり）することで、赤ちゃんネズミが成体になってからのストレスに対する耐性が高くなるということもわかっています。ここちよい皮膚感覚が、赤ちゃんのホルモン分泌や脳の形成に影響し、その結果、こころの安定や行動・認知の発達にも良い影響をおよぼすと考えられます。逆にここちよい刺激に乏しく、不快な刺激にさらされ続けると、感覚刺激に過敏になったり、発育が悪く、ストレスホルモンの増加や、攻撃的行動を抑えるセロトニン（落ち着きを保ち、不安を抑える神経伝達物質）などが減少するという報告もあります。早く生まれた赤ちゃんは、不快な刺激にさらされることが多くなります。赤ちゃんには、不快な刺激をできるだけ避けて、ここちよい皮膚刺激を十分に与える工夫が大切です。

小さく生まれた赤ちゃんにも、できるだけ早い時期から親が赤ちゃんに触れるタッチケアや、両手でやさしく包み込むホールディング、赤ちゃんを抱っこするカンガルーケアが取り入れられるようになっています。これらは、早くから赤ちゃんにここちよい刺激を与えて、親子の愛着を育て、また赤ちゃんの発達を促そうとする試みです。このようなケアによって、赤ちゃんの体重増加や、呼吸機能や睡眠や覚醒のリズムが安定化すること、親子の愛着が深まること、その後の運動や認知機能の発達にも良い影響があるとする研究結果が多くあります。実際に、赤ちゃんは親にやさしくタッチ（ホールディング）され、抱っこされると呼吸や心拍、行動が落ち着き、至福の表情を浮かべ（実際に笑い顔を浮かべます）ます。また親も早い時期から赤ちゃんに触れ抱っこすることで、親のこころも安定し、赤ちゃんへの愛情が深まることを実感します。

① タッチケアとホールディング（図1-18）

タッチケアとホールディングは、赤ちゃんに触れても呼吸や心拍、行動が安定して許容できるようになれば、はじめることができます。小さく生まれた赤ちゃんでは、皮膚が弱いので、通常は在胎30週前後ぐらいです。タッチケアは、決して難しいものではありません。保育器の窓からなかに親が手を入れて、直接赤ちゃんの頭や身体や手脚に触れるものです。このときは、マッサージのように手を動かしません。びっくりさせないようやさしく、しっかりと手のひら全体で赤ちゃんに触れます。身体全体に触れることが難しいようであれば、赤ちゃんの手にあなたの指を握らせてください。身体全体に触れることが可能であれば、両手で赤ちゃん全体を包み

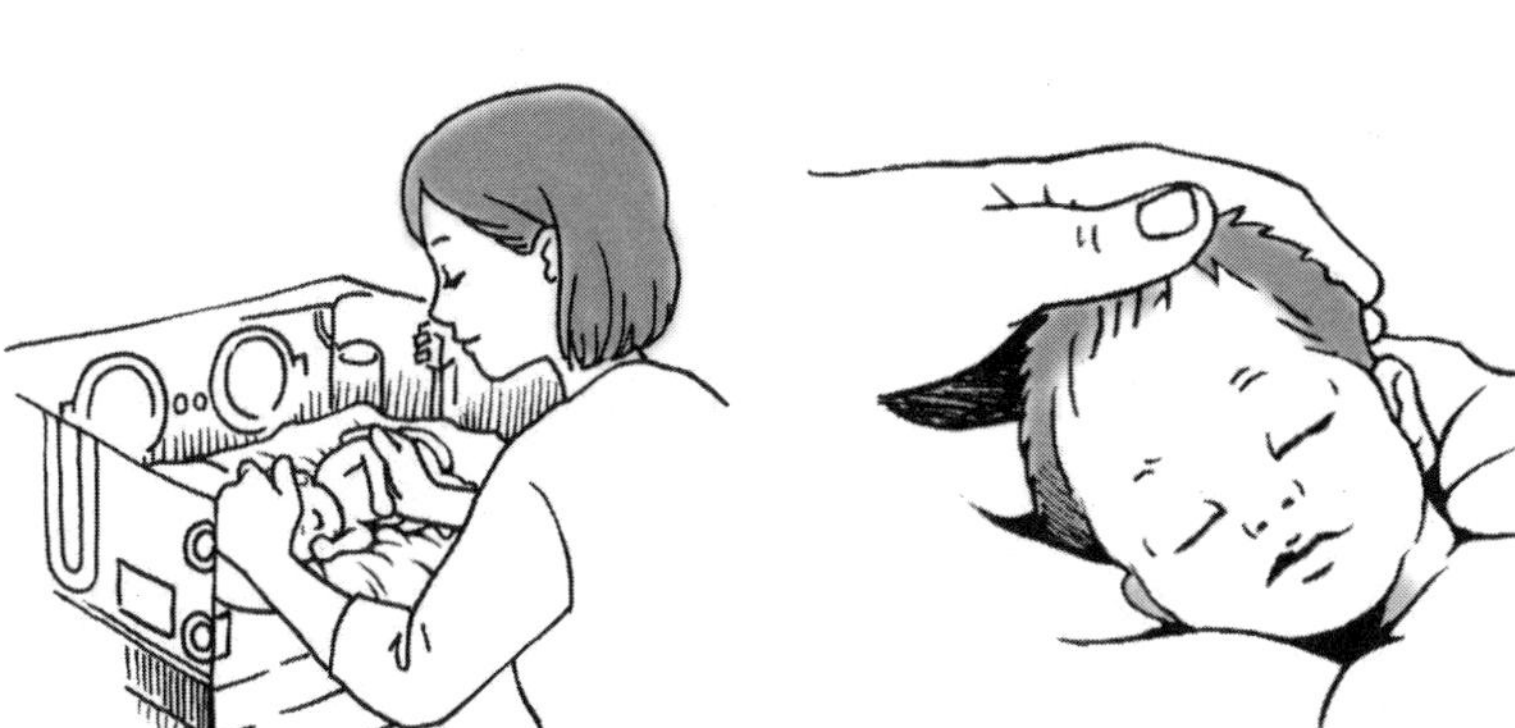

図1-18　タッチケア

込むようにします。これがホールディングです。ケアや治療の後で、赤ちゃんが落ち着かないときなど、やさしくホールディングすることで、赤ちゃんの回復と落ち着きを促すことができるでしょう。

赤ちゃんにタッチやホールディングする場合、赤ちゃんがぐっすり眠っているとき（ステート1や2）には、睡眠を妨げることになります。また実際に赤ちゃんに触るときには、赤ちゃんの行動をよく観察してください（第1章4（2））赤ちゃんの行動観察、参照）。しかし、タッチングやホールディングは、強い刺激ではありませんので、大きなストレスを与えることは少ないでしょう。でも、赤ちゃんに突然パッと触れたり、急に手を離したりすることは、ストレスを与えることとなります。私たち大人もそうですが、急に触られたりすると、手脚をツッパたり、呼吸や循環状態が急に変化して、びっくりします。まず赤ちゃんに「触るね」と話しかけて、心構えを与え、手のひら全体でしっかりと触れてください。そうすることで、赤ちゃんのストレスは回避され、赤ちゃんはここちよい状態となります。赤ちゃんが活動的で、泣いたり、身体をよじったりしている場合は、その動きに合わせて少し強めにホールディングしてあげると良いでしょう（押さえつけてはいけません）。そして、赤ちゃんが成長発達するに従い、抱っこやカンガルーケアを行うことができるようになっていきます。

② カンガルーケア（図1-19）

育児の基本は、赤ちゃんを抱っこすることです。抱っこの育児方法に「カンガルーケア」があります。これは、親の胸のなかに、胸と胸が合うように赤ちゃんを抱っこして保育する方法です。このとき、赤ちゃんは肌着もしくはオムツ姿（モニターは装着）で、親も胸の部分の肌を出して、親子の肌が直接触れ合うようにして、その上からブランケットなどで赤ちゃんを包み込んで体温が逃げないようにします。カンガルーが、お腹の袋に赤ちゃんを入れて育てるような育児方法から、「カンガルーケア」と呼ばれています。日本でも多くのＮＩＣＵで実施されるようになっています。カンガルーケアが日本に導入された初期のころ、感染や無呼吸などが増えて危険ではないかと危惧されましたが、医師や看護師の管理下であればそのような問題はないようです。医師や看護師の管理のもとで、ゆっくり安心して親子のふれあいの時間を過ごしていただきたいと思います。

カンガルーケアには、赤ちゃんと親が直接に肌と肌を合わせ、肌のぬくもり、オッパイや母親の匂い、母乳の味わい、赤ちゃんに話しかけること、見つめ合うこと、やさしく撫でること、揺らすことなど、あらゆる感覚運動系の刺激が理想的な形で含まれています。このここちよい刺激が赤ちゃんの行動を安定化させ、双方のこころを穏やかにします。カンガルーケアの利点を整理すると、第一に親が早くから赤ちゃんを抱っこすることで、愛着が促され、親子の関係性に良い影響をおよぼすことです。母親は赤ちゃんを抱っこすることで、子どものぬくもりや鼓動、呼吸を感じ、我が子という実感と母親としての喜びやここちよさを感じることができるでしょう。カンガルーケア中に、ここちよさと安心か

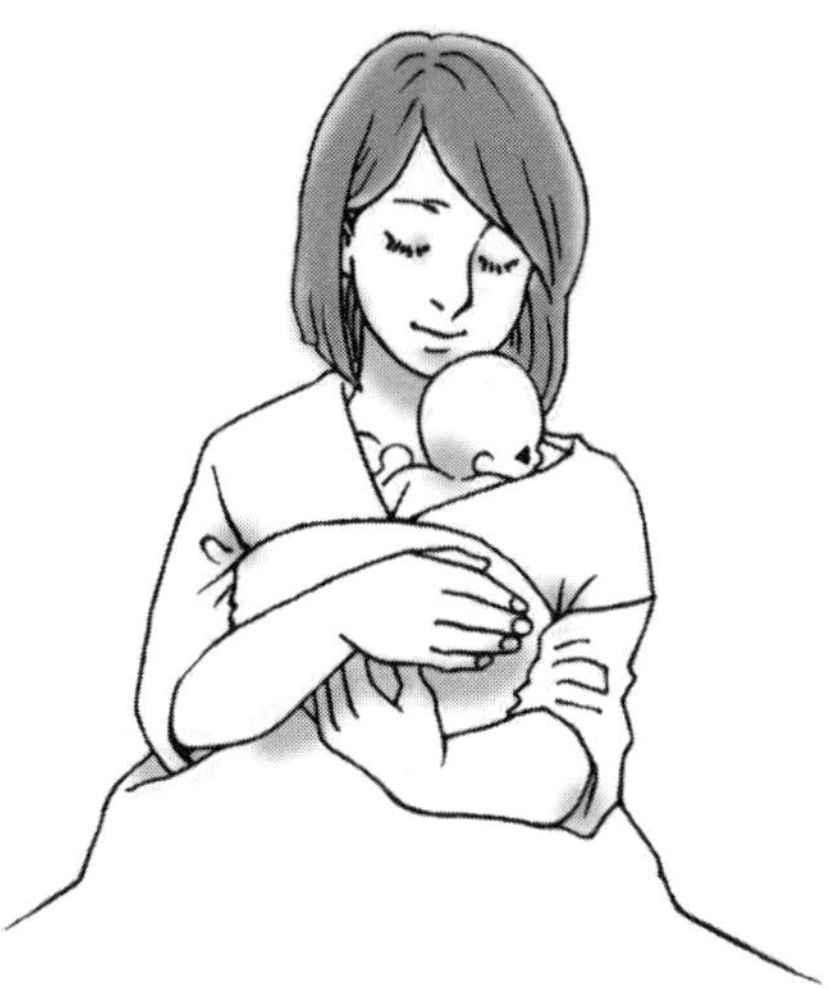

図 1-19　カンガルーケア

ら眠ってしまう母親もいます。このようなここちよさと安心が、母親のこころの痛みやストレスを和らげ、母性の回復を促し、愛着を育むことにつながります。そして、その後の赤ちゃんとのこころの交流を通して、絆が育まれていきます。第二に、カンガルーケアは赤ちゃんの行動の落ち着きや発達にも良いと報告されています。呼吸や循環状態が安定して、眠りが深まって、体重増加もみられます。

また母乳保育がすすむと報告されています。カンガルーケアをしていると自然に、赤ちゃんがオッパイを欲しがるような行動をします（そのときは、オッパイをくわえさせても良いでしょうし、乳首を舐めることで口の機能も高まります。まだ上手に飲めない赤ちゃんもいますので、赤ちゃんのペースで無理をしないように注意が必要です）。私たちも、カンガルーケアによる赤ちゃんの行動発達の影響を検討しました。その結果、カンガルーケアを行うことで、前項で示した赤ちゃんの４つの行動系の発達が促されることが分かりました。さらに、その後の発達状況を追跡調査した結果、精神運動発達にも良い影響がみられ、母親も子どもに対する印象も肯定的であるという結果でした。

（４）あなたの赤ちゃんを知る：NBASの活用

支援者の役割は、親子の愛着を深め、親の自分に対する信頼と自信を促し、親子の関係性を築くことです。そのためには、親があなた自身の赤ちゃんのことをより良く知らなければなりません。支援者は、親が赤ちゃん自身のことをより良く知ることのできるよう働きかけること、そして親が赤ちゃんの強さ（力）と弱さをどのように受け止め、かかわっているかを観察し、話し合い、共感して、親子の関係性を支援することが必要です。親子の成長は、親の赤ちゃんに対する理解と感受性と、両者の関係性のなかにあります。

親の赤ちゃんに対する理解と感受性、親子の関係性に目をむけるとき、支援者は親に赤ちゃんの弱さ以上に、個性（行動の特徴）や強さ（力）に焦点を向ける必要があると思います。親はどうしても、赤ちゃんの弱々しさ（ストレスのあらわれ）に注目し、問題がないかを問います。そのような親の気持ちや認識を、赤ちゃんはいろいろな力（生理・自律神経系、運動系、ステート系、相互作用系の4つの行動系）があり、それを発揮してあたとコミュニケーションを図り、自ら成長発達する存在としてとらえることができるよう支援しなければなりません。また一方で、赤ちゃんはいろいろな行動を介して弱さを示します。赤ちゃんの弱さも、反面、強さの証拠です。赤ちゃんは弱さを示すことで、自分の状況やこころの状態をあなたに伝え、かかわりを引き出し、またそれに自身でも対処しようとします。その弱さを受け止め、その行動の意味を理解し、共感し、対処していくように働きかけることが、子どもの発達支援と親の育児支援の最初のタッチポイントです。このような親子の関係性に目を向けた支援者のかかわりが、親子の協働による愛着をより強く発展させ、育児の質が向上、親の自信と誇りを深めることになり、また親と支援者の関係性もより良く構築されることになります。

親の赤ちゃんに対する感受性と親子の関係性を視点にして、親に赤ちゃんの個性と強さと弱さを伝え、親の赤ちゃんへの関心と愛着、育児の自信を支える支援の方法として、ＮＢＡＳが役立ちます。現在、ＮＢＯ（Newborn Behavioral Observations system：新生児行動観察）というＮＢＡＳを改良した生後3か月までの子どもとその親への親子関係構築支援ツールが開発されています。興味のある方は、こちらもご参照ください。

従来の赤ちゃんの発達評価は、赤ちゃんを正常か異常という枠組みでとらえる発達診断が目的でした。しかし、NBASは違います（第1章2（3）①ブラゼルトン神経行動発達評価（NBAS）と神経行動発達の4つの行動系、参照）。

親子が出会い、関係性と愛着の形成する最初の段階では、赤ちゃんの個性と弱さと強さをとらえ、それを親と共有することが大切です。NBASは、赤ちゃんの成長発達の様子を親とケアスタッフが一緒に分かち合うことで、親が赤ちゃんの成長発達と力をより良く理解し、赤ちゃんの強みを引き出し、弱さを支援していく育児をサポートすることが目的です。このことが、親子の協働作業による愛着、親の成長、そして子どもの成長発達を促すことになるでしょう。

では、親子の関係性を支援するNBASの活用について簡単に説明します。

NBASは、評価者（支援者）が親と一緒に赤ちゃんの行動を評価しながら、親に赤ちゃんの行動能力や特徴（個性と強さと弱さ）を説明し、それに応じたコニュニケーションや育児技術を支援します。単に言葉で話すことだけでなく、実際に赤ちゃんの行動を親と一緒に観察することが大きな利点で、これにより、親の赤ちゃんの行動に対する関心と理解を引き出すことができます。言葉で知的に知ることよりも、実際に赤ちゃんをみて感じることが大切です。親と支援者が実際に赤ちゃんを取り扱いながら、必要な技術を手本として示すことができることも大きなメリットです。これにより、親は赤ちゃんをより良く知ることができ、育児の参考とすることができます（図1-20）。ここでも、主役は親子です。支援者が、親以上の親にならないように注意しなければなりません。

ＮＢＡＳの実施は、赤ちゃんと評価者（親が参加する場合は親も含め）との対話のようです。検査の過程で、赤ちゃんがどのような行動の促進（働きかけ）や調整を期待しているか、に応えることが必要です。赤ちゃんは、「今は何もしないで」「働きかけて」「サポートして」という言葉を行動で示します。その赤ちゃんの言葉によく耳を傾けることです。また、赤ちゃん自身がどこまでできるかの赤ちゃんの自己調整とこちらかの働きかけを見極め、共調整を図ることも大切です。赤ちゃんは、自分で自分の行動を調整し、力を発揮しようとします。赤ちゃんの力への敬意と信頼をもつことです。赤ちゃんは、あなたの敬意と信頼に応えることができるでしょう。

ＮＢＡＳは通常、赤ちゃんが眠った状態（ステート1か2）から開始します。眠っている赤ちゃんに、数回の光や音刺激を与えます。赤ちゃんは、はじめはその刺激に対して、呼吸や心拍を速めたり、しかめ面をしたり、モゾモゾと動いたりしますが、何回かの繰り返し刺激で慣れて、体動や呼吸心拍の変化がみられなくなります。これは「慣れ反応」という検査項目で、赤ちゃんの神経系の調整機能や睡眠の調整能力、侵害刺激を排除する能力を評価するものです。繰り返し反応が大きく持続して、刺激に慣れにくい赤ちゃんの場合には、光や音などの環境を調整し、刺激を控えるなどして、睡眠を

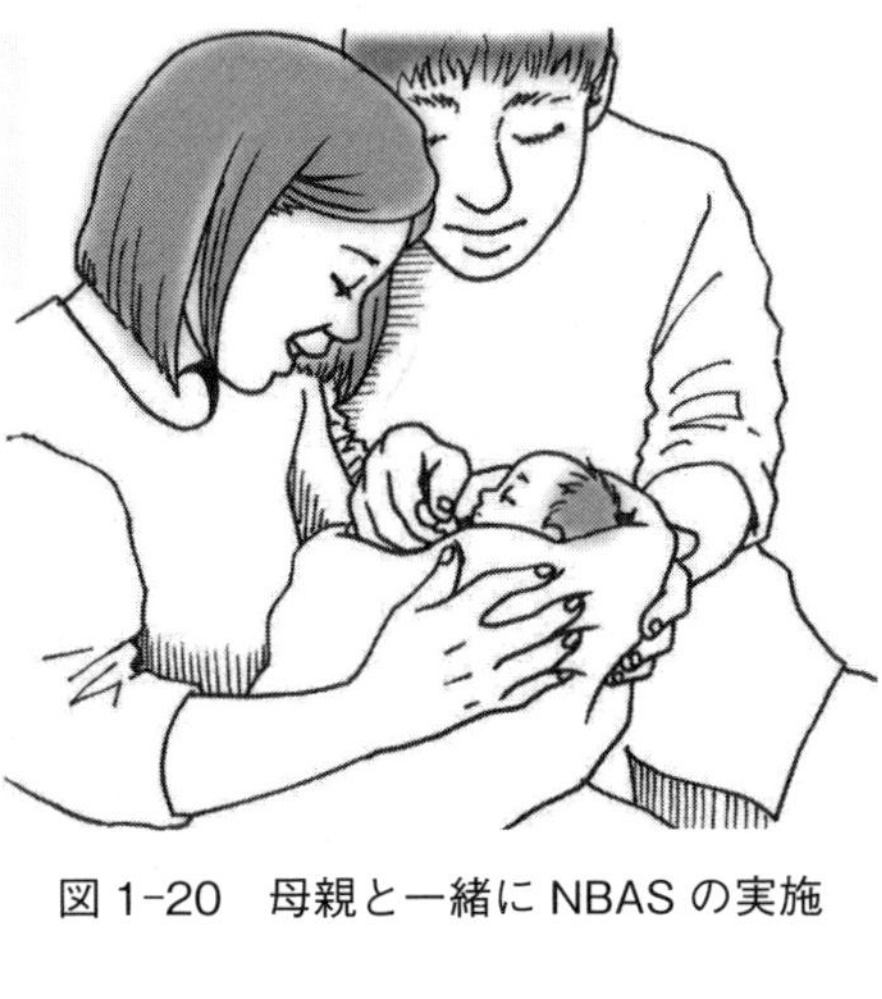

図1-20　母親と一緒にNBASの実施

調整することが必要です（図1‐21）。

続いて、18項目の赤ちゃんの反射活動を評価します。これは、赤ちゃんの運動機能と脊髄・脳幹レベルの神経系の発達を評価するもので、運動系のたくましさと力を示します（第1章2（3）②運動系の発達、参照）。赤ちゃんは、これら各種の反射活動を用いて生命を維持し、親との愛着を形成します。またそれは姿勢や運動の発達基盤ともなります。例えば、歩行反射（自律歩行）という反射がります。これは、赤ちゃんが歩く反射です。赤ちゃんの両脇を評価者が支えて立たせ、そして身体を前方に軽く傾けます。すると、まず片足を前に出し、次にもう一方の足を出すというように、2～3歩ぐらい歩きます。これは、1歳過ぎに獲得する歩行の神経機能をすでに赤ちゃんがもっていることを親に示す絶好の機会となります。このように、反射の評価はみていて楽しいものですし、それを通して、親は赤ちゃんの生まれもった素晴らしい生きる力に魅了されることでしょう。

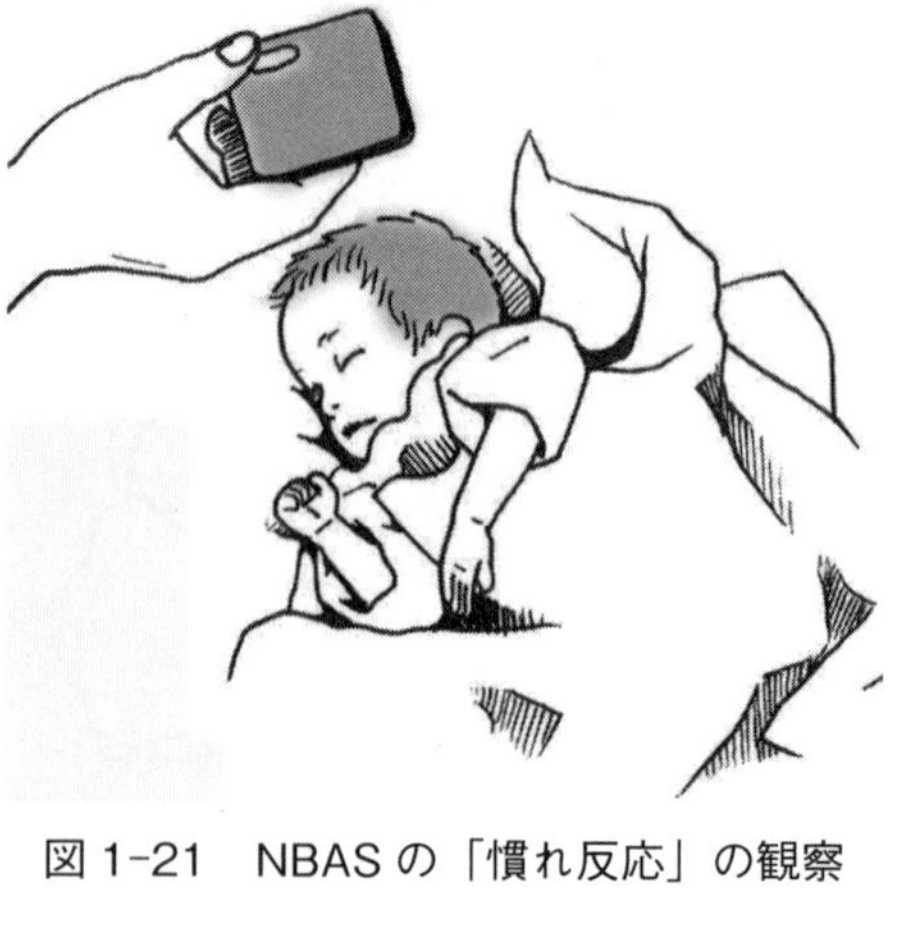

図1‐21　NBASの「慣れ反応」の観察

これらの反射の評価項目は、赤ちゃんにとってやや不快な刺激となり、赤ちゃんは泣き出してしまいます。赤ちゃんが泣き出したとき、自分自身でどのように泣き止むか、泣き止もうとするかを観察します。赤ちゃんは手を口にもっていったり、吸啜（哺乳するようにに口を動かす）したり、評価者の顔をみたり、他に注意を向けたりして、短くまたは時には長く泣き止もうとします。このように、赤ちゃんは自分で自分をコントロール（自己調整）しようとする力があります（とはいえ、生後数か月の赤ちゃんのように持続的に自分で泣き止むことは難しいです）。自分で泣き止む力を観察したあと、今度はなだめの反応を評価します。まず赤ちゃんに評価者の顔をみせます、次に声をかけます、次に赤ちゃんのお腹の辺りに手を当てます、次に赤ちゃんの手脚の動きを軽く抑制します、それでも泣き止まなければ抱っこします、そして次にやさしく揺らします、それでも泣き止まなければおしゃぶりを与えます。このように段階的になだめの手技を行い、赤ちゃんがどのなだめの段階で泣き止むかを観察します（図1-22）。多くの赤ちゃんは抱っこの手技あたりで泣き止むことができるでしょう。このなだめの評価は、赤ちゃんがどの程度なだめられやすいか、なだめにくいかを知ることができ、親の育児支援に役立てることができます。赤ちゃんの泣きやなだめの反応は、赤ちゃんの気質（個性）と関係しています（第2章1．赤ちゃんの個性（気質）を知る、参照）。

　赤ちゃんが一泣きして機嫌良く目覚めた状態になると、評価者の顔や声、赤いボールやガラガラの視聴覚刺激に対する注意と反応の力を観察します（図1-23）。「方位反応（相互作用）」という評価項目です。これにより、赤ちゃんが機嫌良く目覚める力と、視聴覚刺激に反応する力を評価します。例えば、赤ちゃんの目から20～30セ

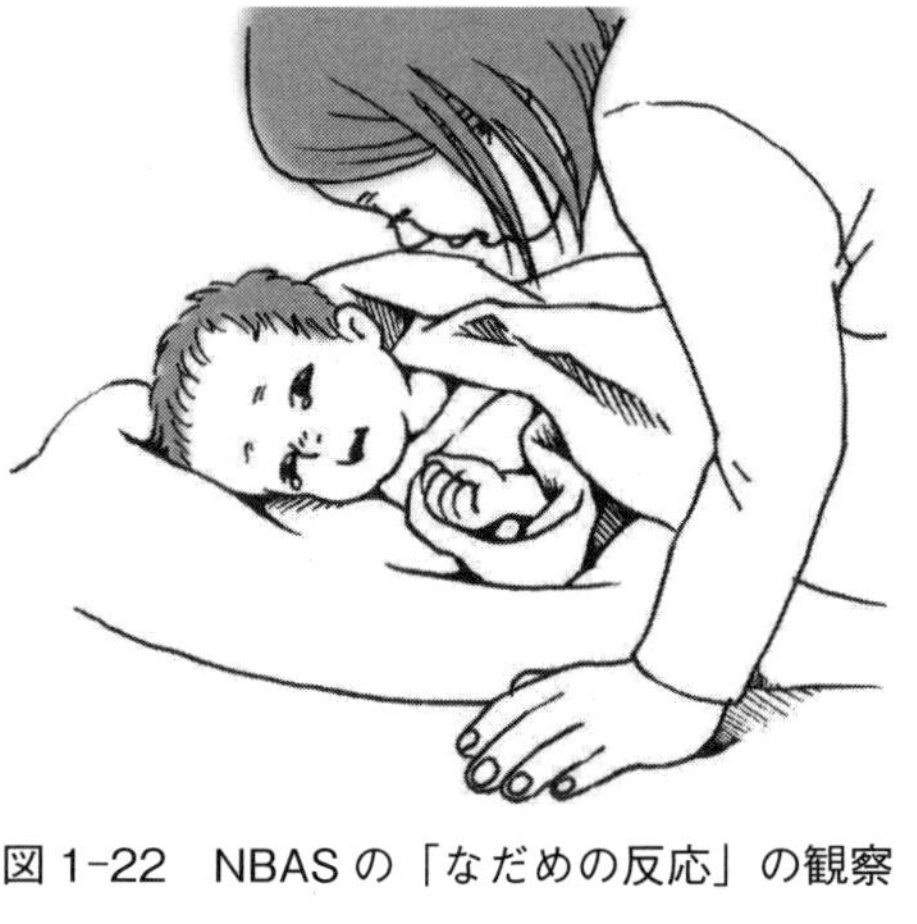

図1-22　NBASの「なだめの反応」の観察

ンチ程度のところでボールを赤ちゃんにみせると、赤ちゃんはゆっくりとそこに焦点を当てることができます。そして、ボールがゆっくりと左右に動くとそれを目と頭で追い、ときには上方30度ぐらいまで追ってきます。自分で機嫌の良い状態（ステート4）を維持し、姿勢や運動を調整し、視覚的に応答し注意を持続できることを教えてくれます。今度は評価者の顔をみせます。すると、赤ちゃんは人の顔により興味を示し、目を輝かせて明るい表情になり、顔の動きを追います。赤ちゃんは人間の顔により関心が強く、時には、評価者の顔の表情を真似るように、口や顔を動かします。次に、赤ちゃんの耳元でやさしく話しかけます。赤ちゃんは声の方向に振り向くことができます。お母さんに声をかけてもらうと、評価者よりもお母さんの声により良く反応し、輝いた顔をみせるでしょう。親は赤ちゃんがすでに見る力、聞く力をもつこと、より人の顔や声に、そして親の顔や声により豊かに応答できることに驚き魅了されることでしょう。このことは、赤ちゃんが親とコミュニケーション可能な力をもつということを親に認識させ、そして親の赤ちゃんとのコミュニケーションスキルを高める機会になります。

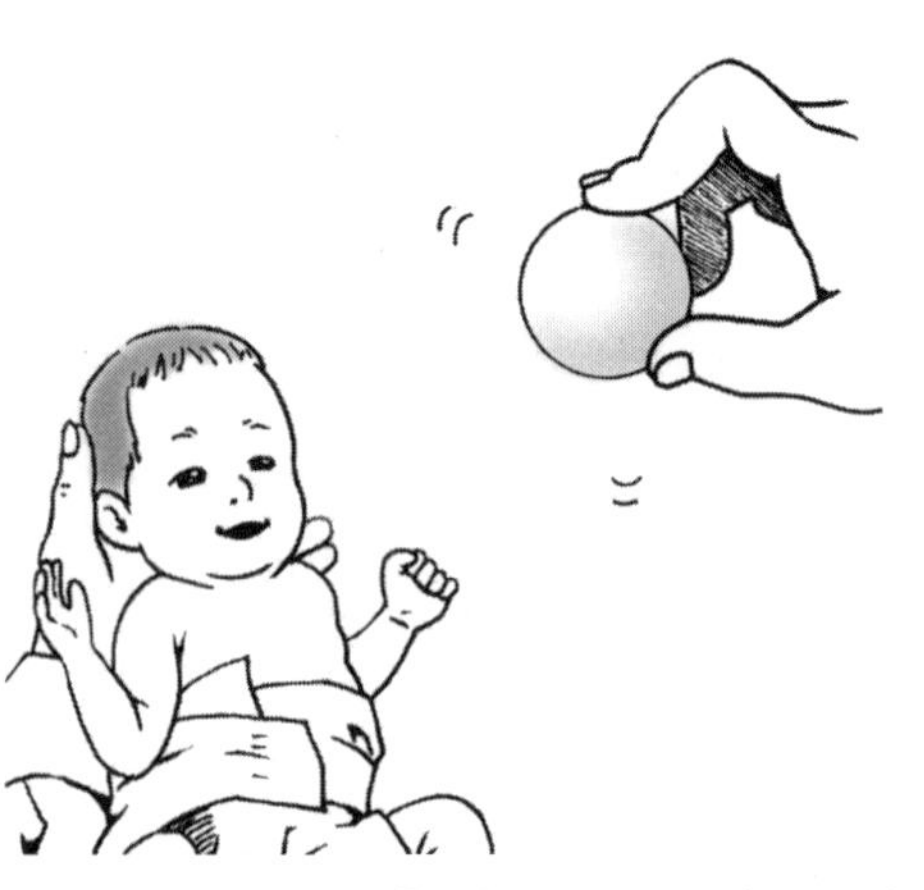

図1-23　NBASの「注意・相互作用」の観察

これらの過程のなかで、赤ちゃんのステート変化を観察します。赤ちゃんの全般的に優位なステートはどうであったか？　眠りがちな赤ちゃんなのか、元気で活発な赤ちゃんなのか、泣きの強い赤ちゃんなのか、赤ちゃんの個性があらわされます。また、赤ちゃんがどのような（程度の）刺激で泣きのステート（ステート5や6）に変化するか、すなわち弱い刺激でも泣きやすいのか、強く不快な刺激にも耐え得るのか、また不快な刺激から逃避して引きこもってしまうのか、赤ちゃんの刺激に対する感受性と耐性が理解できます。刺激感受性の低い赤ちゃんは刺激に繰り返し泣きやすいでしょうし、刺激感受性に乏しい赤ちゃんはぼんやりしているか、また弱々しい赤ちゃんでは刺激を避ける（逃避的）こともあります。赤ちゃんのたくましさや活動性をみて取ることができるでしょう。ステートの観察によって、ステート調整の難しい赤ちゃんでは、刺激しすぎないようにすることや、刺激の与え方、覚醒への導き方、泣きの抑制方法など、個別的な育児支援に役立てることができます。

ＮＢＡＳは、赤ちゃんの最良の行動（ベスト・パフォーマンス）を評価することが特徴です。評価者は、赤ちゃんのベスト・パフォーマンスを引き出し、それを親と共有するよう努めます。例えば、方位反応の項目では、赤ちゃんの目覚めと敏活さを誘導し応答性を維持・促すために、軽く赤ちゃんを揺らしたり（前庭刺激）、なでたり（触刺激）、抱き方を変えたり、赤ちゃんの動きを鎮めるためにタオルケットで包み込んだりします。また赤ちゃんの注意力が無くなってきたり、あくびをしたりして、疲れをあらわすようであれば、それを察知して小休止を入れたりもします。ＮＢＡＳでの、赤ちゃんのベストパフォーマンスを引き出すハンドリング技術は、赤ちゃんのニーズに応じた親の赤ちゃんとのかかわりを促す見本になるでしょう。

このようにして、ＮＢＡＳを用いて赤ちゃんの力を親と共有することで、私たちは赤ちゃんのもつ力の素晴らしさと個性を知ることができます。同時に、赤ちゃんとのコミュニケーションや育児のスキルを学ぶ絶好の機会となります。発達研究は、ＮＢＡＳを親と分かち合うことで、母親も父親も生後１か月の赤ちゃんが出す行動合図（サイン）により敏感となり、生後１年間を通してその親の力が高まり続けることを証明しています（ＮＢＡＳについて詳しく知りたい方は、本書末の著者紹介の連絡先までお問い合わせください）。

（５）ステートに応じたかかわり

これまで述べてきたように、赤ちゃんと上手く同調し、愛着と関係性を築いていくうえで、赤ちゃんの行動合図から赤ちゃんの気持ちを察知することが大切です。赤ちゃんの行動のうち、ステート調整が赤ちゃんの気持ちを知る良い指標となります。赤ちゃんの泣き状態（ステート６）や、ぐずり泣きや手脚をバタバタさせたりする落ち着きのない状態（ステート５）は、赤ちゃんの不快のサインです。このような場合、赤ちゃんの安定した目覚めや睡眠ステートに落ち着くように支援することが、赤ちゃんの要求に応えることになります（第１章２（３）③意識状態（ステート）系の発達、第１章４（２）赤ちゃんの行動観察、参照）。

小さく生まれた赤ちゃんは、在胎30週前半ころまでは眠っていることが多く、覚醒も短い状態です。そして30週後半ころから、ステート５や６での活動性や泣き、覚醒状態が安定しはじめ、ステート４での相互作用も可能になって、親子の交流が促進されるようになります。例えば、授乳を考えてみましょう。口からの経口哺乳の練習は、在胎30週中ころからはじめられます。赤ちゃんの口の機能（吸啜―嚥下機能）や呼吸循環機能の発達状況をみながら、段階的に哺乳瓶や母乳による直接授乳がはじめられます（もっと早く、カンガルーケアから、そのまま赤ちゃんが自然にお母さんの乳首を口にいれて母乳育児の練習をはじめる施設もあります）。しかし、いくら口の機能や呼吸循環機能が安定していても、赤ちゃんの目覚めが不安定であれば哺乳は上手くいきません。ステート1や2の睡眠状態では、赤ちゃんは口の機能（吸啜―嚥下機能）を上手く発揮することができませんし、無理に飲ませると誤嚥（誤って肺に入ってしまう）の危険性もあります。ステート4の機嫌良く起きている状況では、授乳よりも遊びのほうを要求しているようですので、声かけをしたりしながら赤ちゃんとの交流を深めてください。ステート5（もしくはステート6でも泣きが強くない状況）のとき、赤ちゃんは空腹で泣いているのかもしれません。そのようなときに授乳をさせることが、口の機能（吸啜―嚥下機能）を上手く発揮でき、赤ちゃんの満足も満たすことになります（第1章5（6）授乳、参照）。赤ちゃんのステートに応じた、ケアやかかわりが大切です。

　赤ちゃんとのかかわりを通して、親は赤ちゃんのステートの変化を予測できるようになります。赤ちゃんのステート変化のスタイルは、赤ちゃんの個性（気質）を示す一つの指標です。活動的な赤ちゃんは、ステートが変化しやすく、ゆったりした赤ちゃんはゆっくりと変化するという傾向があります。親は、赤ちゃんがぐずり、睡眠と覚醒の中間の状態（まどろみ）の時、何をすれば泣きだし、何をすれば落ち着くかがわかります。赤ちゃんのステートとそのサイクルの特徴は、その赤ちゃんの個性を理解する最高の窓です（第2章1．赤ちゃんの個性（気質）を知る、参照）。親の最初の仕事は、赤ちゃんの最も重要なコミュニケーションツールであるステートを理解することが大切です。このコミュニケーションツールを理解すれば、親は徐々に赤ちゃんがステートと行動サイクルを安定化させるように支援ができるようになります。赤ちゃんの成長発達がすすんでくると、親は赤ちゃんのステートの変化パターンや生活リズムを予測することが可能となるでしょう。そろそろ眠たくなる時間だな、目覚める時間だな、オッパイの時間だな、などと赤ちゃんのステート変化を予測でき、それに応じたかかわりや育児のタイミングがわかってくると、親子の調和が加速されます。

(6) 授乳

ＮＩＣＵには親が持ち込んだ、小さな手編みの帽子や家族写真、ケアスタッフとの交換日記、おもちゃなどが保育器の周辺に置かれています。親や家族の赤ちゃんへの愛情を感じます。赤ちゃんは、いつも親や家族と一緒にいる存在です。できれば、親が毎日ＮＩＣＵに行き、赤ちゃんの授乳（哺乳）、着替え、抱っこをすることなどのケアに参加することを勧めます。赤ちゃんの回復と成長発達がすすむにつれて、ケアスタッフと一緒に赤ちゃんの清拭や着替え、授乳、抱っこなどのケアに参加することができるようになります。ＮＩＣＵから赤ちゃんとのかかわりを築くことで、退院後の育児の自信を深めることができるでしょう。

ケアのなかでも授乳は、赤ちゃんのこころと身体の栄養にとって、とても大切です。小さく生まれた赤ちゃんは、在胎30週前半ころまで授乳の機能や、授乳に伴う呼吸機能などの生理的機能の発達が十分でなく、鼻からチューブで栄養が与えられます。口からの授乳は、それらの機能が発達する在胎30週中ころからはじめられるでしょう（36～37週頃までは吸啜―嚥下と呼吸の協調運動が困難であるため、モニタリングが必要です。一人ひとり異なります）。赤ちゃんの授乳は、単に赤ちゃんに生理的な栄養を与えるだけではありません。授乳を通して、母子の信頼関係を築き、こころの発達を促す貴重な機会でもあります。赤ちゃんの発達に合わせて、無理強いすることなく、授乳による親子の交流を楽しむことが大切です。

① 小さく生まれた赤ちゃんの授乳

授乳（哺乳）は、一連の反射行動です。赤ちゃんには「探索反射」という反射活動があり、これは赤ちゃんの口の周りを刺激すると、その刺激の方向に口をもっていき、刺激物を口に取り込もうとする反射行動です。例えば、赤ちゃんの右側の唇あたりを、あなたの指先で軽く刺激してみてください。すると、赤ちゃんは刺激された方向に口をもっていき、口を開いて、あなたの指をくわえようとするでしょう。これと同じように、赤ちゃんの唇あたりに母親の乳首がくると、赤ちゃんは乳首を口のなかに取り込もうとします。この探索反射によって、乳首が口のなかに取り込まれると、次は「吸啜反射」という反射行動がおこります（吸啜反射は28週頃から認められます）。この吸啜反射で、乳首を舌の上にのせて、乳頭を口のなかに吸い込みます。そして、唇を乳輪部に密着させ閉鎖して、舌の前方部と下あごで乳頭や乳輪部を上あごに圧迫して母乳（ミルク）を押し出します。このとき赤ちゃんの口のなかは陰圧となり、強く母乳を吸い出すことができます。舌の動きも巧妙で、波打つように動かしながら（蠕動運動）、口のなかに集まった母乳を喉のほうへ送ります。この吸啜反射は規則的に繰り返され、赤ちゃんは疲れるまで規則的に母乳を飲みます。吸啜反射の舌の運動によって喉に送られた母乳は、喉の奥の粘膜（咽頭粘膜）を刺激して「嚥下反射」を誘発します。嚥下反射は飲み込みの反射で、この反射によって母乳は食道に送られます。嚥下反射が起こらないと、母乳は気道に流れ込み、むせ込んでしまいます（誤嚥）。このような吸啜―嚥下反射は、在胎32週ころからみられはじめ、37週ころには成熟するといわれています。また吸啜と嚥下と呼吸が協調してくるのは34週過ぎで、この時期以降であれば、ほぼ安全に経口哺乳が可能となります。一方小さく生まれた赤ちゃんでは、36～37週頃までは吸啜―嚥下と呼吸の協調運動が困難で（一人ひとりの幅があります）、哺乳時にチアノーゼが出現することもあり、モニタリングが必要です。

小さく生まれた赤ちゃんが上手く授乳できない要因は、いくつか考えられます。1つ目は、先ほど説明した吸啜―嚥下反射が弱いことです。これらの反射を司っている脳幹とその神経路の中枢神経系の発達が未熟であることが考えられます。2つ目は、口や首など哺乳にかかわる筋肉の発達が未熟であることです。哺乳には、口や首の運動機能の発達とも密接な関連があります。首のすわりが不十分であったり、身体の筋肉の緊張が高すぎたり低すぎたりすることで、授乳する力が弱いことで問題が生じることもあります。3つ目は、呼吸や循環機能の未熟性で、吸啜―嚥下と呼吸の協調運動が困難なことです。授乳は赤ちゃんにとって、非常に負担の大きな仕事で、授乳中には心拍数が高くなったり、呼吸が浅く速くなったりして、すぐに疲れてしまいます。呼吸や心臓に負担がかかりすぎないよう、赤ちゃんの顔色や疲れの様子、呼吸循環状態のモニタリングをしながらすすめます。4つ目は、口と周辺の感覚運動の経験不足です。小さく生まれた赤ちゃんでは、母胎内からのここちよい吸啜嚥下や口と周辺の運動感覚の経験が不足し、一方で人工呼吸器や吸引、栄養チューブなど不快な感覚経験を強いられます。このような快刺激の不足と不快な感覚経験が口や周辺の刺激過敏性や逃避の原因となって、哺乳障がいの要因となることもあります。5つ目は、授乳には適度な覚醒状態が必要です。赤ちゃんが眠った状態（ステート1や2）では上手く授乳することができません。口をもぐもぐさせたり、あなたにしがみついてきたりして、空腹サインを出しはじめたころが良いでしょう。赤ちゃんが授乳に適したステートを獲得するのは、在胎30週中盤です。

このように、小さく生まれた赤ちゃんが上手く授乳できるようになるには、いくつかのハードルがあります。ディベロップメンタルケアやファミリーセンタードケア、赤ちゃんの呼吸や循環状態、反射や感覚運動機能、ステート調整を整え、親子の愛着形成を促すことが授乳の準備となります。

②　授乳（哺乳）の練習

小さく生まれた赤ちゃんでは、安全に上手に飲めるように、授乳（哺乳）の練習をします。赤ちゃんが生まれた時から授乳を意識しておくことが大切です。まず、姿勢の管理（ポジショニング）です（第1章3（5）姿勢の調整（ポジショニング）、参照）。赤ちゃんの首や肩や肩甲帯が後ろに引かれた姿勢にならないように予防しましょう。首や肩や肩甲帯が後ろに引かれた姿勢では、上手く飲み込むことができません。また、口や周辺、身体の感覚にも注意が必要です。できるだけ、やさしくここちよい刺激を与えるように配慮することで、感覚の過敏性を予防します。口をモグモグ動かしたり、吸啜の仕草をみせるようなら、母乳綿棒を与えたり母乳を垂らして運動感覚経験を促すこともあります。また、前述のカンガルーケアから、赤ちゃんに自然に乳首をくわえさせることも良いでしょう。

在胎30週中旬ころになると口から授乳の準備をすすめます。このころになると、呼吸や循環状態、反射活動や感覚運動機能、ステート調整が整いはじめるでしょう。授乳の準備として、探索反射と吸啜反射をみてみましょう。赤ちゃんは乳首やあなたの指を探索し吸啜するでしょう。口のなかの上あごのところには、「吸啜窩」というくぼみがあります。そのくぼみに小指の腹をあてると、力強く吸啜反射が生じます。赤ちゃんが上手にリズミカルに乳首や小指を吸うようであれば、授乳の準備ができている証拠です。次の段階では、口から飲む練習をはじめます。はじめは、注射器シリンジで口のなかに母乳（ミルク）を0・1ccほど含ませます。むせることなく、ゴッくんと嚥下反射でき、呼吸状態も安定しているようなら、少しずつ量を増やします。注射器で上手く飲めるようなら、空乳首に1ccほど母乳を入れて飲ませてみましょう。それが上手にいくようなら増量します。そして次の段階で、直接乳房、もしくは哺乳瓶となります。このときも、赤ちゃんの飲み具合（むせや、嚥下のリズムなど）、呼吸状態（呼吸リズム、顔色など）を観察しながら、哺乳量を決めていきます。はじめは、少量（10ccほど）でも時間がかかるかもしれませんが、赤ちゃんのペースに応じて練習していくことが必要です（赤ちゃんの様子から、上手に口から飲めると判断される場合は、シリンジなどは使わずに直接授乳や哺乳瓶で授乳の練習をはじめる場合や、カンガルーケアから直接授乳に移行する場合もあります。どのように授乳練習をすすめるかをお尋ねになるとよいでしょう）。

授乳のときの姿勢も大切です。姿勢が悪いと、哺乳にかかわる各機能を上手く発揮できません。首や肩が後ろに引かれないように、頭と体を起こして、頭—首—身体が直線（赤ちゃんを横からみて）になるよう顎を少し引いた姿勢にして、赤ちゃんの口唇と乳房や哺乳瓶がしっかり密着するようにします。また乳首を無理に押し込んではいけません。唇のところに乳首をもっていくと、探索反射で赤ちゃんから乳首を自分で口に取り込むでしょう。直接乳房なら、乳房ごとくわえさせるようにします。赤ちゃんが上手に飲んでいるかどうかは、ぐいぐいと吸って、休み、またぐいぐいと吸うというリズムです。吸啜や嚥下、呼吸のリズムに問題のある場合は、むせないように、１回の嚥下量や哺乳量を調整したり、疲労を考慮して休みを入れたりすることが必要です。無理をせずに、安全に授乳させることが大切です。

また、授乳中は、赤ちゃんの気を散らさないように、周囲の環境（騒音や光の程度）にも気をつけると集中して飲むことができます（特に認知発達が進む修正１か月以降）。また、赤ちゃんは不思議にオッパイを飲んでいるときに、母親や看護師のこころの状況を読み取るようです。母親や看護師が忙しくこころここにあらず、であれば、赤ちゃんも落ち着かずに上手くオッパイを飲みません。授乳が他者との信頼関係を築き、あたたかいこころを学ぶ、ここち良く楽しい機会でもあることも忘れないようお願いします（図１-24）。

③　母乳哺育のすすめ

できれば母乳哺育をすすめたいと思います。母乳哺育には、多くの利点があります。母乳には、小さく生まれた赤ちゃんに必要な栄養素が豊富で

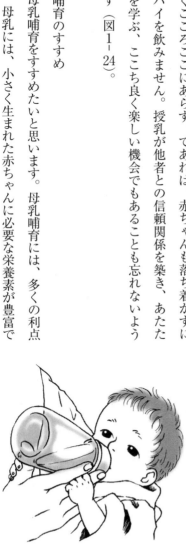

図 1-24　哺乳瓶による哺乳の練習

す。正期産児の母乳や人工乳よりも高カロリー、高脂肪、高タンパク質で、脳発達を支える脂肪成分（ドコサヘキサエン酸、略称 DHAなど）が小さく生まれた赤ちゃんの母親の母乳には多く含まれています。また、免疫グロブリンAなどの抗体が含まれ、赤ちゃんを感染から防ぐ免疫機能を高める作用もあります。母乳は小さく生まれた赤ちゃんにとって薬で、与えられた量に応じて効果があります。また赤ちゃんも落ち着きやすく、知的発達も良いとする報告もあります。一方、母親にとっても、赤ちゃんに母乳を与えることで、ホルモン（オキシトシンやプロラクチンなど）の作用によって母性が促され、ストレスが軽減され、赤ちゃんへの愛情がたかまり、愛着（絆）形成が促されます。また、母乳の出も良くなるという好循環となります。

小さく生まれた赤ちゃんが、いつから直接授乳できるかについて、ある研究（Nyqvist, KHら）では、出生在胎26～35週の赤ちゃん71名を対象として、直生授乳の開始は中央値33・7週（範囲27・9～35・9週）で生後中央値1日（範囲0～20日）、全量摂取（57名対象）は中央値36・0週（範囲33・4～40・0週）で生後中央値19日（範囲2～68日）です。そして、直接授乳の開始は、在胎週数（生まれてからの修正週数）よりも呼吸や心拍の安定が重要であるとしています。このように、小さく生まれた赤ちゃんでは、生理的な安定を確認しつつ母乳哺育をはじめることで、母乳哺育が成功できるように思われます。

直接授乳の練習は、前述のカンガルーケアからはじめます。赤ちゃんが自然に乳首を探索し、把握、吸啜、そして嚥下させる方法です。呼吸や心拍の状況を確認しつつ、安全に実施します。また、経管チューブで母乳を与える場合も、カンガルーケアに合わせて注入すると良いでしょう（図1-25）。

現在、多くの施設で母乳哺育が勧められています。小さく生まれた赤ちゃんも、母乳哺育を積極的に行っている施設では、母乳で育つ赤ちゃんの割合が高いようです。母乳哺育の成功のカギは何といっても、親の母乳哺育の希望と、それに協力して施設全体で取り組むことが大切です。ケアスタッフは、母親の気持ちに配慮しつつ、母乳哺育の意義や重要性、方法などの情報を提供し、母親の母乳哺育に関する意思や自己決定を尊重することが大切でしょう。赤ちゃんが小さく生まれたことで、母乳哺育をあきらめず、ケアスタッフとよく相談してすすめてください。

しかし、母乳哺育が難しい場合もあります。このような場合は、哺乳瓶による授乳で問題ありません。母乳哺育にこだわりすぎるあまり、親のストレスが高まって、育児不安になれば本末転倒で、授乳の楽しさを奪う結果となります。哺乳瓶による授乳も、愛情をもって授乳させれば、赤ちゃんは十分なこころの栄養を得ることができるでしょう。哺乳瓶での授乳は、乳首の孔（穴）の大きさを赤ちゃんの吸啜力によって調整します。孔が大きすぎるとミルクが出過ぎて誤嚥しやすいですし、吸啜力が弱ければ孔が小さいと哺乳量が少なくなります。また乳首の素材にはシリコンゴムや天然素材などがあり、型や大きさも販売会社によって多種あります。赤ちゃん一人ひ

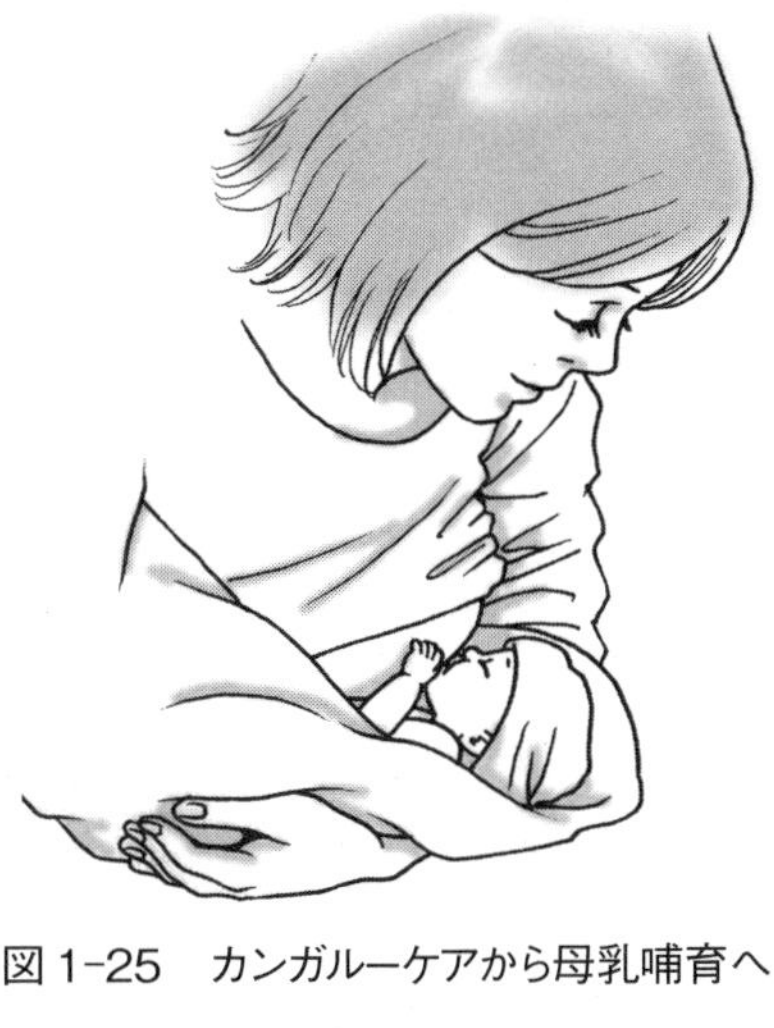
図1-25　カンガルーケアから母乳哺育へ

とりの成長発達や哺乳の仕方をみて、ケアスタッフと相談しながら選択する必要があります。授乳と摂食については、（第2章3（3）授乳と摂）、も参照ください。

（7）NICUでの遊び

タッチケアやカンガルーケア、抱っこにも慣れ、赤ちゃんが機嫌良く目覚めた状態（ステート4）が安定してくれば、赤ちゃんと遊びの時間をもつことをおすすめします。赤ちゃんの遊びやコミュニケーションは授乳と同様に大変重要です。前述のように、赤ちゃんはすでに各種の感覚機能が発達し、それらの機能を使って、いろいろなことを学ぶ力を備えています。赤ちゃんが在胎30週後半になると、4つの行動系（生理・自律神経系、運動系、ステート系、相互作用系）が安定化し、感覚運動機能を介して、赤ちゃんとのやり取り（遊び）を楽しむ時間をもつことができるようになるでしょう。親子の遊びは、赤ちゃんの4つの行動系の安定化と、感覚運動や認知機能の発達を促します。

授乳の後などで、赤ちゃんが機嫌良く目覚めているステート4のとき、赤ちゃんに話しかけたり、見つめかけたり、またガラガラなどで遊んでみましょう。あなたと赤ちゃんの目と目が合うように、赤ちゃんを縦抱きに抱っこして、対面するようにしてください（図1-10）。赤ちゃんの首はまだ不安定ですので、あなたの片方の手（もしくは両手）は赤ちゃんの首が安定するように頭を支えてあげてください。赤ちゃんの手脚がバタバタしないように、赤ちゃんをおくるみで包むかあなたの片手で赤ちゃんの手をもってあげると落ち着きやすいでしょう。そうして、赤ちゃんの目を見つめかけてください。赤ちゃんとの距離は20~30㎝ぐらいが良いでしょう。赤ちゃんも見つめ返すでしょう。次に、話しかけてみましょう。赤ちゃんは、しっかりと親の顔や声に着目して、見つめ返したり、表情を明るくしたり、目を輝かせたり、あなたの口の動きを真似て口をもぐもぐしたりするでしょう。そうです、赤ちゃんは、親であるあなたを認識しています。赤ちゃんに疲れた様子がなければ（疲れたら小休止です）、次はゆっくりとあなたの顔を右左に、ゆっくりと赤ちゃんを引きつけるように動かしてみましょう。ゆっくり赤ちゃんのペースで行います。赤ちゃんは、あなたの顔を追って目や顔を右左に動かすことができると思います。上手く追視するようなら、上下にはどうでしょうか。今度は、赤ちゃんからあなたの顔が見えないようにして、赤ちゃんの耳元で、やさしく赤ちゃんの名前を呼んでみてください。赤ちゃんはあなたの声に注意し、どこで声がしているか探すような仕草をみせるでしょう。やさしい音色のするガラガラを用いるのも良いでしょう。

赤ちゃんのマッサージも、赤ちゃんの運動感覚機能やステート調整の発達を促します（図1-26）。マッサージは、皮膚の表面を刺激するのではなくて、皮膚よりもやや深いところを意識して刺激するようにします。頭からお腹、背中、手脚と順番にやさしくなでてあげてください。はじめは1か所や2か所程度、そして全身に少しずつ範囲を広げていくと良いでしょう。次に、手脚の屈伸運動を交互にしてあげましょう。強く引っ張る必要はありません。赤ちゃんの表情や目の輝きをみながら、やさしく声かけをして、ゆっくりお願いします。まだ、疲れやすい赤ちゃんもいます。赤ちゃんの行動合図を確認しながら行いましょう。（第2章3（8）赤ちゃんの遊び、参照）

A　腹臥位で開始（約5分間）

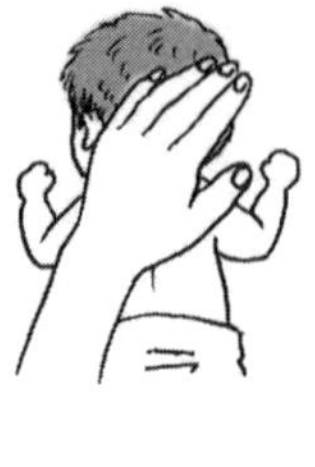

1.頭:手のひらでマッサージを行う。
後頭部から首筋へ向かい、後頭部へ戻る。

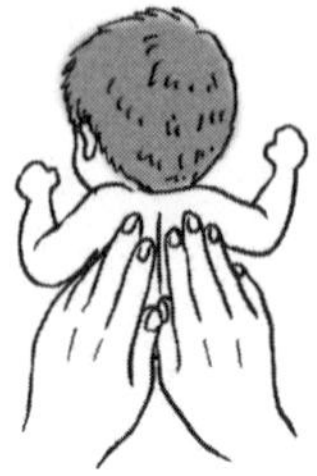

2．肩：両手で、できるだけ指の接触面を広く使って6回マッサージを行う。
背中の中心から肩に向かい、腕から中心に戻る。

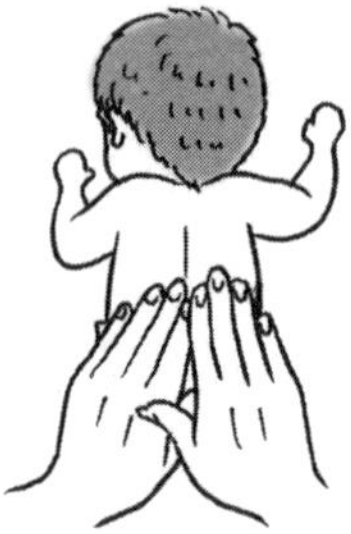

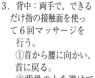

3．背中：両手で、できるだけ指の接触面を使って6回マッサージを行う。
①首から腰に向かい、首に戻る。
②背骨の上を避けて背中マッサージすること。

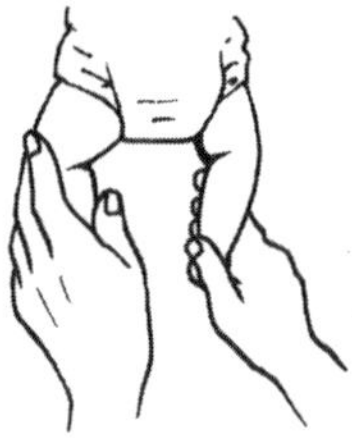

4．下肢：できるだけ指の接触面を広く使って6回マッサージを行う。
足首から上部に向かい、足首に戻る。

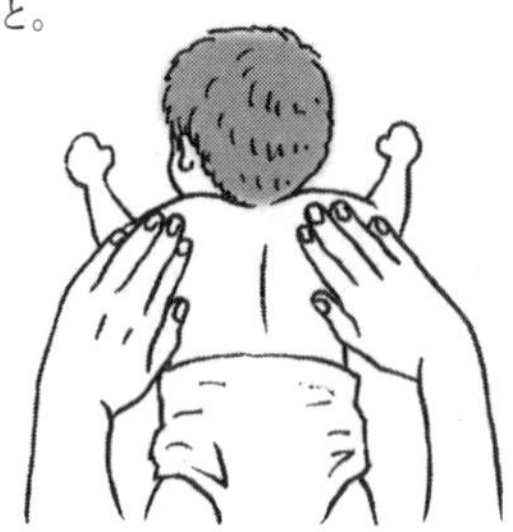

5．腕：できるだけ指の接触面を広く使って6回マッサージを行う。
手首から肩に向かい、手首に戻る。

B　仰臥位で開始（約5分間）

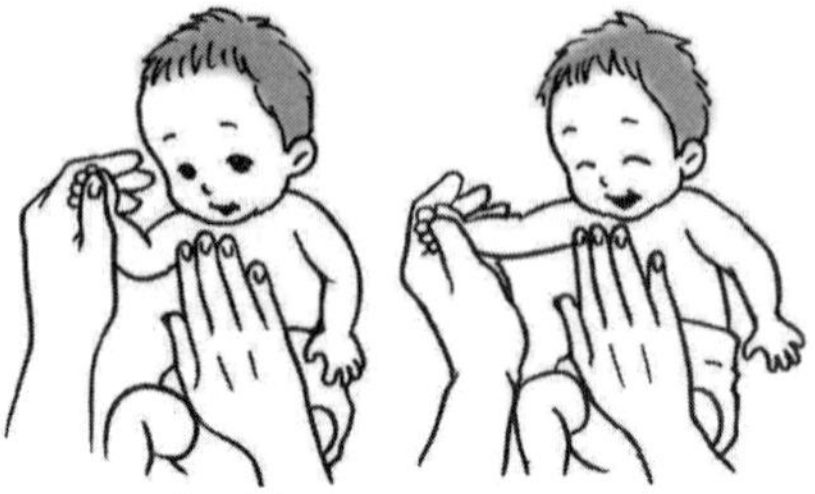

1．腕：左右6回ずつ行う。
①手首を持ち、肘部を曲げる。
②肘部を伸ばす。
③反対も同じように曲げ伸ばしする。

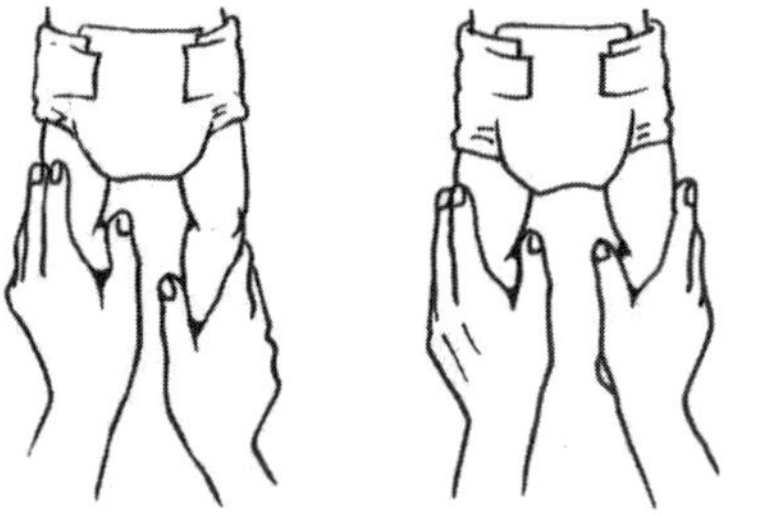

2．下肢：6回ずつ行う。
①両方一緒に行う。
②両足首をお持ち、膝を曲げる。
③膝を伸ばす。

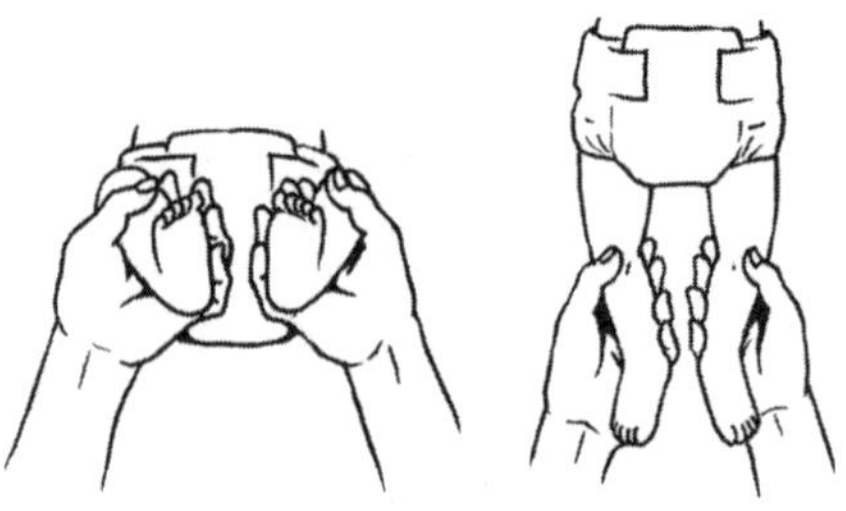

3．足：左右6回ずつ行う。
①足首を持ち、膝を曲げる。
②膝を伸ばす。
③反対も同じように曲げ伸ばしする。

図1-26　マッサージ

遊びに対する反応は、一人ひとりの赤ちゃんによって異なります。上手にできる赤ちゃんもいれば、そうでない赤ちゃんもいます。疲れやすい赤ちゃんもいますし、刺激に過敏な反応をする赤ちゃんもいます。赤ちゃんの行動合図とペースに合わせて行うことが大切です。

6　退院に向けて

小さく生まれた赤ちゃんが在胎40週ころになり、体重も2500gぐらいになれば、赤ちゃんの成長発達はかなり安定してくるでしょう。そのころには、親子の愛着や相互交流がすすみ、親は退院に向けて、一通りの育児方法を学び、赤ちゃんの扱いにも慣れてくることと思います（図1-27）。しかし、まだ家庭での育児に自信がもてず、不安を抱える親もいます。赤ちゃんの退院が近づくにつれ、親は喜びと同時に不安も高まってくるようでもあります。退院時にお母さんの育児不安についてアンケートを行ってみると、家庭での育児に自信がもてずに、手助けが必要と感じているという回答が多いようでした。しかし、退院3か月後にもう一度同じ調査をしてみると、不安や育児に対する自信は改善しているという結果でした。なかでも、父親が育児に協力的で、母親の相談相手になってねぎらい、子育てについてよく話し合う夫婦ほ

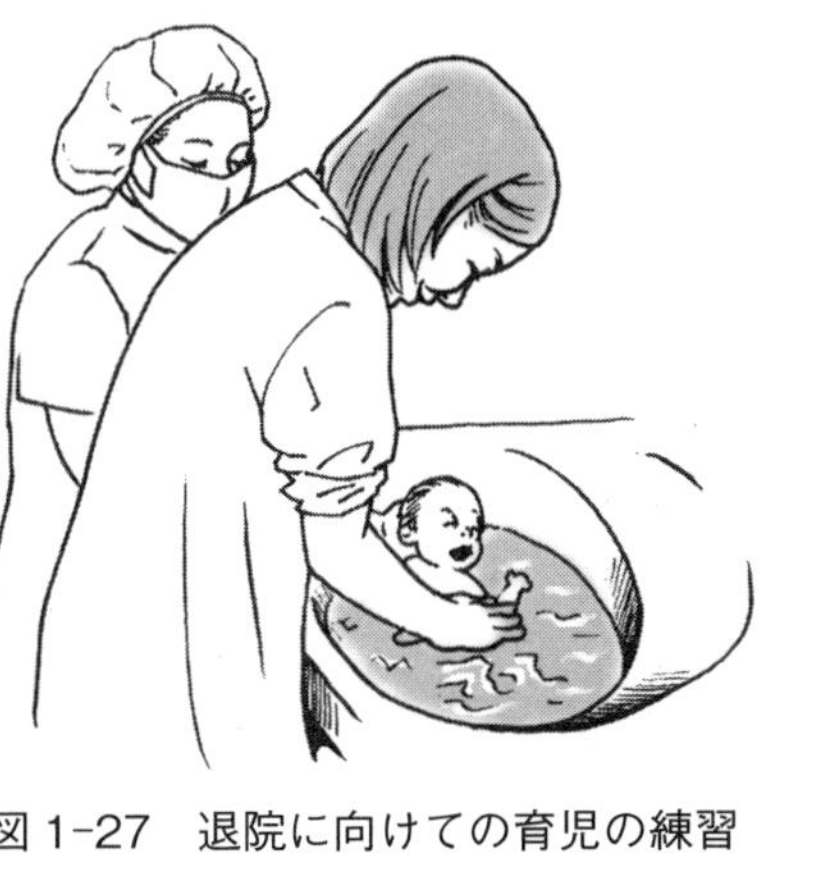

図1-27　退院に向けての育児の練習

ど、母親の不安が少なく自信も高いというものでした。夫婦が協力して家事を分担し、父親が育児に参加することで、母親の育児の不安も随分解消するようです。父親も、父親としての役割を認識し、疎外感を感じることも避け、親としての自信と成長を高めていきます。また父親の育児への関与が、赤ちゃんの全般的な発達に良い影響があることは多くの研究が指摘しています。

(1) 父親と育児

父親に赤ちゃんの行動(NBAS)をみせることで、赤ちゃんへの興味関心が深まり、赤ちゃんへの応答性も明らかに敏感になって、育児への参加も増すという結果が示されています。この結果は、父親が赤ちゃんの行動能力を知ることで、愛着が増し、自分が赤ちゃんや母親にとって大切な存在であるという認識するためだと思います。父親が赤ちゃんのことをより良くわかるようになると、母親へのサポートも明らかに多くなることも示されています。

どうしても、NICUや家庭での育児は母親中心になりがちですが、NICUから父親がおむつの替えや授乳、赤ちゃんとの遊び方を学ぶことで、母親の手助けになります。逆に、母親が赤ちゃんの世話を独占し過ぎるようになれば、父親は疎外感を感じ、子育てにかかわる可能性が低くなります。父親が赤ちゃんのケアや育児にかかわるように促すことで、父親としての役割の確立と自己発見にもつながるでしょう。育児や赤ちゃんと関わった父親は、テストステロンが低下し、プロラクチンが増加するホルモン変化が生じ、父親の養育活動が促進されるという研究報告もあります。また父親には、退院前の検査や説明、退院後の健診にも立ち合ってほしいと思います。そうすることで、父親は赤ちゃんのこと、母親のこと、これからの育児のことを考える良い機会ともなります。

（2）家庭での育児に向けて

特に、赤ちゃんが退院して1か月ぐらいは、母親は育児に追われます。また赤ちゃんの生活リズムも不規則で心身も負担の大きい時期です。この間の夫婦の協力が大切です。また、祖父母や家族などの相談相手がいることで、母親のストレスも緩和されます。しかし現代社会は、核家族化や少子化がすすみ、子育ての伝承も失われつつあります。人間関係の希薄な社会状況において、家族のつながりや地域での子育て支援がより大切になってきます。母親や両親が子育てで孤立しないよう、家族や地域社会で支えていかなければなりません。

退院前には、ＮＩＣＵでの赤ちゃんのケアや遊び、退院前指導で一通りの育児方法を学び、親子の愛着や親の育児の自信も高まっているでしょう。医師や看護師は、「赤ちゃんは退院しても大丈夫」「親も育児をやっていける」と判断して退院をすすめますので、自信をもつことが大切です。育児に不安がある場合には、医師や看護師などにアドバイスを受けることや、退院前の一定期間、親子同室（母親や両親が赤ちゃんと一緒に病院で過ごすこと）を行い、赤ちゃんとの生活や育児に慣れ、自信をつけて、退院することもできるでしょう。また、赤ちゃんが呼吸器の病気や哺乳の問題などがある場合には、試験的な外泊を試みることも良いでしょう。

退院後もＮＩＣＵでは、赤ちゃんの様子や育児について、気軽に相談ができる体制となっています。赤ちゃんの様子が気がかりで、心配があれば、電話などで相談されると良いでしょう。また通常、２週間に一度ぐらいの頻度で、病院での定期検診や成長発達のフォローアップがありますので、その折に赤ちゃんの様子や育児について相談してください。

また市町村でも、小さく生まれた赤ちゃんの健康や育児についての相談や支援を受けることができます。保健師などによる家庭訪問や、育児相談、子育て教室などが実施されていますので、退院前にお住まいの市町村窓口に尋ねておくことをおすすめします。

育児支援を行ううえで注意すべき事柄の一つに、母親のうつ（鬱）病があります。うつ病は、母親の健康とともに、親子との関係性や子どもの情緒や認知の発達にも影響を及ぼすことになります。さらに、親子の愛着障がいは、虐待といった問題にも発展する危険があります。通常、産後うつ病は、およそ10人に１～２人が経験するとされますが、小さく生まれた赤ちゃんの母親では、その傾向が高くなります。症状としては、不眠、食欲不振、過食、倦怠感、イライラ、不安感、感情的な過剰反応などです。よりわかりやすい兆候としては、悲しくてやる気が出て来ない、突然泣き出すなどの情緒不安定、赤ちゃんへの無関心や赤ちゃんを愛おしく感じることができない、赤ちゃんへの怒りがこみ上げるなどが、前述の症状と共に続きます。これは母親本人よりも、家族や支援者が先に気づくこともあります。このリスクが大きくなるのは、高齢もしくは低年齢の母親、非協力的な父親、過去の精神疾患、甲状腺の問題などが考えられます。赤ちゃんが敏感で泣きが激しいなど、育児が難しい場合も、うつ病のリスクを上げることになります。

うつ病の母親は、自分を責めることもあります。それによって益々病状が悪化し、母子共々に深刻な影響をもたらすことにもなりかねません。ＮＩＣＵからの親子関係や育児の支援、家庭訪問やフォローアップ外来などの機会を通して、うつ病（症状）を早期に発見し、必要があればこの分野の精神保健の専門家を紹介してもらうなどして、適切な治療を早期に開始することが大切です。

（3）赤ちゃんに学ぶ育児

親になることは、成功体験とともに、失敗から学ぶことです。親が赤ちゃんの育児やかかわり方を試していくなかで、その善し悪しは赤ちゃんが教えてくれます。親は何をすべきか、赤ちゃんが助けてくれます。赤ちゃんにとって良いことは、赤ちゃんが穏やかで満足感をもって応えます。逆の場合は、不快を行動で示します。とにかく、なるべく赤ちゃんが穏やかに過ごすように一つずつ試してみることです。親は、赤ちゃんから学ぶことで、驚くほどあっという間に、赤ちゃんが言おうとしていることがわかるようになり、赤ちゃんの扱いがより上手になっていきます。

私が親の育児や発達支援にかかわる時、注意していることは（臨床の経験からの反省でもあります）、不必要な干渉は避けるということです。不必要な干渉は、親の自信や尊厳を損ね、かえって親を混乱させることもなりかねません。親にとって大切なことは、自分自身に対する信頼と子育てに対する自信です。支援者は、親の赤ちゃんに対する献身さを見守り、自信を高めていけるよう支援することが大切でしょう。そのためには、いろいろと教えようとするよりも、親のやり方を尊重し、親がそれぞれの赤ちゃんに応じた育児の方法をみつけ出せるように見守り支援していくことです。親は本能的に親らしさを発揮し、赤ちゃんから学び、育児の能力をもっているように思います。それは、赤ちゃんとのかかわりを通して、自然にわき上がってくるものです。

私たち支援者も、親や赤ちゃんから学ばなければなりません。親がどのように、赤ちゃんとのかかわりをもっているかをよく観察し、画一的な育児の方法を教えるのではなく、柔軟性をもって、親の育児のやり方を認め、それに委ねることができるのも専門的な知識と技能をもつ支援者だからでしょう。親自身が問題を解決できるように支援していくことが、支援者の役割です。指示的ではなく、親が自分で解決できるようにならなくてはなりません。親が抱える問題について、そこに親がどうかかわっているかを尋ね、どうすれば良いかを一緒に考え解決していくことが必要です。支援者は、親にはなれません。赤ちゃんの父親、母親は、それぞれただ一人です。

赤ちゃんに個性があるように、親にもそれぞれの個性があり、育児は育児書のように一律ではありません。ウィニコット先生は、「ほどよい母親」といいます。「ほどよい母親」とは、自分を信頼し、赤ちゃんの成長発達を信頼することだと理解しています。自分自身と赤ちゃんへの献身、そしてある程度の気楽さをもった「ほどよい親」であれば良いのではないでしょうか。赤ちゃんは、親のほどよさに上手く適応し、自ら成長発達していきます。親が自分自身を信じ、「これでいいんだ」という信念をもって、赤ちゃんと一緒に育児を楽しむことが大切です。自分自身の判断を信じられる時が、母親の最良の状態です（ウィニコット先生）。

（4）きょうだい

年少のきょうだいがいる場合は、病院の面会や退院後の育児にも難しさを伴います。病院で母親が赤ちゃんと面会しているとき、きょうだいはその間、我慢しなければなりません。親は赤ちゃんの存在を理解させるため、実際に赤ちゃんや写真をみせたりして、人形をつかって遊んだりして、兄姉にも新しい家族を迎える準備を促すことが必要です。近年は、ＮＩＣＵの隣室にきょうだいと赤ちゃんと親が一緒に過ごすことのできる家族室を設けることや、ＮＩＣＵでのきょうだい面会を許可する施設も増えてきました。可能であれば、ＮＩＣＵからも赤ちゃんの様子をみせるなどして、きょうだいの関係性を育てる機会をもってほしいと思います（日本では、兄姉がＮＩＣＵに入ることは感染予防のためにまだ行われているところは多くないようです）。赤ちゃんが家庭に帰ったあとの育児や、きょうだいの関係性にもプラスになると思います。

家庭での育児では、きょうだいの育児も一緒にしなければなりません。親はイライラすることもあるかと思います。感情的になって、心苦しく思うこともあるでしょう。しかし、これは仕方のないことです。きょうだいは赤ちゃんにライバル心をもったり、親に過剰に甘えたりすることもあります。きょうだい間のライバル心は、ごく普通のことです。ライバル心を抱くなかで、子どもはお互いを、また自分自身を知り、同時に思いやりや分かち合うことを学びます。親は子どもにライバル心をもたせまいとはせず、きょうだいが果たせる役割を教え、分かち合うこと、それに伴う思いやりの気持ちがもてるようにしてください。きょうだいも、赤ちゃんと同様に大切にされる家族の一員であると感じることができるようにしてください。

一つの方法として、年齢に応じた、赤ちゃんや家族のためにできることをさせてはどうでしょう。授乳、おむつ替え、抱っこや寄り添ったりすることなどです。泣いている赤ちゃんに話しかけてもらってもよいでしょう。そして、必ず1日に1度は、親ときょうだいとの特別な時間をもつようにしてください。きょうだいは、お互いが人生のパートナーです。きょうだい間で多くのことを学び合い、成長していきます。親に、きょうだいに同じように愛情を注いでいるという自信があれば、きょうだいの関係は上手く育っていくことでしょう。

(5) 発達のフォローアップ

小さく生まれた赤ちゃんの成長発達が順調にすすむにつれ、親は赤ちゃんが正常に育つかどうかの心配をはじめます。いやおうなしに、正期産児との比較をするでしょう。先述した、「落とし穴」（第1章5（1））小さく生まれた赤ちゃん（小さく生まれた赤ちゃんの親）に陥らないよう、親が実際の赤ちゃんの発達に注目できるように支援することが必要です。親は、実際の赤ちゃんの成長発達や発達の力に集中できるようになるとき、親は赤ちゃんが秘めている力を促すことができるようになります。

より小さく生まれた赤ちゃん（在胎26～27週未満）では、脳障がいや学習障害、注意力欠陥、多動症などのリスクが高くなります。定期的な診察と発達のフォローアップを継続して、発達状況を確認することが大切です。そこで、子どもに発達の遅れや障がいのリスクがあると判断される場合は、専門家による指導・支援を受ける必要があります。躊躇することなく、可能な限り早期から、支援プログラムに参加して、主治医や専門家によるアドバイスを受けることをおすすめします。発達の遅れや障がいをより早期に認識し、専門的なアドバイスをもらうことで、先述の「落とし穴」に陥ることが予防できます。親が、定型的な発達と比較して、不安にかられたり、それに追いつくように子どもにプレッシャーをかけたり過干渉になったり、逆に子どもの成長発達や将来をあきらめたり、また子ども自身が絶望感や無力感をもつことで、本来の発達の遅れや障がいがさらに悪化することを予防しなければなりません。親が子どもの能力を把握し、その子ども自身の成長発達の仕方を支援していくことが、子どもの成長発達と適応能力を促し、子どもが自分自身の可能性をひらくことになります（第3章　発達の遅れや障がいのある子どもとのかかわり、参照）。

注

（1）妊娠週数は妊娠期間を週単位で数える方法で、前回生理初日を起算として妊娠0週0日とします。在胎週数は妊娠週数と同じ意味で、医学・医療用語として使用されます。本書では在胎週数を用います。

（2）胎齢は、受精日を起算として胎児の年齢を数える方法です。妊娠週数（在胎週数）から2週間後が胎生0週0日と考えます。

第2章

育児のヒント

育児は、親子で行う協働作業です。その過程で、親は育児の技術を学び、精神的に成長し、子どももまた親の育児に沿うように成長していきます。一昔前の大家族制では、親はきょうだいや身内の赤ちゃんの世話を自然に見聞きし、育児の仕方を学んでいました。育児についての心配や相談事も、自分の親や家族に気軽に相談できた時代でした。しかし核家族化のすすんだ現在では、育児の伝承が難しくなり、子育ての悩みを相談する人や機会も少なくなって、育児不安や孤独を抱える親も増えてきています。書店には多くの育児に関連した書籍や雑誌が並び、育児の情報も氾濫しています。育児の方法には基本的なやりかたがありますが、「こうしなければならない」という固定した考え方ではなく、一人ひとりの赤ちゃんの個性に応じた育児を行っていくことが大切でしょう。そして困ったときには、気軽に相談できる医師や看護師、発達の専門家、また信頼できる人を作っておくことが必要です。

1　赤ちゃんの個性（気質）を知る

赤ちゃんには、落ち着き安定した行動を示すことの多い赤ちゃんや、そうでなく、ストレス行動があらわれやすい赤ちゃんがいるようです。例えば、NBASの評価や日頃のかかわりやケアで、赤ちゃんをみていると、元気良く泣き自己主張する赤ちゃん、おっとりしている赤ちゃん、刺激に対して過敏な反応を示しやすい赤ちゃん、といった印象をもつことがあります。このような行動の特徴が、赤ちゃんの個性（気質）[1]です。赤ちゃんにも、私たちと同じように、一人ひとり異なった個性があります。

赤ちゃんの個性は、赤ちゃんの行動の特徴としてあらわれます。前にも述べたように（第1章4．赤ちゃんの行動から学ぶディベロップメンタルケア、第1章5（5）ステートに応じたかかわり）、育児は赤ちゃんの行動特徴を参考にして、赤ちゃんの個性に応じたやり方が大切です。親が赤ちゃんに上手く適応するには、その赤ちゃんのおだやかさや激しさ、刺激の受容の感受性、泣きの程度や自己調整のスタイル、働きかけに対する応答性やその仕方を観察することが役に立ちます。支援者が、赤ちゃんのコミュニケーションツールである赤ちゃんの行動を親と共有することで、親も赤ちゃんについてより良く知ることができ、また親と支援者の信頼関係を築くことができるでしょう。例えば、過敏な赤ちゃんは、親にとっても育児の難しい赤ちゃんという印象です。ちょっとした刺激、ふれあいや抱っこに対して、赤ちゃんが激しく動いたり、泣き出したり、反り返ったり、顔を背けたりして、逃避するかもしれません。親は、拒絶されたように感じ、自信を失います。しかし、このような赤ちゃんの反応は、刺激に対する処理能力が追いつかず、「もう一杯、止めて！」という混乱のサインをあらわしているのです。このような赤ちゃんには、刺激し過ぎないようにすることが大切です。親には、支える、包み込む、静かで刺激の少ない環境でそっと接するなどの微妙なテクニックが必要になります。何かするにしても一つずつ、つまり、小声で話しかける、顔を覗き込む、ゆっくりと揺らすなど、一度に一つに留めます。そして、一つ受け入れることができたら、やさしく次を加えます。時間が経つにつれて、逃げることなく刺激に対処できるようになります。

小さく生まれた赤ちゃんでは、このように過敏な反応を示しやすく、泣きやすく、気が散りやすいという行動特徴がときにみられます。親にとっては、「難しい赤ちゃん」と受け止められがちです。このような行動の特徴は、親の育児にも影響します。私は前にも述べたように、NBASを用いて、親と一緒に赤ちゃんの行動を観察するようにしています。そのなかで、親に赤ちゃんをゆっくり抱っこしてもらいます。赤ちゃんの表情や身体がこわばったり、目をそらしたりするならば、赤ちゃんに負荷がかかっていることを親に知らせます。そして、大丈夫だと思うまで、他の刺激は加えないように伝えます。赤ちゃんがリラックスするまで待ち、リラックスしはじめたところで、小さく静かに話しかけてもらいます。赤ちゃんが力を抜いて、母親を見上げるまで待ちます。見る、聞く、触れる、動くことを受け入れて、つなぐことができるようになることは、過敏な赤ちゃんにとって大きな成果です。このように、親が赤ちゃんの反応をみながらかかわることで、赤ちゃんは混乱せずに、外の世界を受け入れることを少しずつ学んでいきます。そのようにして、親も赤ちゃんとのかかわりのスキルを高めていくことになります。

赤ちゃんの行動の特徴は、発達心理学では気質として研究されてきました。乳幼児の気質の研究は、アメリカの児童精神科医のアレキサンダー・トーマスとステラ・チェス夫婦によって最初に行われました。トーマスらは、乳児の親に面接を行い、その分析結果から客観的に評価し得る気質的な特徴を9つのカテゴリーで指摘しています。そして、このカテゴリーの結果から、子どもの気質を「手のかからない子ども」「手のかかる子ども」「時間のかかる子ども」の3つのタイプに分けています（表2-1）。

「手のかからない子ども」は、機嫌良く、反応のあらわし方がおだやかで、生活リズム（周期性）が規則的で、環境の変化にも慣れやすい特徴をもちます。いわゆる、育てやすいと感じる子どもで、約40％の子どもがこのタイプに属するといわれます。逆に「手のかかる子ども」は、機嫌の悪いことが多く、反応を強くあらわし、周期性が不規則的で環境の変化に慣れにくい特徴をもちます。育児が難しいと感じる子どもで、親には忍耐が要求されます。約10％の子どもがこのタイプに属します。「時間のかかる子ども」は、反応の

表2-1　気質のタイプ分類

気質のタイプ	特　徴
「手のかからない子ども」 （育てやすい子ども）	・生理的リズムが規則的で安定している ・変化に対して適応しやすい ・機嫌が良いときが多い ・子育てに自信を持ちやすい
「手のかかる子ども」 （むずかしい子ども）	・生理的リズムが不規則で不安定 ・変化に対する適応が難しく、遅い ・不機嫌になりやすく、その気分を強く表出する ・子育てが難しいと感じる
「時間のかかる子ども」 （慣れるのに時間がかかる子ども）	・環境が変化すると、最初は適応できないがしだいに慣れる ・知らない人に出会うと恥ずかしがる ・引っ込み思案

あらわし方はおだやかで、いわゆるおっとりした子どもで、初めての事態に消極的でしり込みしやすく、環境の変化にも慣れにくいという特徴です。親は子どものペースにあわせて、育児を行うことが必要となります。約15％の子どもがこのタイプに属するといわれます。残りの約35％は、いずれのタイプにも分けることができない子どもです。

子どもが、どのようなタイプかを知っておくと育児もやりやすいように思います。親は子どもが、いつも機嫌が悪いとか、生活リズムが不規則であるとか、新しいことに臆病だとか、他人に慣れにくいとかするとき、自分の子育てに問題があるのではないかと考えがちです。しかし、子どもには生まれながらの気質があるということを知っていれば、子どもの気質に適した育児ができるようになるでしょう。また、子どもの発達は非常に柔軟です。トーマスたちの追跡調査でも、それぞれの気質タイプを、そのままの気質をもちつづけるわけではないことがわかっています。扱いにくいと感じるタイプの子どもも、親の育児や環境によって変わっていくようです。子どもの気質を尊重する親は、それを変えようとする親よりも、子どもの成長発達を助けることになるでしょう

子ども一人ひとりに気質があるように、親にもそれぞれの性格や気性があります。自分の性格や気性がどのようなものであるかについて理解することも、育児を行ううえで必要なことです。例えば、母親が神経質である場合、子どもも神経質に映りやすいようです。そのような母親は、よりきめ細かい育児ができる点では強みですが、赤ちゃんの行動をあまり神経質にとらえ過ぎてもいけません。「ほど良い」ということが、親にも子どもにも大切です。

2　他者のこころを読む赤ちゃん

赤ちゃんは泣いているとき、「なだめてよ」というように、あなたの顔をチラッとみます。それに応えて、声をかけると落ち着きを取り戻し、逆に応えないと赤ちゃんの泣きはいっそう激しくなります。また、忙しいという気持ちで赤ちゃんとかかわると、赤ちゃんはそれを察しているかのように、より機嫌が悪くなります。親やケアスタッフは、赤ちゃんは直感的に、あなたのこころを読む（推測）ことができると感じられているのではないでしょうか。赤ちゃんは、自動的かつ無意識的に相手のこころをシミュレーション（再現）する力があるのかもしれません。スターン先生は、「無様式知覚」ということをいっています。無様式知覚とは、視覚や聴覚、嗅覚、味覚、触覚などの感覚系を介して対象を統合的にとらえ（共感覚：感覚を結びつけて感じ認識する能力）、その対象の本質を読み取る力です。科学的にそのような力を証明することは難しいのですが、私たちが赤ちゃんには本質的に他者のこころを感じ取られる力があると思うことが大切ではないでしょうか。

無様式知覚や他者のこころを感じ取る力について、その神経科学的な根拠として、ミラーニューロンという神経機構がかかわっているのではないかという仮設があります。ミラーニューロンは、他者の動作（運動）を観察することで、あたかも自分がその動作をしているように活動する脳神経細胞です。メルツォフ先生（Andrew Meltzoff、心理学者）らの研究から、生まれたばかりの赤ちゃんには、生得的な模倣の能力があることがわかっています。例えば、生まれたばかりの赤ちゃんに、他者が口を開けると赤ちゃんも口を開け、舌を出すと舌を出すなどの模倣行動がみられます（図2-1）。模倣は動作の学習や社会性の獲得、他者のこころを理解するなどの認知機能の獲得とも関連していると考えられています。その神経機構として注目されているのが、ミラーニューロンです。そして、感覚系からの情報とミラーニューロンが統合される脳内中継点が、「島皮質」と呼ばれるところです。島皮質は、自分と他者のこころを感じ共感を生み出す中継で、こころの発達に関与しているのではないかと考えられています。

親のこころの状態は、容易に子どもに伝わります。親がうつ的に沈んだ気持ちで、赤ちゃんに無関心であれば、それは子どものこころの発達に影響します。例えば、トロニック先生（Edward Tronick、発達心理学者）のスティルフェイス実験があります。これは、はじめは赤ちゃん（生後6か月ころ）と楽しく遊んでいた母親が、突然能面のような顔をして無表情・無反応になると、赤ちゃんはどう反応するか？という実験です。母親が能面のようになると、赤ちゃんはすぐにその変化に気づき、何やら不穏な

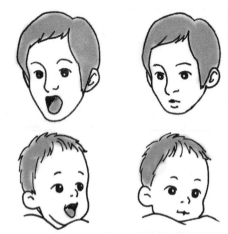

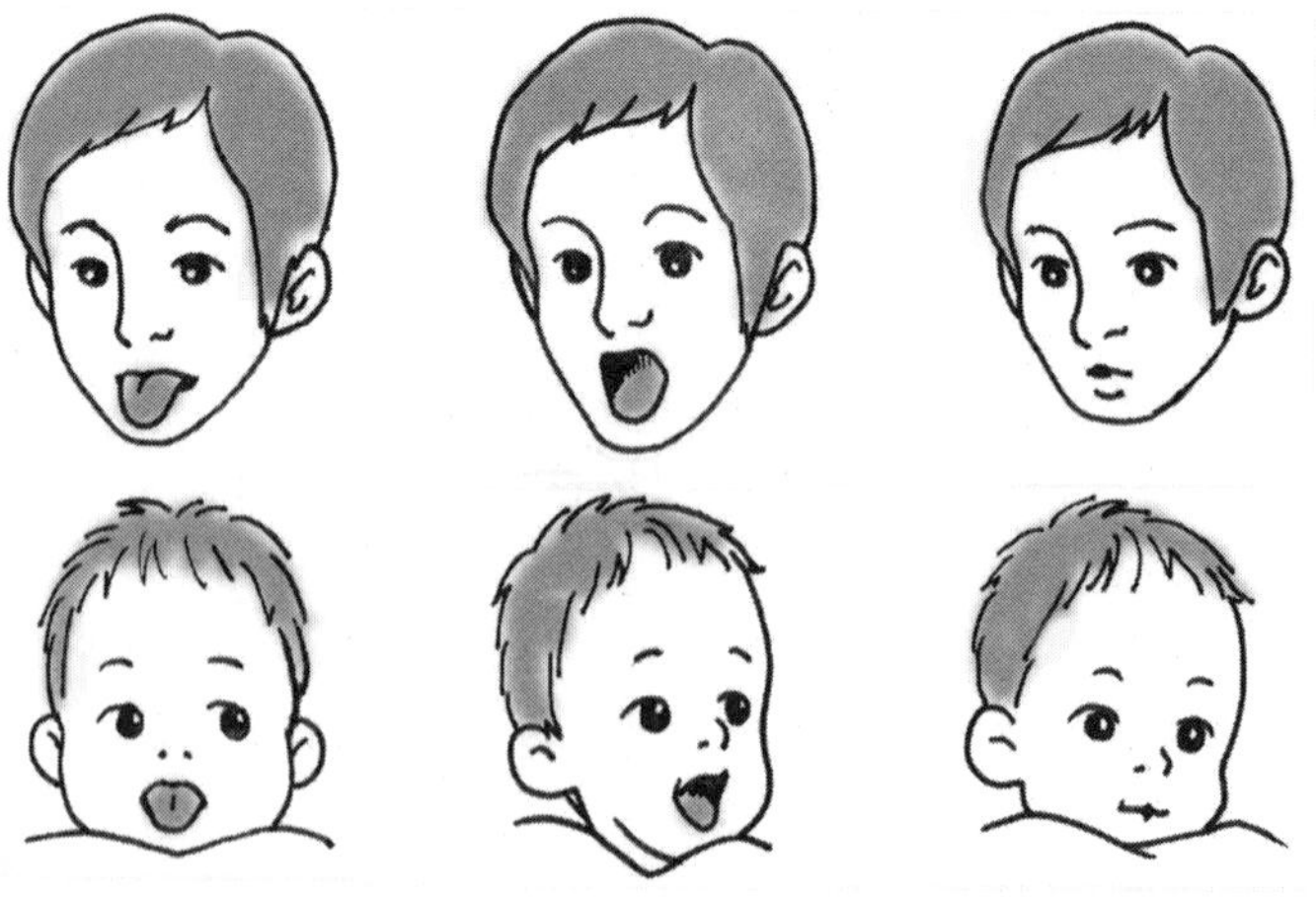

図2-1　模倣の行動

表情をします。そして、母親に笑いかけたり、指さしたりして、母親から反応を引き出そうと働きかけます。しかし、それでも母親が無反応で無表情であると、赤ちゃんはぐずつきはじめ不快をあらわし、そして泣きだしてしまいます。このように、赤ちゃんは他者の態度や行動から、相手のこころを読むことができるようです。赤ちゃんの働きかけに、他者が無関心であれば、赤ちゃんのこころも荒廃してしまうことになるでしょう。

赤ちゃんのこころが健全に育つには、赤ちゃんを、こころをもったひとりの人として、赤ちゃんのこころを気遣うことが大切です。それは、赤ちゃんの喜びや悲しみの感情表出に共感することです。赤ちゃんのポジティブな感情表出（快や喜びや受容）にはそれを赤ちゃんに鏡映し、ネガティブな感情表出（不快や怒り、恐れ、嫌悪）には受容的・支持的に情動調律することです。それにより、赤ちゃんは感情を学び、自己調整を発達させ、自分の感情により適切に対処できるようになるでしょう。親子の協働による情動調律と、赤ちゃん自身による自己調整は相互に支え合うことで、しだいに自己調整する力が育っていきます。情動調律は、赤ちゃん自身が自己調整する力も含まれます。すなわち、情動調律は、赤ちゃんと親の共調整といえます。赤ちゃんは情動調律を求めると同じように、自己調整を求めるものです。

3　育児のアドバイス

赤ちゃんが生後1か月（小さく生まれた赤ちゃんでは修正して）くらいまで、母親は赤ちゃんの生理的恒常性を安定維持させるため、睡眠と覚醒、授乳、排泄、衛生の調整に追われます。赤ちゃんは空腹や要求などで不快なとき、泣くことで自身の気持ちを活性化させ、育児行動を誘導します。そして、親に抱き上げてもらったり、オムツを替えてもらったり、授乳してもらうことで、赤ちゃんの興奮の高まりは穏やかな状態にもどります。同時に、自身ではどうしようもない衝動エネルギーが（を）コントロールされる（する）ことによって得られる快楽（興奮の鎮まり）を通して、こころの安定を学びます。このような快楽基調を基にした交流が育児の基本であり、赤ちゃんのあたたかなこころの起源でもあります。私は、生後1か月ぐらいまでの赤ちゃんは、快と不快の情動の嵐のなかにいるように思います。その嵐を鎮め、赤ちゃんを穏やかな安定状態に導くことが親の役割で、その過程で愛着が深まります。そして赤ちゃんは生後6～9か月で、明らかに母親との強い絆で結ばれ、愛着が結晶化するのです。

赤ちゃんのこころは、自分の存在が無条件に愛されているという親への信頼のうえに育ちます。その具体的な表現が、育児です。赤ちゃんは、親の育児から愛情を感じ、こころを学びます。ボルビー先生（John Bowlby、心理学者）による愛着理論は、親と赤ちゃんの密接な関係を維持することが、子どもの健全なこころ（精神・心理・認知）と社会性の発達基盤となるとするものです。そして、子どもはこの愛着を基盤として、自分の精神世界を築いていき、また世界への自由な探索行動が可能となって独り立ちしていきます。まさに親は、赤ちゃんの安全基地なのです。

土居健郎先生（精神科医）は『甘えの構造』という著書で、「初期の母子関係において相互の信頼があれば、子どもは素直に甘えるし、また子どものころに素直に甘えていれば、いずれ甘えを卒業して自立への道を歩むことができる。これに反して、初期の母子関係に問題があって素直に甘えられず、甘えが屈折した場合は、いつまでもそこに低迷して先にすすめないであろう。病的な心理は、すべてそのような屈折した甘えが基底にあって、起きているとみることができるのである」と述べています。乳幼児の甘えとそれを許容する親の関係性は、ボルビー先生の愛着理論とは共通のように思います。親の愛情深い育児と子どもの甘えや要求に応えようとする親の行動、それによる相互の信頼が赤ちゃんの健全な発達には不可欠です。

（本項の赤ちゃんの月数は、正期産で生まれた場合の月数です。小さく生まれた赤ちゃんの場合は予定日からの換算月数と考えてください）。

（1）育児の支援：ブラゼルトンのタッチポイント（Touchpoints）モデル

育児は、親の愛情と親子の愛着が基盤となりますが、その過程では赤ちゃんも親も混乱と失敗を重ねながら、お互いに成長していくものです。親には大変な苦労です。しかし、そこには赤ちゃんから与えられる大きな喜びや感動があり、そして「私は赤ちゃんに必要不可欠な存在である」という赤ちゃんの力によって突き動かされているようにも思います。しかし、その育児の過程には、子どもと親の双方に困難や課題があります。その課題を克服し、相互に成長発達していかなければなりません。

ここでは、育児支援のモデルとして、ブラゼルトン先生の「タッチポイント（Touchpoints）」を紹介します。子どもの発達段階には急速な発達と後退の波があり、この時期に親子は混乱に陥りやすく、親は育児不安やストレス、困難を抱えることになります。タッチポイントでは、このような時期と課題をあらかじめ想定して、支援者が予測的かつ予防的に親子に介入することで、親子の混乱を回避し、子どもの成長発達と親の育児をサポートします。

タッチポイントは、子どもの行動と成長発達と育児の関係を体系化したものです。急速な発達期において、子どもは成長の課題と混乱を示します。親もそれに引きずられるように育児の不安をあらわします。しかし、この子どもが示す混乱も子どもの発達の力を示すものです。この混乱を親が肯定的にとらえることができるように、支援者は子どもと親それぞれと、親子の関係性を支援しなければなりません。またタッチポイントにおける育児とは、子ども自身が自らの成長発達課題に対処し、自己調整し、成長発達しようとする力を支援するという考え方です。子ども自身が発達の主体であり、決して受身的な存在ではありません。子どもは成長発達の過程で、自らの課題に立ち向かい、自らをコントロール（自己調整）し、自ら成長発達することを学びます。睡眠と覚醒、授乳や摂食、泣き、運動や認知の発達過程で、その課題にチャレンジし、挑戦し、失敗し、そしてついには成功して、成長発達を遂げます。育児は、子ども自身のトライ・アンド・エラーを支えることで、いわば、子どもの発達に向かう力と、親がその力を支援する2つの力の共作用といえます。子どもの力を認識すること、その力を支援することが大切です。育児は、子どもをコントロールすることでは決っしてありません。

このタッチポイントによる育児支援によって、子どもの成長がより良く進展すること、親子の愛着がより強く発展すること、育児の質が向上すること、支援者と関係性と支援の質が向上すること、が明らかになっています。

タッチポイントの時期は、妊娠中から生後3歳までの間には13あり、親が関心と問題を抱える育児、例えば、愛着の形成、泣き、授乳・摂食、睡眠、排泄などをテーマとして支援を行います。これらの時期で、親と支援者が子どもとの成長発達や課題を共有し、親が子どもに上手く対処できるよう介入することで、親は子育てに対して自信を深めることができ、親子は次の成長発達の段階へとすすむことができます。子どもの急速な発達と退行による親子の混乱は、出生から1歳までの間に生じやすく、本書でもこの時期を対象としています（表2-2は、1歳半までのタッチポイントの時期と成長発達の課題を整理しました。

表2-2　1歳半までのタッチポイントの時期と成長発達の課題（著者作成）

時期	課題
妊娠	想像の赤ちゃん
出産	誕生したばかりの親現実の赤ちゃん、愛着
1か月	授乳、泣き、睡眠と覚醒、排泄（情動調律）
2か月	社会性の現れ、随伴性、育児へのやりがい
3～4か月	定頚、認知発達、睡眠と覚醒リズム、自分と外界への探索
5～6か月	寝帰り、腹這い、離乳食
7～8か月	記憶、対象の永続性、人見知り、夜間覚醒
9か月	ハイハイ、空間認知、共同注意、参照、試行錯誤、欲求不満
12か月	歩行の獲得、指差し思考
15か月	不安と恐怖、後追い
18か月	自律心と反抗（いやいや）、感情コントロール

以下に、ブラゼルトン先生のタッチポイントを参照にして、育児のヒントを記述します。

(2) 睡眠と覚醒(ステート)

① 睡眠と覚醒の発達

生後1か月の間、親にとって、赤ちゃんの睡眠と覚醒のステート変化の把握と調整が課題の一つで、支援者にとっても重要なタッチポイントです。赤ちゃんが眠りから目覚め、ぐずり、泣きだしたとき、何をすれば落ち着きを取り戻すか、そしてまた眠りにつくか、親は赤ちゃんとの生活を通して学びます。赤ちゃんのステートは、赤ちゃんの言葉であり、コミュニケーションの窓です。親が赤ちゃんのこの言葉を理解し、睡眠と覚醒を予測して育児を行うことができれば、育児はより楽になるでしょう。

赤ちゃんの睡眠と覚醒のパターンは個人差が大きく、一様ではありません。小さく生まれた赤ちゃんではなおさらです。また生活リズムは、赤ちゃんと一緒に生活していれば自然にわかってきますが、生活のエピソードを記録することで、赤ちゃんの生活リズムをより良く知ることができるでしょう。図は私たちがつかっている生活リズム表です(52ページ表1-3)。この記録表に赤ちゃんが起きている時間、寝ている時間、授乳の時間、機嫌良く遊んでいる時間、泣いている時間などのエピソードを記録します。このような記録表を用いると、赤ちゃんの生活リズムが予測できますし、成長発達の様相も理解できます。

以下に、一般的な発達変化を記述しますので、一つの参考にしてください。

赤ちゃんはそれぞれ、特徴的なレム睡眠（浅い睡眠）とノンレム睡眠（深い睡眠）のサイクルをもっています。このサイクルはすでに誕生時に備わっており、母親の毎日のサイクルと同期しながらつくられています。通常、母親のサイクルと等しくなく、胎児は母親が活動しているときは眠り、母親が休んでいるときに目覚めているようです。このようにして、新生児にはすでに睡眠覚醒のリズムをもっています。そして生まれてからは、環境の影響によって、しだいに昼間に起きている時間が長くなり、夜に眠る時間が長くなるサイクルに移行していきます。

新生児の赤ちゃんは、1日に14～17時間ぐらい眠り、睡眠と覚醒は約2～3時間の睡眠と40分程度の覚醒を、昼夜を問わず交互にくりかえします。そのうちレム睡眠（ステート2）が全睡眠時間の50％、まどろみの状態（眠そうな、または半居眠り、ステート3）が10％、ノンレム睡眠（ステート1）が40％程度の割合です。脳波の研究によると、眠っているようにみえる赤ちゃんも実は、起きているときと同じかそれに近い脳活動があり、外界の情報を取り入れているようです。赤ちゃんの脳は眠っているときに、発達しているようです。

また生まれたばかりの赤ちゃんも、決して眠ってばかりではなく、1日のうち30％ぐらいは目覚めた状態（ステート4～6）で、泣いて授乳やオムツ替え、抱っこを要求したりして、育児や親とのかかわりに費やします。この時期、赤ちゃんの眠りは浅く、睡眠と覚醒のパターンも不規則で、親は赤ちゃんの不安定な生活リズムと泣きに悩まされます。しかし、これが赤ちゃんの睡眠と覚醒の特徴です。赤ちゃんの発達過程を理解して、辛抱強く赤ちゃんの成長発達を見守らなければなりません。

1か月ぐらいまでに、赤ちゃんはしだいに授乳と授乳の間の時間が長くなり、毎時から2～3時間おきとなります。次の授乳までの時間が長くなれば、母乳の出る量や質、パターンもより良好になります。それにつれて、長く眠ることができるようになり、また機嫌良く目覚めた時間（ステート4）も長くなって、睡眠と覚醒のパターンはだいたい3～4時間おきのサイクルに変化するようです。2か月ころには、赤ちゃんの睡眠と覚醒のパターンがより予測可能になってきます。授乳の間隔が長くなり、少なくとも3時間は開くようになります。授乳の時間がより規則的になるので、赤ちゃんも親もスケジュールが立てやすくなります。睡眠時間も、日を追うごとに長くなって、6時間以上とまとまってくることもあります。一方、小さく生まれた赤ちゃんでは、より頻繁に哺乳を必要とし、睡眠時間も短い傾向があります。

3～4か月ころには、体内時計（視床下部の視交叉上核といわれる神経中枢）が発達し、また24時間周期で生活リズム（概日リズム、またはサーカディアン・リズムといいます）を調節するホルモンのメラトニン(2)を、赤ちゃん自身で作ることができるようになって、睡眠と覚醒に一つのパターンができはじめます。通常、3～4時間おきのサイクルで、深い睡眠ができるようになって、長く眠ることができるようになります。4か月までには、多くの赤ちゃんが深夜の授乳を必要としなくなっています。それが必要な赤ちゃんでも、朝の授乳まで眠ることができるようになります。赤ちゃんの神経系は、レム睡眠ではなくノンレム睡眠で夜の眠りにつき、この状態をより長く持続できるまで成熟します。そして、ほどなく、より深い睡眠状態である第Ⅲ段階、第Ⅳ段階(3)の睡眠を含むようになります。4か月の赤ちゃんでは、夜間8時間ぐらい連続の睡眠ができ（個人差があります）、目を覚ますとしてもほんの時折です。１日の平均睡眠時間は、13～14時間です。朝・昼・夕と１日３回の昼寝をします。

睡眠サイクルは、３～４時間の睡眠サイクルで、このサイクルのちょうど中間で、１～１・５時間の深い睡眠（第Ⅲ段階、第Ⅳ段階）に入り、その間、赤ちゃんはほとんど動くことはなく深く眠ります。深い睡眠の前後に、それぞれ１時間程度のより浅く、夢を見るようなレム睡眠があり、赤ちゃんの活動が見え隠れします。したがって、３～４時間に一度は、より活動的で目覚めている状態になって、簡単に目を覚ましがちになります。このレム睡眠状態の時に、ピクッと驚愕したり、身体をねじったり、手脚を動かしたり、また落ち着かなくなって泣いてしまうこともあります。８時間連続して眠る赤ちゃんの場合には、少なくとも２～３回は、自分で深い眠りに戻らなければなりません。赤ちゃんが自分で眠りにつくには、その度に自分で自分をなだめる力が必要です。このような理由から、４～５か月は、赤ちゃんが眠り方を学ぶ大切な時期でもあります。親は、赤ちゃんが睡眠中に深い眠りと浅い眠りとの間を何度か行き来することを理解して、赤ちゃんが３～４時間おきに目を覚ましそうになって、泣くことを想定しておくと良いでしょう。午後10時、午前２時、午前６時頃です。そして、赤ちゃんが浅い眠りから深い眠りへ、自分で戻ることができるように支援することが必要です。親が、刺激を極力少なくして、やさしくそのまま抱っこしたり、手でそっとリズミカルに摩ったりトントンしたり、また赤ちゃん自身が指しゃぶりや、ここちよい姿勢をみつけやすいように手助けして、自分で落ち着けるように教えてあげてください。

６～７か月の赤ちゃんは、私たちと同じような睡眠と覚醒パターンとなって、すでに夜８～12時間の睡眠を取っているかもしれません。一方、夜泣きや寝ぐずりが目立つようにもなります。ちょうどこの時期、赤ちゃんは寝返りや腹這い、お座りやハイハイの準備をはじめ、外界の認知と探索行動が活発になります。昼間の活動は2時間程度と長くなります。この昼間の興奮が夜間の睡眠まで引きずられることで、赤ちゃんも親も混乱することになるでしょう。親はこの混乱の意味を理解し、生活リズムの再調整を試みなければなりません。この時期、赤ちゃんは2回の昼寝、もしくは静かな休息時間が2回は必要です。午前中と午後に1回ずつです。赤ちゃんが実際に眠るかどうかは別として、これらのタイミングでベッドのなかに入れ、静かに落ち着く時間を与えてあげてください。落ち着いて休むように、穏やかに語りかけたり、静かにリズム良く赤ちゃんを軽くトントンしたりして、休むことを赤ちゃんに教えます。興奮させてはいけません。昼寝は夜の睡眠を妨げないように、十分に時間を開けてください。赤ちゃんが興奮しすぎて、収拾がつかなくなるような時は、睡眠が必要なサインです。そして、親と子どもが守るべき規則的な就寝（19～20時ころ）と起床（7～8時ころ）をルール化し、ベッドのなかでは静かに休むようにすることが大切です。このころから、親の毅然とした態度が必要になります。

9か月以降、1歳過ぎころまで、赤ちゃんは夜のレム睡眠中に、身体を揺らしたり、立ち上がったり、伝え歩きをはじめるかもしれません。これも赤ちゃんが、新たな運動機能を学習している証拠です。生後9～13か月は、赤ちゃんが立ち上がり歩くことを学ぶ時期です。このレム睡眠の間に、脳の神経ネットワークが構築されています。赤ちゃんの脳が、夜中に運動機能の睡眠学習をしているのです。親は、このような赤ちゃんの睡眠中の学習機能を知って、夜は寝る時間だということを赤ちゃんに教えることが必要です。赤ちゃん自身が静かに眠ることを学べるよう、根気強く支援してください。また、昼間の活動は2時間半～3時間程と長くなります。昼間の活動時間を超えてしまうと、疲れすぎてしまって、脳内ホルモン（コルチゾールなどの覚醒ホルモン）が過剰に分泌され、夜間の興奮や覚醒を引きずってしまい、寝ぐずりや夜泣きをする可能性があります。昼間の過剰な興奮は控え、少しずつ慣れさせることが必要です。

1歳過ぎ、赤ちゃんは立つことと歩くことを身につけると好奇心旺盛で、1日2回の昼寝もままならなくなるでしょう。しかし、午前と午後に短くても、ベッドで休ませることをすすめます。そして夜は、しっかり眠るように手助けし、生活リズムを子ども自身で調整できるよう自立を教えていくことが大切です。生後15か月ころには、子どもは夜中に目を覚ますことなく眠るようになります。とはいえ、ここでも睡眠のルーチンはまだ必要です。また昼寝は1回で良くなるかもしれませんが、夜の眠りを妨げないよう、午後の早いうちに（できれば3時くらいまで）昼寝を切り上げるようにします（午後の睡眠の時間が長すぎるか遅すぎないように注意が必要です。1歳を過ぎた赤ちゃんのほとんどは、昼寝は午後1時までの早いタイミングではじめ、長くても1～2時間程度にすべきです。2歳を過ぎると、多くの子どもがまったく昼寝をしなくなります。ただ、昼寝を必要とする子どもによっては、昼寝をしないと夜の寝つきが悪いこともあります。この場合、午後3時過ぎになると、休憩でも昼寝で生活サイクルを間違いなく乱し、夜間の連続した深い眠りを妨げることになります）。

睡眠時の姿勢は、仰向けです。うつ伏せ寝は乳児突然死症候群（SIDS：Sudden Infant Death Syndrome）の発症に関係していると考えられているからです。ＳＩＤＳは1歳以下の乳児の原因不明の突然死ですが、「Back-to-Sleep（仰向け寝）」推進運動が功を奏して、発症率は減少しているようです。日本では、生後2～6か月の赤ちゃんに多くみられ、約６０００～７０００人に1人の割合です。平成28年度には１０９名の赤ちゃんがＳＩＤＳで亡くなっていて、乳児期の死亡原因の第3位です（厚生労働省）。小さく生まれた赤ちゃんでは、発症リスクが高くなります。厚生労働省は、①1歳になるまでは、寝かせる時は仰向けに寝かせる、②できるだけ母乳で育てる、③たばこをやめる（受動喫煙のリスク）、ことを推奨しています。また赤ちゃんの窒息の原因となるような軽いシーツ、枕、ふわふわしすぎるマットレスも心配です。添い乳をするときも、細心の注意を払ってください。

② 睡眠と覚醒の問題

親の育児不安の要因の一つには、睡眠と覚醒のリズムが定まらないことがあげられます。しかし先述したように、赤ちゃんの睡眠と覚醒リズムの成長発達には、3～4か月ころまでかかります。その間、親も睡眠不足の状態が続くかもしれません。しかし、それは赤ちゃんがリズムを獲得しようとしている過程で、その時期にあることを認識し、両親が協力してお互いの精神と身体の健康を維持するよう心がけることが大切です。

赤ちゃんの睡眠と覚醒は、親の生活リズム、昼間の遊びの時間、部屋の明るさや騒音などの環境にも影響されます。赤ちゃんの生活リズムは、親のリズムに影響されやすいので、親の生活リズムを整えることが必要です。明暗リズムも大切です。眠る時間は部屋を暗くし、暗くなると寝る時間だということを教えます。特に小さく生まれた赤ちゃんではちょっとしたドアの開閉、歩く音などでも目を覚ましやすく、興奮して、泣きだしてしまう赤ちゃんもいます。静かな部屋で寝かせつけることも必要でしょう。過敏で目を覚ましやすい赤ちゃんでは、おくるみにくるんで寝かせると、落ち着きやすく長く眠ることができます（暑すぎないよう注意してください）。また昼間の覚醒時には、親子のふれあいによる遊びの時間を十分にとっていただきたいと思います。それにより、赤ちゃんの覚醒が安定し、夜間の睡眠が長くなるでしょう。

（3）授乳と摂食

①　授乳と摂食の発達

1か月ころまで、授乳は親にとって最重要課題です。授乳の頻度、赤ちゃんの空腹状態の見極め方、一回の授乳の量や長さ、さらには、げっぷ、排便に関することなどなど、多くの心配がでてきます。しかし、ここでも、赤ちゃん自身の積極的なかかわりを大切にしなければなりません。授乳後の赤ちゃんは満足そうか、次の授乳まで1～2時間眠るか（1か月ぐらいには2～3時間、）、頻繁に排尿するか（十分な水分を摂取している場合は1日6～8回おむつを濡らします）、排便の頻度はどうか（排便パターンは大きく変わることもあるようです。母乳哺育の赤ちゃんは1日8～10回ペースで始まり、その後1週間に1回になることもあります）、体重の増加は順調か、を確認しましょう。

赤ちゃんの吸啜には、非栄養的吸啜（哺乳のためではなく、口を舐めるような動きや、チュパチュパ吸う動き）

と、栄養的吸啜（哺乳のために行うもの）の2種類があります。前者は前舌部で舐めるような動きで、後者は授乳のための吸啜―嚥下の反射行動です（第1章5（6）授乳、参照）。非栄養的吸啜の行動は、赤ちゃんが目覚め、空腹のサインで、授乳の良いタイミングです。

赤ちゃんが満足かどうか、お腹いっぱいになったかどうか？　これもはじめての親には疑問です。赤ちゃんの授乳パターンをみると、最初少しの間、勢い良く飲みますが、その後すぐに勢い良く飲んでは休むというパターンになります。きゅっ、きゅっ、きゅっと飲んで、一休みというリズムです。休止している間、赤ちゃんは母親の顔を見たり、周りを見回したり、何かを聴いているような仕草をします。休止すると、母親は赤ちゃんを揺らしたり、声をかけたり、頬に触れたりして、母乳（ミルク）を飲むように促します。赤ちゃんは休止して、母親からの働きかけを期待しているようです。そして、授乳を再開します。赤ちゃんは、この飲んでは休むというパターンで、母親とコミュニケーションを楽しんでいるようです。このような授乳による親子のコミュニケーションが、赤ちゃんの満足のサインでもあるようです。直接授乳をしている母親にとっては、赤ちゃんが十分に飲んでいるのかどうかがわかりません。授乳の後に赤ちゃんも満足そうであれば、それが何より重要なサインです。

いつ飲ませればいいのか、また定時の予定通りにするか、赤ちゃんが空腹の時に出すサインに従うかも、親は迷います。退院後すぐの時期は、赤ちゃんが欲しがっていると母親が思った時に、授乳してみてください。赤ちゃんが目を覚まさないときには、4時間経ったら起こして授乳します。そうやって、だんだん日程表ができてきます。最初の2〜4日間は、24時間の内に8〜10回授乳することになるでしょう。1〜2週間後には、赤ちゃんの出す合図が前よりわかるようになり、赤ちゃんを少し待たせてから授乳することもできるでしょう。2～3週間後には、赤ちゃんは2～3時間は待つことができるようになりますが、少なくとも一日6回は授乳が必要です。母乳哺育の場合は、最初の2～3か月は2～3時間おきに、各乳房10～15分ずつで授乳します。

赤ちゃんの泣きは、一つには空腹に堪えられなくなった時のサインのようです（生後1か月ころまでは赤ちゃんが空腹感を感じるのかについては意見が分かれるところです）。とにかく、赤ちゃんが泣いたときには授乳してみてください。赤ちゃんの応答の仕方で、お腹が空いたときの泣き方と、その他の時の泣き方の違いがわかるようになってきます。授乳するまでイライラして落ち着きがなく、身体をよじらせる、本当に、空腹の時は直感的にわかるようになるでしょう。慣れてくれば、赤ちゃんが空腹で泣き出す前のサインを見落とさないようにしてください。赤ちゃんが空腹の時には、授乳を期待して目を輝かせ、身体の活動もより活発になり、口をモグモグしたり、鼻をクンクンしたり、胸に鼻を押し付けてきたり、乳房や哺乳瓶を探すような仕草をするでしょう。

2～3か月ころ、赤ちゃんの哺乳の一連の反射行動はしだいに減退し、意図的（自分の意思でコントロールできるようになる）に哺乳できるようになってきます。飲むのを自分の意思で止めたり、再び飲みはじめたりします。そして、乳首をくわえたまま遊ぶ余裕もみられるようになり、授乳しながら母親に笑いかけたりする、いわゆる遊び飲みをします。それはまるで、授乳とここちよさと母親の関係を確かめているようです。このころ、親はまだ赤ちゃんへの授乳が十分かどうかを心配しているかもしれませんが、適切に体重が増加していれば十分です。この時期、授乳の間隔も長くなってきているでしょう。母乳哺育の場合、2～3時間おきに片方の乳房に15

～20分ぐらいの授乳で十分すぎるくらいです。ミルクの場合は、約１２０～１５０ml を一日６～８回程度が目安です。母乳でもミルクでも一日９００ml 程度あれば十分です。一回の摂取量が少ない赤ちゃんは、授乳回数を増やす必要があるでしょうし、授乳の後に吐く量が多い赤ちゃんは一回の量を減らして、回数を増やすほうが良いでしょう。

授乳中や授乳後に、多くの赤ちゃんが少量吐きます。消化されなかった液体が上がって来るもので、赤ちゃんに苦痛や危険を与えるものではありません。赤ちゃんの体重が増えて、授乳後に苦しい様子がなく、授乳と授乳との間も満足そうにしているようであれば、深刻なものではないようです。赤ちゃんの上半身を少し立て気味にして、ゆっくりと授乳すると良いでしょう。授乳後、赤ちゃんの身体を30度くらい起こして、20～30分間はそっとしておきます。重力で母乳（ミルク）が下に降りていきます。その後にまだ残っていれば、やさしくげっぷさせてあげます。しかし、嘔吐は違います。これは通常吐く量が多く、勢い良く出てきます。授乳後頻回に大量にを吐くような場合は、胃食道逆流症やまれに幽門狭窄症、アレルギーなどの可能性もありますので、主治医に相談することが必要です。

4か月ころには、睡眠と覚醒のリズムと授乳のスケジュールが想定できるようになるでしょう。家族のスケジュールに合わせて、朝に赤ちゃんが目覚め、その日最初の授乳が終わると、後は計画的に2～3時間おきに授乳することができます。午前と午後、授乳と授乳との間に昼寝の時間をとります。通常、このころに必要な授乳回数は、母乳でもミルクでも一日6回です。一日の最後の授乳は、赤ちゃんの夜の眠りをなるべく長くするため、親が就寝する直前に行うとよいかもしれません。親と赤ちゃんが規則的なスケジュールで生活することが大切です。

４か月を過ぎると、赤ちゃんの運動能力が高まり、首がすわり、手脚の自由度も発達します。覚醒の時間が長くなるとともに、視覚や認知機能は急速に発達して、外界への関心が急激に高まります。これによって、これまでスムーズであった授乳が邪魔されることになります。赤ちゃんは、目の前の乳房や哺乳瓶以外のものに注意が向き、興奮して、授乳への関心が薄れます。この新たな赤ちゃんの発達段階によって、赤ちゃんは授乳と睡眠のリズムが妨げられることになります。親もまた、赤ちゃんの変化に不安になったり、イライラしたりすることでしょう。赤ちゃんは、授乳を拒否しているのではありません。赤ちゃんは、急速な発達の時期になったのです。親は、このような赤ちゃんの発達変化を、赤ちゃんの成長発達の証しとして肯定的にとらえる必要があります。授乳中の赤ちゃんの注意散漫に、少し照明を落としたり、テレビを消したり、オモチャを整理するなどして外界の視覚や聴覚刺激を遮断することで緩和できます。親の赤ちゃんの発達に対する理解と共感が、赤ちゃんの成長発達を支えます。親がイライラし、神経質になって強制的に授乳することは、授乳や食べることの楽しさを奪い、その後の問題につながりかねません。

ほとんどの赤ちゃんは、４か月を過ぎてから（普通６～９か月）、乳歯が生えはじめます。乳歯の生える順番はさまざまですが、前歯の下２本が最初に生え、次に上の前歯２本が生える順が最も多く、この上下４本が起点になって、左右４本ずつ生え、２歳半～３歳ころには上下に10本ずつ生え揃います（歯生のタイミングは遺伝的なようで、親の歯生が遅かった場合は、その子どもの歯生も遅くなる傾向があるようです）。乳歯が生えてくると、顎を使う時期になり、離乳食への移行のきっかけになります。歯は赤ちゃんをむずむずさせるようです。歯茎のなかの異物が嫌な感覚なようです。また歯周の腫れも招きます。赤ちゃんは身体をよじったりして、吸うのを拒みますので、歯が生えてきていることがわかります。赤ちゃんに何かを吸わせる前に、親がまず自分の指を洗って、授乳の前に赤ちゃんの歯茎をやさしくマッサージすると楽になるようです。歯生の不快感が続くのは、おそらく2～3週間ぐらいで慣れるようです。また長時間（4～8時間）赤ちゃんの口内に乳や乳糖が留まれば、「哺乳瓶う蝕」と歯垢の原因になり、永久歯にまで影響をおよぼす可能性があります。ミルクの入った哺乳瓶を持たせて、赤ちゃんをベッドに放置しないようにしましょう。

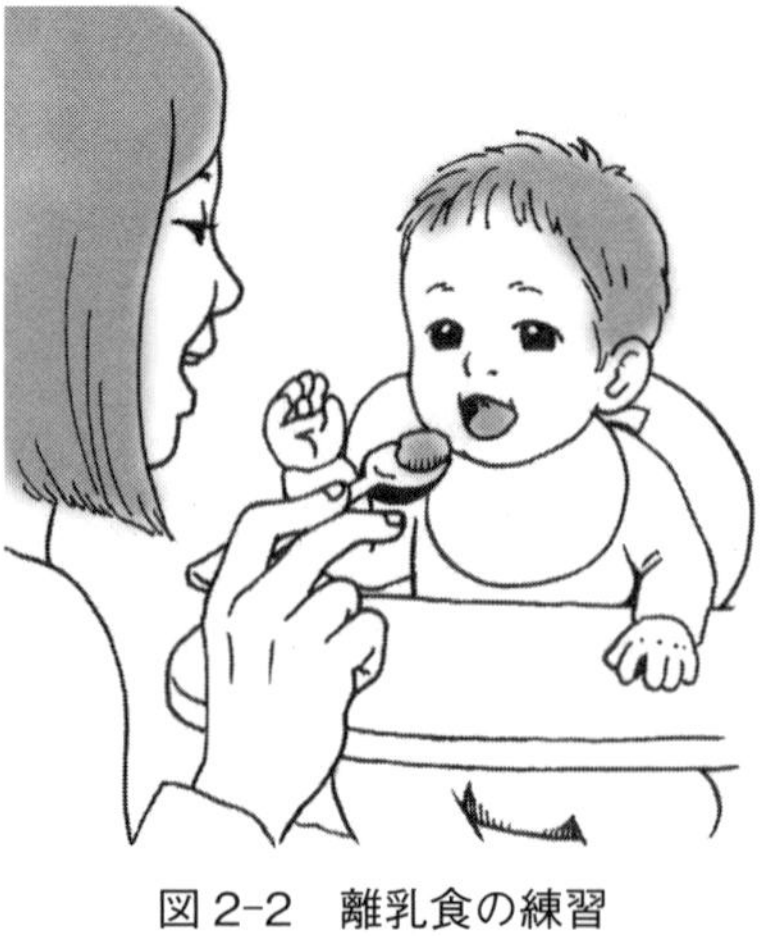

図 2-2　離乳食の練習

6～7か月、離乳食をはじめるころです（離乳初期）（図2-2）。乳歯も生えはじめるでしょう（一般的に下の前歯から生えはじめます）。赤ちゃんはスプーンで固形食を飲み込むことにチャレンジします。初めて固形食を口にする時、ほとんどの赤ちゃんは顔をしかめたり、プッと吐き出したり、よだれと一緒に戻したりします。自分の舌でスプーンや食べ物を押し返すのは反射の一つで、慣れるまでに1週間ほどかかるでしょう。もちろん、最初の固形食は液体状の乳類がいいのですが、おそらく赤ちゃんが嫌がるのは、それまで慣れ親しんだ吸うことや飲み込むこと（反射）と、自分自身で食べることの違いによるためです。食べることは、赤ちゃんにとっては新しいチャレンジで、哺乳の反射活動から随意的な摂食へ、口の新たな機能を獲得しなければなりません。固形食に切り替えての最初の1週間は、赤ちゃんは拒絶するかもしれません。親はこの拒絶の期間を、赤ちゃんが食べることを練習している時間であると理解することが必要です。赤ちゃんは食べ物を吐き出したり、スプーンを跳ね除けたり、指を使って食べ物を吸いこもうとするでしょう。親は、根気強く、ゆっくりと赤ちゃんに教えることです。

またこの時期、手は重要な探索道具で、赤ちゃんが食べ物で遊んで、ひどく散らかすこともあります。しかし、その手を抑制しないようにしてください。自分なりのやり方でいろいろな感触を楽しませてあげてください。食べ物に触ることで、自分で食べることを練習しているのです。それを邪魔すれば、食事に関する赤ちゃんの抵抗感を生むことになり、食事について否定的で、食べさせにくい態度を作ることになりかねません。

この時期、赤ちゃんが身につけた、座る、探索する、つまむなどの新しいスキルは、子どもの食べること、眠ること、遊ぶことなど生活のあらゆる側面に影響をおよぼし、食事の場面でも親にはやっかいな変化をもたらします。スプーンやカップと遊んだり、カップやスプーンを自分で使って食べたり飲もうと挑戦したり、またスプーンやコップをわざと落として、親に取ってもらうことを喜んで悪ふざけをしたり、親が食べるのを真似たりします。これは赤ちゃんの学習能力がすすんでいる証拠で、このような赤ちゃんの食事に伴う遊びと実験は奨励されるべきものだろうと思います。

7～8か月ころは、離乳中期です。きちんと唇を閉じて、舌を上下に動かし、上あごと舌で食べ物をつぶして食べるようになります。この時期の赤ちゃんは、口のなかに入るものは何でも口での探索を楽しみます。赤ちゃんのものの認識は、口から始まります。また手のスキルも発達し、小さな食べ物を手で食べる、調べる、指で扱う、落とす、擦りつぶす、こねる、などなど、食事は赤ちゃんにとって新しい楽しさです。この時期、赤ちゃんには食事そのものよりも探索の方が魅力的です。親は赤ちゃんの発達を見守る根気強さが必要です。食事ごとに、柔らかな食べ物の小片を一つ二つ赤ちゃんの前に置くとよいでしょう。あげ過ぎると、赤ちゃんはそれで遊びます。上手く飲み込めたら、また一つ。小さな、ひと噛みサイズのバナナ、火を通したジャガイモや野菜の柔らかな部分、柔らかいひき肉の小片でもよいでしょう。この時期の子どもの食べ物への要求は、しっかり3回母乳もしくはミルクを飲んでいれば満たされるでしょう。

9～11か月ころ（離乳後期～完了）は、舌が前後、上下のほか、左右にも動き、舌で食べ物を移動させながら歯ぐきで食べ物をつぶすことができるようになります。この時期、丸飲み込みしないように噛む（咀嚼、モグモグ）習慣をつけさせてください。9か月ころ、食事の時間はさらに発達した認知機能と運動機能、手のスキルによって、ままならないでしょう。赤ちゃんは自我が芽生え、いろいろと自分でやってみたくなります。テーブルの上の物をひっかきまわしたり、食べ物をこねたり、手づかみで食べたりしますが、これも食べる機能の発達過程です。親は、いつもの通り、一番いいのは抵抗せず、寄り添うことです。赤ちゃんの前にさまざまな食べ物を置いていきます。それぞれの食べ物の小片を一つか二つずつあげて、後は赤ちゃんに任せます。親は手を出さず、赤ちゃんが自分でやりたがるニーズに合わせてみてはどうでしょう。赤ちゃんが自分で食べることをコントロールし、食べる楽しさを学んでいるのです。赤ちゃん専用のマグマグ（逆さにしても良い容器）を持たせてあげましょう。普通、持ったマグマグを逆さにするので、一度になかに入れる量は少なくします。自分で飲むことができたときには大喜びします。赤ちゃんは、マグマグを本物のコップへの橋渡しとして楽しみます。スプーンを使いこなすのは2歳を過ぎたころですが、スプーンを持って食べる真似をしたり、カチャンカチャンと音を立てて遊びながら、スプーンで食べることを練習します。赤ちゃんが身体を上下に揺らすなどして食べるのを止めたら、それは赤ちゃんが退屈しているサインです。親はすぐに食事用の椅子から降ろしてください。もっと食べさせようとしてはいけません。また、午前と午後のおやつの時間以外は、食間に食べさせてはいけません。次の食事の時間まで待たせることで、食事時間のルーチンを赤ちゃんに教えます。

このころ、親は断乳を考えはじめます。親は、子どもがいつまでも断乳できないのではないかという不安をもちます。しかし、断乳のタイミングで決定的なものはありません。赤ちゃんが離れたいときに、そうすれば良いのではないでしょうか。子どもによって、自分で食べることは大きなチャレンジです。母親の乳房や哺乳瓶での哺乳はこちよく、温かく、安心を得ることのできるものです。それに頼ることも、子どもには重要かもしれません。固形食は全部自分で食べなくてはなりません。授乳の時は、あなたに甘えさせて、満腹にさせてあげてもいいのではないでしょうか。ブラゼルトン先生の断乳についてのアドバイスは、昼間の断乳からはじめて、夜と朝の最初の授乳は子どもが離乳したがるようになるまで続けます。赤ちゃんのこころの落ち着きと、親子の愛着を保つため、一日の始まりと終わりにはふさわしいことでしょう。

生後1年には、子どもは食べさせてもらうことに抵抗し、ますます自分で食べたがるようになります。食事をコントロールするのは親ではなく、子ども自身であることを再確認してください。親が大変な思いをして、食べ物を子どもの口に入れるのは的外れです。食事は、子どもが自分の手を使って食べられるものに工夫してください（とはいえ、母乳やミルクは依然、幼児の食事の中心です）。具体的な栄養バランスや量については、成書に譲りますが、親は子どもの食事に関して高いハードルを掲げすぎてはいけません。バランスのとれた食事は、生後2年目の子どものゴールである必要はありません。3歳を過ぎるころには、何でも食べられるようになるでしょう。

また、このころの子どもは、食事に満足すると、食べ物をつぶしたり、落としたり、食事用の椅子に立ち上がったりして、ふざけることを覚えます。そういう時には、すぐに食事用のベビーチェアから降ろすことです。だらだらと食事を長引かせてはいけません。食事が終わると、次の食事かおやつの時間まで食べることはなし、終わりは終わり。お腹が空けば、子どもも食事の時間の有難さがわかるでしょう。徐々に、食事は出されたときに食べるものだということを学びます。

親は、赤ちゃんに食べさせることが自分の責任だと感じます。しかし、子どもへの過度のプレッシャーや、親の過剰な義務感は度が過ぎてはいけません。何としても子どもに食べさせようとしたり、食事と食事の間に食べるように食べ物を置いておくようにしたりすると、本来の食べることの楽しみや食習慣を削ぐことになります。子どもが食べ物を口に入れたままにしたり、吐き出したり、詰まらせたり、戻したりしたら、それは食事がプレッシャーになっているサインです。通常の保育環境で、成長発達が順調であれば、赤ちゃんに栄養上の問題はないでしょう。親は、少し距離を置いて、子ども自身が自分で食べることに任せることも大切です。美味しく楽しく食べること、それは私たち大人と同じです。

②　授乳と摂食の問題

小さく生まれた赤ちゃんの離乳食の開始時期は、出産予定日をもとにした修正月齢を目安にして決めます。予定日から換算して（修正月齢）、5～6か月ころから離乳食がはじめられます（離乳初期）。しかし食べる機能は、口の機能（吸う、噛む、飲み込む）に加えて、身体の成長や運動機能、認知（見る・聞く、匂いなどの感覚認知機能）など全般的な成長発達が関係していますので、それらの面も含めて赤ちゃんの成長発達の様子をみながらすすめていくことが大切です。食べることは、赤ちゃんの成長発達にとって、とても大切なことです。病院の医師や看護師、栄養士、発達の専門家に相談しながら進めていきましょう。

赤ちゃんや子どもの授乳や食事について、母親が悩みや不安を抱えていることが多いようです。2015（平成27）年度の乳幼児栄養調査によると、生後1か月の子どもをもつ母親の24・3％が「赤ちゃんが母乳（ミルク）を飲むのをいやがる」と回答し、また1歳以上の食事でも「遊び食い」（45・4％）、偏食（34・0％）などの問題が高い比率であることが報告されています。このなかには、哺乳や摂取の障がいを有する赤ちゃんや子どもも含まれているように考えられます。米国や本邦での調査結果をみると、哺乳・摂食の不安や問題を抱える子どものうち何割かの子ども（調査や研究報告によって異なります）に構造的・機能的、また精神的な問題に起因する哺乳・摂食障がいがあるようです。

前述の授乳と摂食の発達過程で述べたように、それぞれの発達過程で、子どもの主体的なかかわりを大切にして、親子・家族で食べることの楽しさを身につけていくことが大切です。食べることは栄養を補給するとともに、愛と楽しさや喜びを味わうことでもあります。それが、食べる意欲を引き出し、哺乳・摂食障がいの改善にもつながります。

授乳や摂食にかかわる口や呼吸・消化器官などの機能・構造の問題などによって、チューブによる経管栄養を必要とする赤ちゃんもいます。このような赤ちゃんにも、授乳や摂食は栄養を補給することだけではなく、飲むことや食べることを楽しむことでもあるということを忘れないでほしいと思います。口から授乳や食べることが難しくても、母乳やミルクを匂わせたり、口に少し垂らして味合わせたり、スプーンやおもちゃで口遊びなどして、匂いを嗅ぐこと、目で楽しむこと、味わうこと、手づかみをすること、口が刺激に慣れることなど、親子や家族で一緒に食事の時間を楽しむことが必要です。器官の機能・構造の回復や発達と合わせて、食べる意欲を失わないようにしてください。時に、生後4か月以降の授乳から摂食への移行が難しい赤ちゃんもいます。上手に授乳できていたにもかかわらず、離乳食がすすまないこともあります。これは、哺乳の反射行動から摂食の随意運動への切り替えが上手くできないからです。この場合も、無理強いをしてはいけません。子どもが親や家族と食べる時間を楽しみ、自分でも口から食べるように、目や口や手で探索できるようにしてください。また遊びを通して、身体を使って感覚運動の発達を促し、空腹感と食べる意欲を高めることも必要です。

(4) 泣き

① 赤ちゃんはなぜ泣くの

赤ちゃんは皆、泣きます。泣くことは動物の普遍的な適応行動で、赤ちゃんのもつ最も効果的なコミュニケーション手段です。赤ちゃんは疲れたとき、眠いとき、空腹などで不快なとき、かまってほしいとき、自分で自分を調整できないとき、泣くことで親からの助けを求めます。泣きは、親から育児行動を引き出し、注意を向けてもらうための赤ちゃんの大切な武器です。また赤ちゃんは泣くことで、自分ではどうしようもない精神的な緊張を放出し、自らの安定を取り戻します。親は、赤ちゃんの泣きを否定的にとらえずに、正常な機能であることを理解することからはじめなければなりません。

赤ちゃんの泣き（リズム、音色、泣きはじめるまでの反応時間）と自己調整の力（自分で泣き止む力）は、その赤ちゃんの将来をみる上で2つの窓となります。1つは、赤ちゃんの個性（気質）をみる窓です。興奮しやすく活動的な赤ちゃんは、泣きの間隔が短く、大声で甲高い泣き方をし、なだめにくい泣き方です。一方、静かでおとなしい赤ちゃんは、よりゆっくりと泣きはじめ、甲高さはより低いものの、しくしくすすり泣くような感じです。このようなパターンは、赤ちゃんそれぞれの個性の一部です。そして、その後の赤ちゃんの性格をある程度あらわしているようです（第2章1．赤ちゃんの個性（気質）を知る、参照）。2つ目は、赤ちゃんの泣き方で、親は自分の赤ちゃんのことを理解し、適切な育児を行うことができます。すなわち、育児の窓です。赤ちゃんが泣いて要求するものに応えることは、親にとっての最初の役割です。赤ちゃんはお腹が空いているのか、不快なのか、おむつを換えてほしいのか、疲れているのか、遊んでほしいのか、エネルギーを発散したいのか、またはどこか痛むのか、具合が悪いのか、これらすべてに対応しなければならない親は、その試みが上手くいった経験を励みにして、育児の成功体験を積み重ねていきます。また上手くいかないときには、不安と緊張感が高まることがしばしばです。そして、トライ・アンド・エラーの過程で、赤ちゃんから学び、親らしく成長していきます。ウィニコット先生は、このようにいいます。

赤ちゃんが泣くということは、親を信頼している証拠です。赤ちゃんが信頼を失ったとき、怒ることがなく、望むこともせず、幻滅したように惨めに泣き、枕や壁や床に頭を打ちつけるようになり、自分の身体でできるいろいろなことをするようになります（『赤ちゃんはなぜなくの―ウィニコット博士の育児講義』D・W・ウィニコット著・猪股丈二訳、星和書店）。

赤ちゃんがどれくらい泣き、なだめるのにどれくらいの労力が必要かは、赤ちゃん一人ひとりかなり個人差があります。赤ちゃんが大泣きすると、親はどこか身体の具合が悪いのではないか、どこか痛いのではないかと心配になりますが、たいがいは授乳したり、抱っこしたり、オムツを替えるなど不快を解消することで泣き止みます。しかし、夜泣きのように、時にはどうしても泣き止んでくれないこともあります。このようなとき、親は不安になったり、苛立たしく思うこともあるでしょう。なかには耐え難い思いをすることもあるかもしれません。前述したように赤ちゃんの個性は、ステート（特に泣き）にあらわれやすく、過敏で泣きやすい赤ちゃんもいます。赤ちゃんをなだめようと、あらゆる努力をしても、泣き止まない子どもや、泣き止んでもすぐに泣きだす子どももいます。そのようなとき、親は自分の育児能力の無さや、無力感、罪悪感さえも覚えることがあります。

しかし、そのような感情はまったくの正常なもので、それを上手くコントロールし、赤ちゃんの泣きと上手くつき合うようにしていただきたいと思います。親はそのような子どもの反応から、自分をコントロールすることを学び成長していきます。

赤ちゃんの泣きは、親にとっても一つの試練です。赤ちゃんが泣くとき、親から与えられる愛情が赤ちゃんの自己調整の力を養い、人間形成の基礎となります。例えば育児放棄や虐待などで、それが損なわれると、自我の形成が脆いものとなり、こころの発達や行動の問題に苦しむ結果となります。赤ちゃんが泣いても、その不快な原因が取り除かれずにいると、赤ちゃんの泣きの激しさが増し、そして赤ちゃんは無力感に陥ります。親が赤ちゃんの泣きに適切に対応することで、赤ちゃんは自分の感情に適切に対応することができるようになり、自己調整力を発達させていきます。赤ちゃんの泣きに、親がその感情を理解し適切に対応するほど、子どもの泣きが少なくなり、自分の感情を適切に処理できるようになって、意志の伝達能力も高くなります。

赤ちゃんが泣きはじめたとき、どれくらい赤ちゃんが自分自身で泣き止むこと（自己調整）ができるか、どの程度のなだめが必要か、様子をみてみるのも良いでしょう。赤ちゃんが泣きだしたら、少しの間、赤ちゃんがどのように自分で泣き止むかを観察してみてください。赤ちゃんは自分で短く、あるいは持続的に泣き止むことができるかもしれません。泣き止もうとして手を口にもっていったり、また気を紛らわせるようにあなたを探したり、何か聞き耳を立てるようにするかもしれません。泣き続けていれば、赤ちゃんに声をかけてみます。声かけで泣き止むことができるかもしれません。声かけでは泣き止むことが難しければ、手を握ってあげてください。そして次に、抱っこしてみます。それでも泣き止まないようなら、次はやさしく揺らします。それでも泣き止まないなら「おくるみ」にくるみ、次の段階では「おしゃぶり」を与えます。このような段階的ななだめの試みは、赤ちゃんが自分自身で泣きやむ能力を高めることにもつながるでしょうし、赤ちゃんの力と成長発達を知ることにもなります。

② 泣きの発達変化

赤ちゃんの泣きは、ブラゼルトン先生の研究を参考にすると、生後2週間の時点では1日平均約2時間で、その後少しずつ泣き時間が増え、生後6週間のところでピークとなり1日約3時間となっています。そして泣き時間はしだいに減少し、生後3か月になると約1時間となり、その後も減少し続けます。また1日のなかで赤ちゃんの泣き時間の最も多い時間帯は午後で、ピークは夕方ころというのが一般的なようです。このように、生後3か月ころまでが一番赤ちゃんの泣きに悩ませられる時期ということになります。そしてその後3～4か月ころになると、感覚運動と認知機能が発達し、泣き時間は急激に少なくなります。

生後1～3か月ころは、赤ちゃんの夜泣きの時期です。夜泣きは親にとって、難題の一つです。この夜泣きが定期的に起こることは、赤ちゃんにとってごく普通で正常なことです。また永遠に続くものでもありませんし、赤ちゃんの成長発達にとって必要なことなのです。親はこのことを理解し、落ち着いて穏やかに赤ちゃんに対応することが必要です。

夜泣きは決まって一日の終わりに始まります。泣き方は周期的です。痛みや空腹による泣き方とはまったく違います。親が抱きかかえてあやすと、いったん泣き止みますが、降ろすとまた泣きはじめ、なかなか収まりません。しかし、このぐずり期を過ぎると、赤ちゃんたちはより良く、より長く、より効果的に眠るようになります。この夜泣きは生後3週ころから始まり、8週目でピークに達し、通常は12週までに収まります。以前は胃腸の不快感が原因だと考えられていましたが、現在ではそうではないことが知られています（泣き止まない、穏やかにならない、ぐったりする、もしくは、夜間に2時間以上も泣き続ける場合、主治医に診てもらうことも必要です）。

ブラゼルトン先生は、この夜泣きは赤ちゃん自身が、調整と安定を取り戻すために泣きを利用しているのではないかと考えています。発達途上にある神経系は刺激を取り込みますが、それは朝から一日がすすむにつれて赤ちゃんには過負荷になってきます。そして夜が近づくと、ついには、ぐずることでそのエネルギーを放出し（ガス抜き）し、神経系をリセットして、次の日に備えるために再調整しているのだろうといいます。そして、このようにアドバイスします。

あなたの知る限りのあらゆる方法を試してください。抱き上げて歩き回るもよし、授乳するもよし、やさしく抱きしめるもよし、おむつを換えるもよし。げっぷが出るように白湯をあげるもよし。もちろん、どれにしてもやり過ぎはいけません。こうやって、ぐずる原因が排泄や空腹、痛みや体調の悪さでもないことがわかると、なだめるか、それとも、穏やかに過ごすかです。親が神経質になり過ぎて、すでに過重状態の神経系にさらなる接触や刺激を与え過ぎた場合、通常1

〜2時間で収まるものが、容易に4〜5時間に延びてしまうことがあります。

親のほど良い穏やかなかかわりで、赤ちゃん自身が自己調整する力を育てていくことが大切です。

1〜2か月もすると、ほとんど親は赤ちゃんの泣き方の違いで、その理由がわかるようになっています。赤ちゃん（乳児）の泣き方には少なくとも6つのタイプがあります。痛み、空腹、疲れ、退屈、不快感、ストレス発散です。初産の母親も、生後3週目までには泣き方の区別ができるようになります。この違いを親は不思議とわかるようになります。そのためには、赤ちゃんが泣くたびに赤ちゃんを落ち着かせるよう、さまざまなことをやってみるトライ・アンド・エラーが必要です。例えば、授乳する、着替えさせる、そっと抱きしめる、おくるみで包み込むなどです。上手くいくものをみつけ出し、次にはそれで対応するのです。でも、前に上手くいったことが今度も上手くいくとは限りません。親になるということは、トライ・アンド・エラーの試行錯誤の過程です。


5か月ころには、泣き方もより意図的になります。要求を訴えるためや、誰か来てくれているかを見るために一度泣き止んで、それからもう一度泣くという具合です。自分の要求と泣き、それによって親の育児行動を引き出すという因果関係を身につけた証拠です。赤ちゃんは、自分が何かすると、決まって何かが起きるということをわかりはじめ、自己効力感を高めます。この因果関係を理解することと自己効力感は、認知発達の大きな一歩です。

6～9か月ころ、子どもは自己調整の方法を身につけるようになるでしょう。自分の親指、おしゃぶり、人形、タオルケットなどや、自分を落ち着かせるための特別な行動パターンなどです。赤ちゃんが泣き出したとき、自分で泣き止むことができるかどうか少し様子をみて、自分自身で泣き止むチャンスを与えてみてください。指しゃぶりやおしゃぶりを吸うこと、お気に入りのオモチャやブランケットなどを使って、自制心を高めようとしているようです。この自己調整の力は、自分を自分でコントロールできるという自己感の感覚と達成感を身につけることでもあります。子ども自身が自分でなんとかしたい、できなくて不満を感じる、それでももう一度やってみるという感覚を学ぶことが大切です。「自分でやった、できた！」という感覚が子どもの発達にはきわめて重要です。親が子どもの泣きに神経質になり必死になってかかわり過ぎると、泣く量も激しさも増します。一歩さがって、穏やかに子ども自分自身がどのように泣き止もうとするかを見守り、その力を褒め、自己調整の力を養ってほしいと思います。

自己調整の方法は、はじめは本人の親指やおしゃぶりが大きな助けとなります。指しゃぶりやおしゃぶりは親の関心事で、指しゃぶりが習慣化するのでは、止められないのでは、汚いのでは、歯並びが悪くなるのではないか、と心配します。しかし、まだ小さな子どもにとって、毎日がストレスに溢れています。指しゃぶりやおしゃぶりは、それらのストレスを緩和する、自己調整の方法です。これはきわめて健全な対処能力です。子どもは、止めさせたい行動にかえってしがみつきます。親が妨げようとすると、かえって習慣化させてしまうこともあります（ずっと指をしゃぶっている子ども、もしくは、5～6歳を過ぎてから極端に指しゃぶりをするようになった子どもは、発達問題のリスクを抱えている可能性が高いようです。また歯科的な問題は、永久歯が生えはじめる前であれば、その後に比べるとリスクは低くなります）。

③　泣きの問題

過敏な赤ちゃんは、時に激しく手の付けられないように泣くことがあります。神経系がまだむき出しの時期の赤ちゃんにとって、刺激が過剰に蓄積して、許容範囲を超えていることが一つの原因です。このような場合、刺激を減らすことが最善の策です。親が慌てて過度に反応したり、怒ったりすれば、その感情はすぐさま小さな赤ちゃんに伝わり、さらに刺激過剰となって、赤ちゃんはより激しく泣き続けます。このサイクルが定着すると、結果として、赤ちゃん自身の自己鎮静パターンを邪魔することになり、手に負えなくなります。

先述のように、赤ちゃんの泣き（特に夜泣き）は、エネルギーの発散と、中枢神経系の再構成の機能があります。親はどうしても、赤ちゃんを静かにしようと、慌てて対応し、やり過ぎてしまいがちです。赤ちゃんが自分でその泣きに対処できるように、少しの間やさしく見守り、自己調整を学ぶ機会を与えると良いでしょう。また赤ちゃんが過敏症ですぐに容量オーバーになる場合、穏やかにゆったりとした手順でなだめることが良いかもしれません。このような赤ちゃんは、一度に多くの刺激を処理することができません。見る、話しかける、抱っこする、やさしく揺らす、赤ちゃんが一つひとつ処理できるように手順を追うことが必要です。

刺激を少なくする手立てをとっても泣き止まない、穏やかにならない場合、もしくは夜間に2時間以上も泣き続ける場合には、神経系の原因や、胃食道逆流症、乳タンパク質アレルギーなどの医学的問題の徴候かもしれません。担当医に診てもらってください。また発達の専門家による、泣きの評価やかかわり方についてアドバイスを受けることをおすすめします。

④　泣きの対応

赤ちゃんの泣きの程度やなだめの反応には個人差があります。声をかければ泣き止むこともあれば、泣き止むことの難しい赤ちゃんもいます。前述したように、それは赤ちゃんの個性でもあります。親は、赤ちゃん自身が自己調整する術を学べるよう支援することが必要です。ここでは、いくつかのなだめの方法を書き記しておきますが、赤ちゃんの泣きを押さえることではなく、辛抱強く、赤ちゃんの自己調整の力に注目してください。赤ちゃん自身が自己調整できるようになることが目標です。

ア　包み込むように抱っこする：赤ちゃんは、母胎内の落ち着いた環境に帰りたくて泣いているのかもしれません。大人には慣れた外界の環境も、赤ちゃんには多くの刺激にあふれた環境です。母胎内にいるときのようにしてあげれば、泣き止みやすいかもしれません。赤ちゃんは、母胎内では丸くなった屈曲姿勢（胎児姿勢といいます）をとっています。逆に赤ちゃんが泣き出したときは、全身が伸び、反り返ったようになります。赤ちゃんを丸めるように包み込むように抱っこしてあげてください（決して急に、押さえつけるようにしてはいけません。図2-4）。また、母親が赤ちゃんを左抱きにすると泣き止みやすいということを聞きます。これは左抱きにするとお母さんの心臓の音がよく聞こえるからかもしれません。赤ちゃんは、母胎内で、お母さんの心臓音を始終聞いています。左抱きにされて心臓音がよく聞こえることで、落ち着きやすくなるのかもしれません。

イ 「おくるみ」にくるむ：赤ちゃんを布や紐でぐるぐる巻きにして育てる、という文化があります。いわゆる「スウォドリング」といわれるもので、このような風習がヨーロッパやアメリカ、アジアなどで数世紀前まであリました。日本の一部の地域でも、このような育児方法を取り入れていたところもあったようです。しかし、このような育児方法が育児放棄や虐待ではないかという論議もあって、身体を動かすほうが赤ちゃんの発達に良いのではという考えや、股関節脱臼の原因となるなどの理由から、今ではほとんどこのような育児習慣はみられなくなりました（今でも南米の一部などではこの子育てスタイルを守っているところもあります）。しかし、赤ちゃんを布でぐるぐる巻きにしなくても、タオルケットなどでくるむことは、赤ちゃんを落ち着かせる効果があります。また、外からの刺激によって引き起こされる身体や手脚のピクッという反射運動を防ぐことができます。過敏な赤ちゃんは、

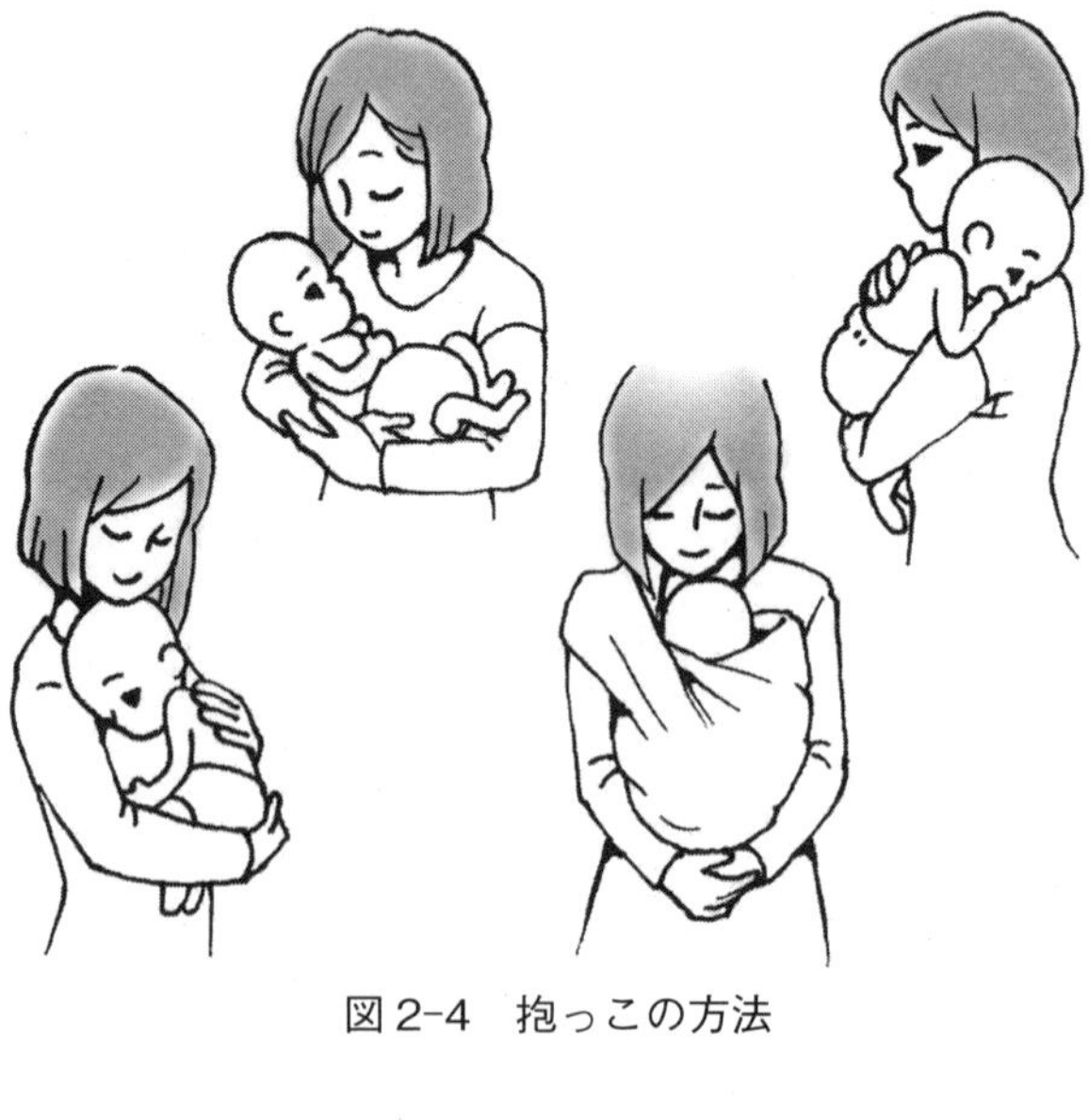

図 2-4　抱っこの方法

外からのちょっとした音や触覚刺激に反応し、それに自分がびっくりして泣きだしてしまいます。おくるみは、そのような泣きの引き金となる刺激から赤ちゃんを守ることができます。私たちの研究でも、神経過敏な赤ちゃんを布にくるんでやると、一日の泣き時間が短くなり、その分機嫌のよい時間と睡眠時間が長くなりました。また落ち着いた時間が長くなることから、赤ちゃんの行動反応（運動や相互作用の力）も改善されるという結果でした。

図におくるみの方法を示しました（図２-５）ので、一度試してみてください。注意することは、動きをある程度抑えるようにしっかり巻くことですが、強く巻きすぎないことです。特に股（股関節）の辺りは脱臼の危険性がありますので、少しゆるめに巻いてください。また赤ちゃんは熱の発生が高いため、暑すぎないようしてください。薄着（肌着一枚程度）にしてくるむと良いでしょう。

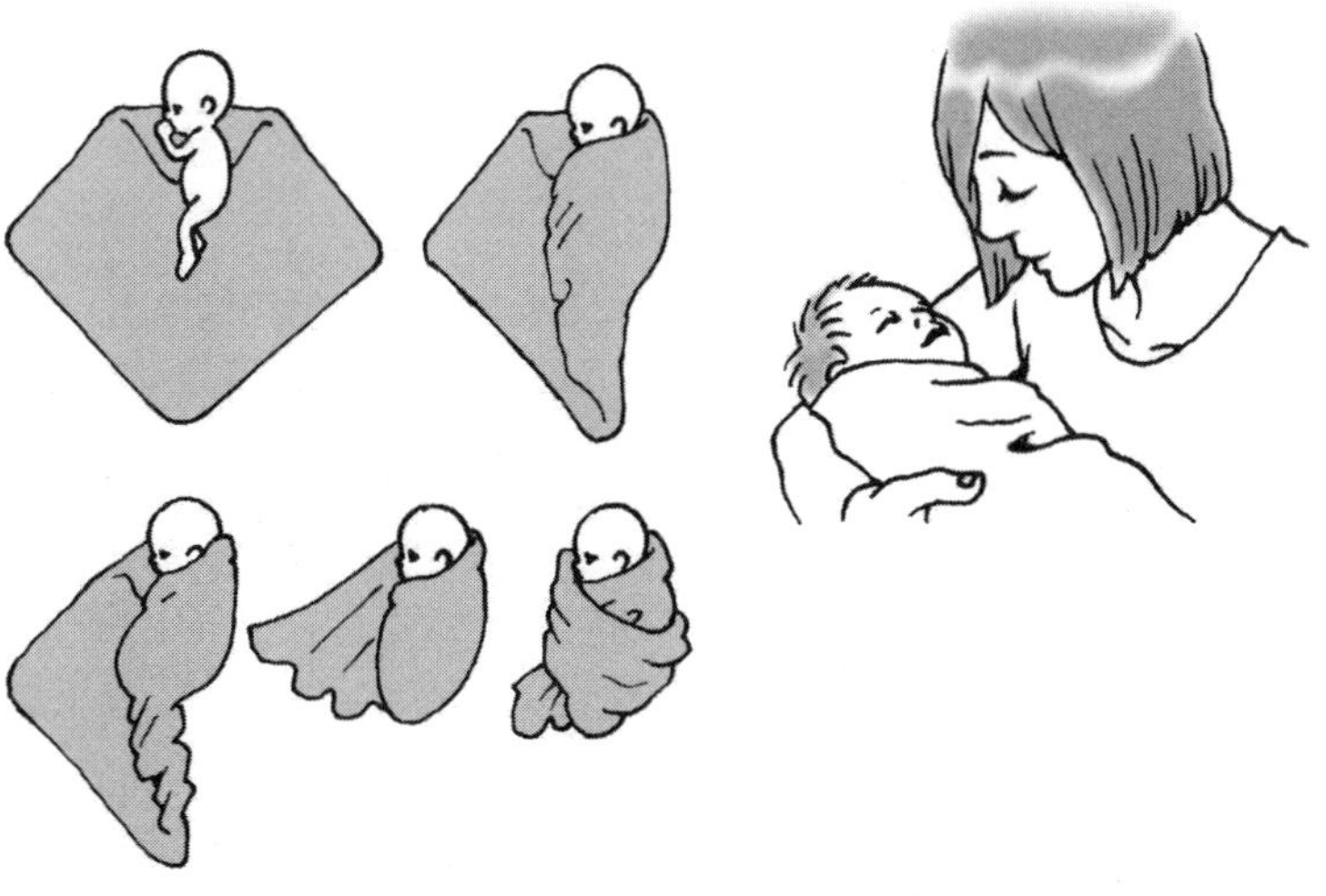

図 2-5　おくるみとその方法

ウ　声や音を聞かせる：声かけや音を聞かせること、歌を歌ってあげることも赤ちゃんの気を紛らわせ、泣き止ませることに役立つようです。泣いている赤ちゃんに、「どうしたの、お腹がすいたの」「お乳（ミルク）をあげるね」とやさしく声をかけてあげてください。母親が慌てないようにすることが大切です。母親の感情は赤ちゃんに伝わります。少し気がまぎれて泣き止むことができるでしょう。泣くことに集中して、声かけに注意が向かない時は、少し大きな声で注意を引くようにして、声かけも強弱をつけて、注意をそらしても良いでしょう。そして泣き止んだら、「はーい、大丈夫ね、おりこうに泣き止むことができるね」と、やさしく言ってあげてください。また掃除機の音やテレビの砂嵐の音（テレビの放送終了後に流れるザーという音：ホワイトノイズ）やシャワー音などを聞かせると、泣き止むことがあると聞きます。このような音は、赤ちゃんには母胎内で聞いていた母親の血流音に近い音だということです。

エ　やさしく揺らす：赤ちゃんをやさしく抱っこして、揺らすと泣き止むことは皆さんよく経験されていることでしょう。また、車でドライブすると激しく泣いていた赤ちゃんもいつのまにか泣き止んでいます。このようなゆらゆら（前庭刺激）は、母胎内にいたときの状況と似ているからのようです。やさしくゆっくり、縦揺れや横揺れの赤ちゃんの好む方向で、赤ちゃんを揺らすというよりも、親が揺れる感じが良いでしょう。急に強く揺らしすぎてはいけません。赤ちゃんの首はまだすわっておらず安定していませんので、やさしくしっかりと首（頭）を支えて、頭がぐらぐらしないようにしてください（赤ちゃんを強く揺さぶることによって生じる重大な問題は、「乳児揺さぶり症候群」です。これは脳の成熟と機能が未完成な生後1歳未満、とくに6か月未満の乳児が急に激しく揺さぶられたり、「高い高い」をされることで生じる脳障がいなどです。決して、赤ちゃんを激しく揺さぶらないこと、「高い高い」を激しくしないよう注意ください。また、車でドライブをするときは、頭や身体がぐらつかないように、ベビーシート（チャイルドシート）などを適切に利用してください）。

オ　「おしゃぶり」（乳首）を与える：泣いている赤ちゃんにおしゃぶりをくわえさせると、とたんに泣き止みます。また眠いときやぐずついてなかなか眠れないときにも、おしゃぶりは効果的です。おしゃぶりは、赤ちゃんの気を紛らわせ、赤ちゃんは口からの刺激によって満足を得ることができるようです。赤ちゃんは、母胎のなかでもよく指しゃぶりをしていて、自分自身が落ち着けることを学習しているようです。おしゃぶりによって歯並びが悪くなるのではないかと聞きますが、そういうことはないようです（前述）。

(5) 運動の発達

身体の成長とともに、首がすわり、寝返り、お座り、ハイハイ、つかまり立ち、歩行ができるようになるにしたがい、親は子どもの発達を認識し、そのつど大きな喜びと安心を感じられることでしょう。一方、そのような運動発達が遅れると親は不安を感じます。定型的な発達や年齢の近い子どもと比較して、「うちの子はまだ歩かないけど、大丈夫?」「いつになったら歩くの?」と何か問題があるのか心配になることは当然でしょう。また周囲からのプレッシャーも気になります。特に、小さく生まれた赤ちゃんの場合には、そのような不安な気持ちがよりいっそう強くなります。しかし、このような心配はあたりまえのことです。一人ひとりの赤ちゃんに個性の違いがあるように、運動発達の仕方にもそれぞれの仕方があります。赤ちゃんの運動経験を豊かに、それぞれの発達の仕方を支えていくことが大切です。

簡単に赤ちゃんの運動発達の過程を概観します（図2-6）。

赤ちゃんの運動機能の発達は、脳の発達、すなわち神経系のネットワークの成熟を反映しています。生まれたばかりの赤ちゃんの神経系はまだ未成熟で、姿勢や運動をコントロールすることはできません。赤ちゃんの成長発達とともに、神経系が脊髄、脳幹、中脳、大脳皮質と発達するにしたがって、首がすわり、手脚を自由に動かし、寝返りができ、そしてハイハイ、お座り、立つこと、歩くことができるようになります。このように運動の発達は神経系の発達に伴い、頭から足の方向へ、また中枢部から末梢部の方向（身体の中心部から先の方）へとすすみます。

生まれたばかりの赤ちゃんは屈曲姿勢（丸くなった姿勢）ですが、しだいに背中側の筋肉（姿勢の発達に関連した伸筋群）が発達してきます。このころの赤ちゃんの運動は、自分で運動をコントロールすることはできず、不随意的な反射や自発的な運動が主です。一方、赤ちゃんの感覚系（触覚・視覚・聴覚・味覚・嗅覚・平衡感覚）はすでに機能していることから、自分自身の反射や自発運動からも感覚入力を受けることになります。生まれたばかりの赤ちゃんは、外界と自分自身からの感覚刺激の入力の嵐に混乱することでしょう。しかし、赤ちゃんはこの感覚刺激を上手く対処し調整するように、運動機能を発達させます。動くことで、感覚と運動の円環が生まれ、外界と自分との関係を学んでいきます。

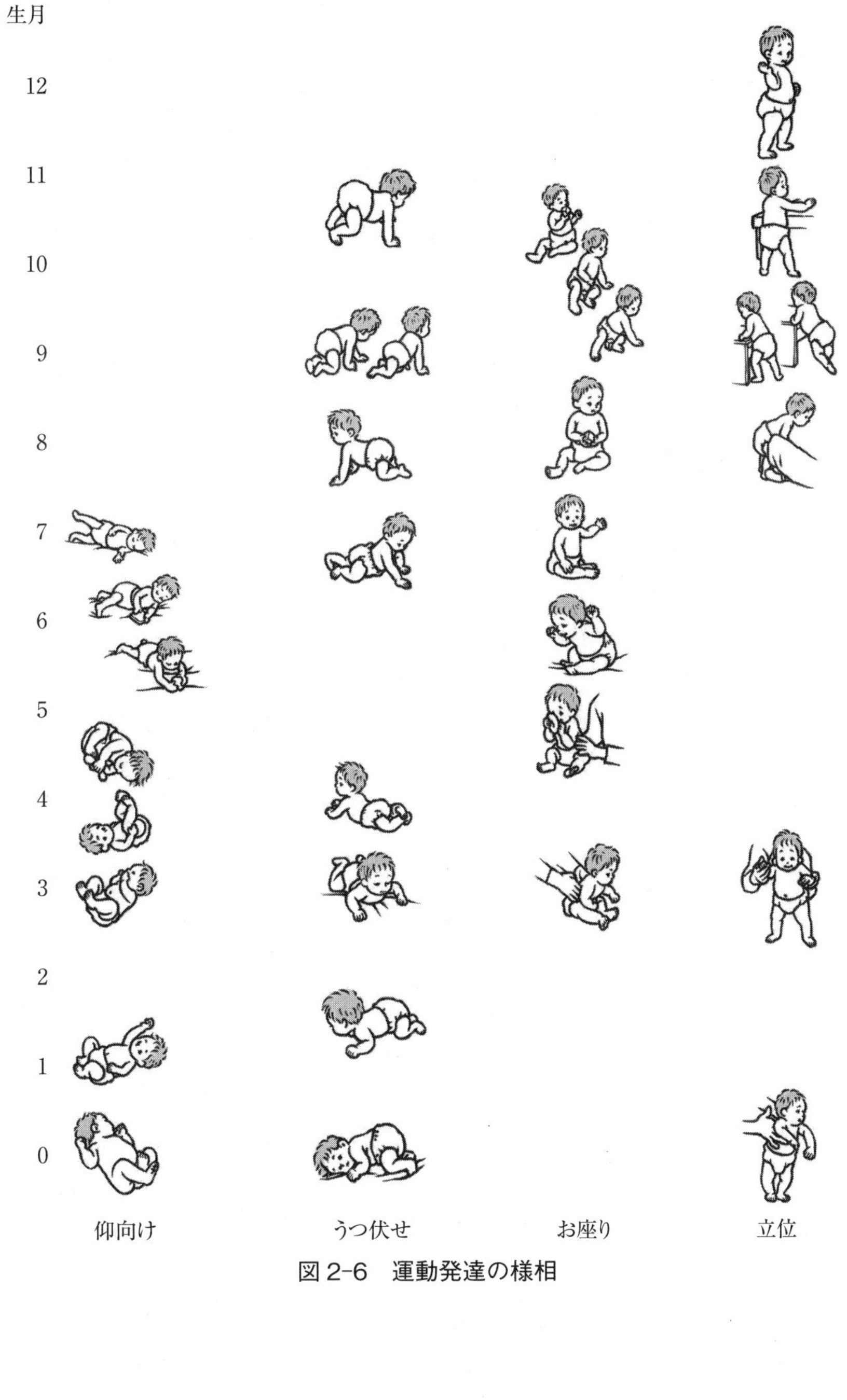

図 2-6　運動発達の様相

2～3か月ころ、反射活動は姿を消し始め、自分の意志で随意的に運動をコントロールすることができるようになります。この時期は、反射運動から随意運動の移行期です。自ら動き感じることで、自己と外界の境界が生じてきます。頭部のコントロールが進み、仰向け姿勢では自由に首を動かして、見える物や聞こえる物を探し当てます。頭部と体幹が分離すること（頭部の自由度が増す）で、赤ちゃんの視聴覚機能と、目と耳と頭の探索行動が発達します。仰向け姿勢で、重力に抗した活動が始まり、手脚を活発に動かして、空間で保持したり、身体をねじったりできるようになります。うつ伏せでも頭を垂直に持ち上げ、前腕で上体を支持し、ときには腕を伸ばして身体を支えるようになります。腹這いやハイハイ移動の準備段階です。首のすわりも完成し、身体を支えると座った姿勢を保つことができ、赤ちゃんの抱っこが随分楽になります。手は、把握反射（手を握り締める反射）が漸減し、手を握ったり開いたり、自分の手を眺めたり、おもちゃを握らせると握って遊ぶことができます。赤ちゃんは、手拳や指しゃぶりして、自分の手を認識し、手と口の協調性を発達させます。赤ちゃんの運動の学習（記憶力）は、3か月ころその兆しがみられはじめますが、運動の学習は赤ちゃんが動くこと自体が赤ちゃんをコントロールしているようです（自転車に上手に乗る練習をすることで、自転車に上手に乗れるようになります）。

時々、うつ伏せの嫌い（苦手）な赤ちゃんがいます。その要因として、お腹の辺りの過敏性があります。お腹の辺りのマッサージやお母さんのお腹の上でうつ伏せ練習をすると良いでしょう。（p．184、図2-20（b）参照）

5～8か月ころになると、身体を自由にコントロールすることができ、多彩な姿勢と移動運動がみられるようになります。仰向けではうつ伏せへの寝返り、両下肢・骨盤帯（下部体幹）の持ち上げ運動、手で足をつかんだり、足を口に入れたり、横寝でも遊んだりします。うつ伏せでは仰向けへの寝返り、腹這いでの回転運動、次には腹這い移動、そして四つ這いのハイハイとすすみます。うつ伏せの時、手にしたいおもちゃは目の前にあると、その姿勢で身体を回転させて、動き回ることを覚えるでしょう。そして7か月までに、赤ちゃんは腹這いで前進運動をはじめます。寝返り、腹這いでの回転、そして前進運動は、赤ちゃんの自発性を促し、外界への探索と次の動作への意思を高めます。腹這いは、最初は身体を後ろに押してしまうため、後ろに進み、おもちゃの目標からは離れてしまいます。思い通りにならず、泣き出します。赤ちゃんは欲求不満を覚えますが、幾度もチャレンジし、最後には両手と両ひざを使って前へ進めるようになります。赤ちゃんの世界は、身の回りから大きな拡がりの第一歩となります（腹這いのやり方は多様です。また腹這いをしない赤ちゃんもいます）。

8か月には、四つ這い姿勢で身体を持ち上げて、身体を前後に揺すったりして、体幹筋を鍛えます。そして、四つ這い姿勢の安定を練習して、8～9か月ころには四つ這い移動（ハイハイ）を身につけます。この時期、赤ちゃんの認知発達はさらに発達し、強い好奇心の塊のようです。赤ちゃんの探索意欲が運動発達を促し、また運動機能が探索意欲を高めます。赤ちゃんが新しいことに挑戦し、上手くいかずにイライラしても、次には成功します。そして赤ちゃんは満足感を覚え、大喜びです。このようにして、赤ちゃんは運動機能と自己調整、自己効力感を養っていきます。親が手出ししすぎず我慢強く、赤ちゃんのなかにある強い衝動と熱心さを理解し、赤ちゃんの内なる推進力を育てていくことが大切です。

ハイハイができるようになると、空間が広がります。それは、場所の広がりとともに、記憶と思考の発達、そして時間の概念に結びつきます。赤ちゃんはハイハイをして外界を旅します。今の場所から未来の場所へ、未来からは現在は過去となります。場所の広がりは、記憶と時間の広がりを意味します。場所と記憶と時間の広がりは、赤ちゃんの不安や恐怖の感情にもつながり、それを克服する自立心を育むでしょう。親が安全基地になって、赤ちゃんが安心して、ハイハイし、外の世界を探索ができるよう環境を整えてください（図2-7）。

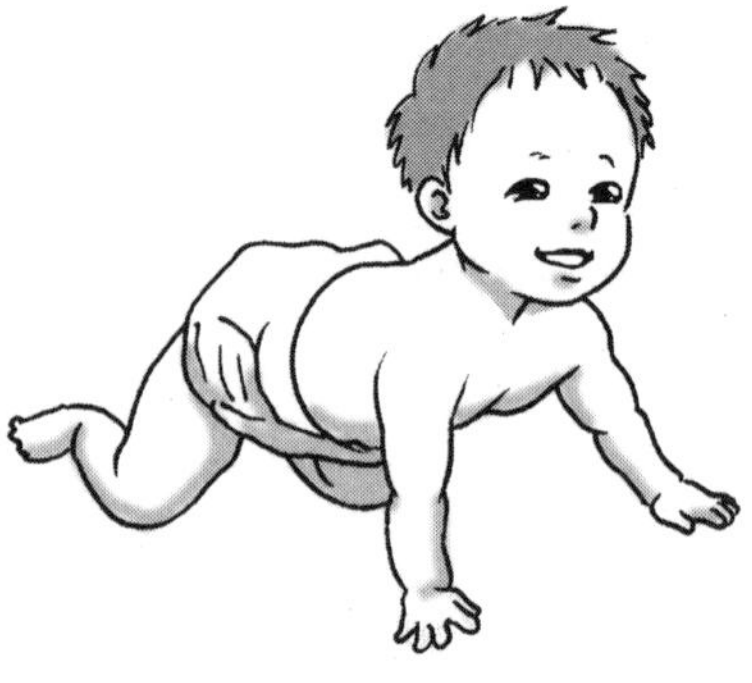

図2-7　ハイハイする赤ちゃん、世界の広がり

9か月ころには、お座りも安定し、仰向け―横向き―うつ伏せ―四つ這い―お座りのさまざまなパターンと変化に富んだ姿勢で遊ぶようになります。赤ちゃんが一人で座れることは、成長発達の一つの主要な道標となります。お座りは、5か月ころの赤ちゃんは、両手を前につけて、前かがみで支持基底面を広くして座ります。まだ腰から下が不安定だからです。この状態では動いたり、頭を動かしたり、手を使って、物を探索することはできません。7か月くらいから両腕の支えを必要としなくなり、短い時間、背中を伸ばして自分で座ることができるようになります（腹這いや四つ這いを経験することで体幹筋が発達するからです）。そして8か月を過ぎるころには、四つ這いから自分で座るようになり、座った姿勢で自由が利くようになるでしょう。バランスが安定し、身体をひねったり、両手を自由に動かして盛んに探索します。

座ることと手のスキル、口腔機能には密接な関係があります。進化的には、手のスキルの発達は、口の機能を発達させて、言語の発達に寄与したといわれます。四足動物は、手が自由でないため、口で物を探索しますが、二足動物は座ることで、手が自由になり、手で物を探索することができます。これにより、口が自由になって、言語を使いこなす口腔機能を獲得するに至ります。座ること、手を自由に使えるようになること、そして言葉を話すことはつながっているのです。このように、お座りができることで、視野が広がり、手と目の協調性が増し、手の自由度が解放されます。6か月の時点では、指の動きはまだひと塊で分化していません。物をつかもうとするときは、手全体を使います。7か月になるころには、その巧緻性スキルが増します。片方の手からもう片方へ物を移す時、指で探りはじめます。この過程で、赤ちゃんは徐々に人差し指と親指を分化させ、手のスキルを高めます。8か月には、親指と人差し指をピンセットのように使い、小さなものをつまむことができるようになるでしょう。いったんこれができるようになると、赤ちゃんは目についた小さな物を片っ端から、床のごみでも何でもつまみます。すべてが赤ちゃんにとっては興奮の種なのです。つまんだものは口へ、そして、口のなかでさらに探求します。ですから、赤ちゃんの周りの環境を安全に清潔にしておかなければなりません。そして、12か月ころには、手のスキルがさらに発達して、オモチャをひっくり返したり、押したり、引いたり、転がしたり、投げたりして、探索と操作遊びをしながら、自分の行為と結果の因果関係を学習します。また、このころになると、赤ちゃんの利き手がしだいにみえてきます（もちろん、その後も何度かその嗜好が変わることがあり、書くときにどちらの手を使うかが落ち着くのは5～6歳ころです）。このころ、赤ちゃんはいろいろな探索行動には利き手を、一方の手はおしゃぶりをしているようです。また赤ちゃんの身体の中心のところにおもちゃをやると、赤ちゃんのその時点での利き手が先に出るようです。

10～11か月ころ、物につかまって膝立ちや立位の練習をします。ハイハイから親の膝の上によじ登ったり、テーブルにつかまり立ちをします。下肢の支持性とバランスが発達するに従い、屈伸運動、伝い歩き、立位から穏やかに尻もちをつく、ゆっくりとしゃがみ込むなどの動作を覚えます。そして、手の支えが必要でなくなり、一人立ちをはじめます。赤ちゃんが立ちはじめると、椅子でもテーブルでも何か掴めるものがあれば、それを支えに赤ちゃんは立ち上がろうとします。赤ちゃんは自分の身体をコントロールする感覚を覚え、自分のしたいことをやれるという自己効力感を身につけるでしょう。一方、この段階の赤ちゃんはできる限り長い時間立っていようとしますが、動くことができずに、欲求不満で泣き出してしまいます。自分のわくわく感や動きたい欲求と、まだ身体がコントロールできないもどかしさをあらわします。そして、赤ちゃんは立って動く経験と何度も転ぶ経験をすることで、立位での身体のコントロールとバランス感覚を学びます。バランスを崩し転ぶ経験が、赤ちゃんの運動機能を高めます。赤ちゃんが転んでも怪我をしないように見守り、床にマットを引くなどの安全面での工夫が必要です。

時々、立たせようとする脚を引っ込めて、足を地面に着けることや立つことが嫌い（苦手）な赤ちゃんがいます。その要因として、足の裏の過敏性があります。足の裏のマッサージや、足の裏をしっかり地面につけて座る練習をすると良いでしょう。

初歩は平均生後12か月ころで、多くの赤ちゃんは1歳3か月前後に歩きはじめます。立位ができるようになる10か月ころには、まず足首、膝から臀部を固く連結させて、立つことを学びます。そして立つことに余裕が出てくると、つかまり立ちで屈伸運動をしたり、伝い歩きを練習することで、関節の連結が再び緩めながら、足腰の筋力とバランス力を養います。歩行は、このように立位の安定の限界が十分に探索された後に、ついに勇気を出して両手を離して、歩きはじめます。それは、転んでも大丈夫な安定性と不安定をともなった歩行です。はじめは、よろよろと何回も転びますが諦めません。転んでも、手をついて安全を確保できます。歩けるようになるまで、くじけずにやり続けます。そして、歩き出したとき、満面の笑みで満足感を表情にあらわします。「どうだ、ついに歩きはじめたぞ」といわんばかりです。

赤ちゃんが歩けるようになった直後は、一日中歩きます。バランスを取るために、お腹を前に突き出し、両手を上げて、両足を開いて外股で、よちよち歩きます。歩くのに慣れて、バランスを取れるようになると、両腕は下がってきて、両足の幅が狭くなり、平行になります。歩きはじめから約1か月かかります。さらに、自分の頭より高い所のものに手を伸ばしたり、歩きながら見上げたりできるようになるには、2か月かかります。向きを変え、膝の曲げ伸ばしができるようになるには2～3か月の経験を積むことになります。歩行の獲得は、自立への窓を開きます。赤ちゃんは自分の世界を開きます。その喜びとともに、親から離れていくことに不安も覚えます。親は、赤ちゃんがいつでも戻ることのできる安全基地です。そうすることで、赤ちゃんは外の世界に自立して行けるようになります。さ～、安心していきなさい！

(6) 認知機能の発達

赤ちゃんは母胎内から、一通りの感覚機能（見る・聴く・味わう・嗅ぐ・感じる（触覚）・揺れるなど）や、原始反射や自発運動の運動機能を身に付けて出生します。生まれたばかりの赤ちゃんも、親の顔をじっとみつめ、母親の声にとてもよく反応し、社会心理的な交流を促します。このように、赤ちゃんは感覚運動機能を中心とした学習機能を備えて生まれてきます。生後は、これらの生得的な機能を基盤にして、神経系の発達と能動的な感覚運動経験によって、記憶や理解、推論、判断、想像（そして創造）などの認知機能を発達させます。[4]

認知機能の発達理論は、「ピアジェの認知発達理論」が基本となると考えられます（表2-3）。ジャン・ピアジェ（Jean Piaget、心理学者）は、子どもの認知機能の発達は子どもと環境との相互作用によって発達すると考え、子どもの能動的な行動と環境からの応答が重要であるとしています。その理論では、出生から2歳までを「感覚運動期」とし、認知発達には赤ちゃんの感覚運動の経験が基盤になるとしています。赤ちゃんが自分の身体を使って動き感じることが、認知機能の発達原理であるということです。

生後から赤ちゃんは、生まれつきもっている感覚機能や反射活動、自発運動を介して、外界にかかわります。視聴覚や触覚などの感覚機能を介して外界を認識し（感じ）ます。また例えば把握反射（手掌に触れた物を握る）や吸啜反射（口に触れた母乳や手指などを吸う）などの反射活動によって身体を動かします。赤ちゃんは感覚刺激の嵐にみまわれますが、外界と自分の感覚と運動の循環によって、赤ちゃんは自分と外界の関係を認識しはじめます。赤ちゃんは、自分と外界の関係を探索し学習する主体的な存在です。赤ちゃんへの感覚入力は、それぞれバラバラ（例えば、視覚、聴覚や触覚はそれぞれ異なった感覚情報）ですが、赤ちゃんはそれぞれを関連付けて物事の本質を把握しているようです（共感覚といいます）。母乳の味、口からの感覚、肌のあたたかさ、空腹が満たされる満足感が一体となって母親の愛情を学ぶようです。

表 2-3　ピアジェの認知発達理論

感覚運動期	a）反射の時間 （0 ～ 1 カ月頃）	生得的な原始反射により、平常に触れた物を把握したり、口に入ったものを吸啜したりするなどして、感覚運動機能を高める。
	b）第一次循環反応 （1 ～ 4 カ月）	反射動作に修正・分化が起こり、最初の適応反応をもたらす。 例）たまたま口に入った手指を反射的に吸啜して、ここちよいことに気づくと指しゃぶりを続けるなど。
	c）第二次循環反応 （4 ～ 8 カ月）	・身体動作によって引き起こした外界の変化を理解し、行為と結果の関係を見いだし、興味が生じる。 ・意図的に外界を操作し始める時期で、目的と手段が分化し始める。 例）ガラガラを振って遊ぶ、頭の上のモビールを動かして遊ぶ。
	d）二次的シェーマの協調 （8 ～ 12 カ月）	・手段と目的を結びつける時期。 ・それまでに獲得した、見る・聴く・把握するなどの独立した動作シェーマを相互に関連付けて行動（行為）ができるようになる。
	e）第三次循環反応 （12 ～ 18 カ月）	・試行錯誤で新しい適応行動を発見する時期。 ・子どもは外界の対象物に対して既知のシェーマを適用し、その結果を見ながら、あたかも実験しているかのように試行錯誤しながら、新しい適応行動を発見する。
	f）心的結合による新しい手段の発見 （18 ～ 24 カ月）	・新しい手段の発見の時期。 ・前段階の手当たり次第の試行錯誤の行動から、まず頭の中で試行錯誤をしてみて、適切な方法を試行・実行することで問題を解決する。 例）棒や台を使って、手の届かないものを取るなどである。 ・積木を自動車に見立てて遊ぶなどの象徴的な遊びをするようになる。

2か月ころ、赤ちゃんは親の顔を長い時間見つめ、にっこりと微笑みます。笑みを返すと、赤ちゃんは微笑み続けます（図2-8）。喜怒哀楽の「喜」と「楽」の感情の表出です。嬉しさで身体をくねらし、ちょっとだけ気持ちよさそうな声を出すかもしれません。赤ちゃんが、自分の行為によって親の反応を引き出すこと（因果関係、随伴性）を学びはじめた証拠です。自分が期待するようにならないときには、赤ちゃんは欲求不満をみせるようです。健診では、親と赤ちゃんが微笑み合ってコミュニケーションを取っているかどうか気をつけます。赤ちゃんは親の注意を引こうと懸命です。思い通りに親の注目を得ると、赤ちゃんの顔はパッと明るくなり、頬が上がり、嬉しさで短く甲高い声さえ出すかもしれません。自分の期待通りにいったとわかるのです。また、赤ちゃんは自分の手をなめたり、ながめたり、両手を合わせたりして、自分の身体を探索します。「これは私の手」「吸っている手は私の手」というように、自分自身の身体を自分のものとする感覚（身体保持感や運動主体感）を養っていきます（図2-9）。それが行為の背景として、無意識下における自分の身体の感覚となるでしょう。そして、赤ちゃんは自分と外界の境界を身につけ、自分と外界の関係を学びます。

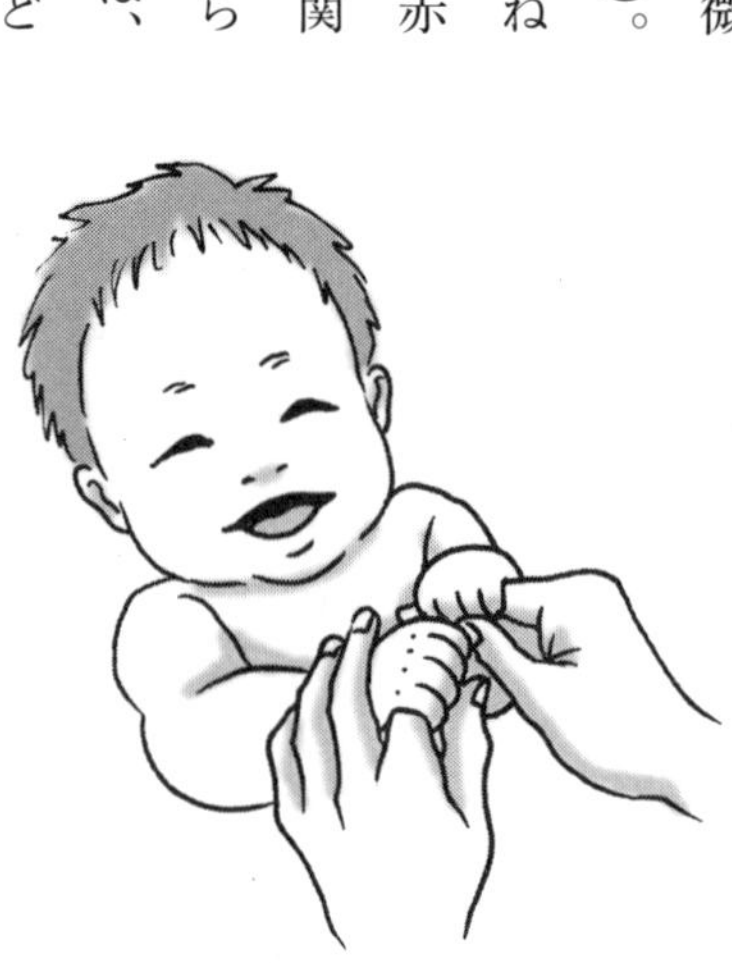

図2-8　輝く赤ちゃん

3～4か月ころ、反射行動が弱くなってきて、意図（随意）的な運動が活発になってきて、自分の身体をつかって、外界に積極的にかかわり感覚運動遊びを繰り返します。この4か月ころが発達の革命期となる1つのキーエイジ(key age)で、最初の学習が始まります。視覚、聴覚、触覚などの感覚機能と運動機能が発達し、相互に協調して、外界への関心が広がります。手を伸ばしておもちゃをとったり、タオルケットを引っ張ったり、ガラガラを振って遊んだり、頭の上にぶら下がっているおもちゃを動かして遊ぶなどです(図2-10)。自分の行動が引き起こした外界の変化に興味を示し、その結果を繰り返して楽しみます。そして、目的と手段を結び付けて、意図的に外界を操作することを覚えていきます。このように、自身の行為と外界へおよぼす影響との随伴性を見いだし、因果関係を探索することが学習の基本となります。赤ちゃんはこのような随伴行動を通して、自分が外界に変化をもたらすことができるという自己効力感を学び学習力を高めていきます。また、おもちゃを握って遊ぶことは、おもちゃの感覚を認識することと、おもちゃを手にしてそれを操作している自分自身の認識にもつながります。

視覚や聴覚の感覚機能が発達することで、赤ちゃんは注意散漫に

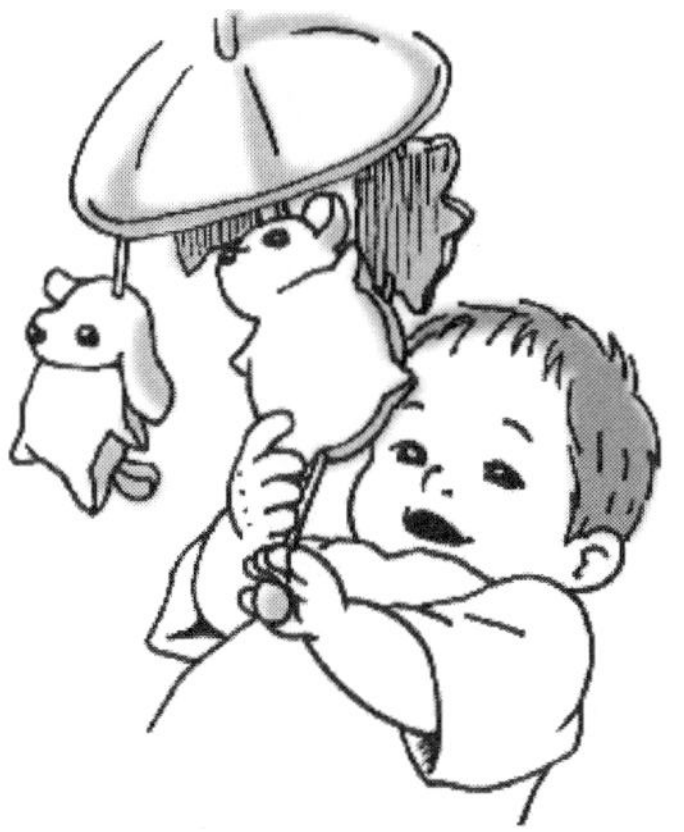

図2-10　おもちゃの探索

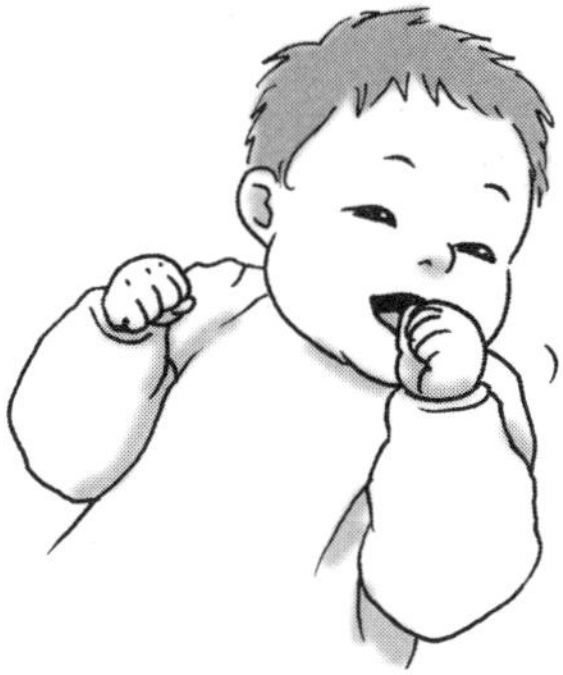

図2-9　身体への探索行動

もなります。これまで集中して上手に飲めていた授乳も、関心が損なわれることがあります。授乳のときなどは、テレビや音楽を消すなどして感覚刺激を少なくすることが大切です。

4～5か月の赤ちゃんは、何かに手を伸ばす、物を口に入れる、つかんだものを片方から片方の手に持ち替えるなどなど、目と手と口で物を探索することを楽しみます。片方の手からもう一方の手へ、物を持ち替えられるようになることは、物で遊ぶことへの大きな一歩です（学んだことを数日間覚えていられるようです）。この時期、赤ちゃんにとって、寝返りは大きな運動の発達変化です。最初の寝返りは、偶然の産物です。仰向けでゴロゴロと身体をよじっているうちに、偶然にくるりと回転すると、うつ伏せ姿勢になります（これは立ち直り反応という姿勢の調整反応です）。赤ちゃんはびっくりして泣き出してしまうかもしれません。その後しばらくは、またやってみようとはしないかもしれませんが、その偶然が何度か起こるうちに、自分で寝返り運動を覚えて、うつ伏せでの遊びができるようになるでしょう。

このころの赤ちゃんはまだ人見知りをしませんので、赤ちゃんは見知らない他人の顔をよく観察し、親の顔との違いを探索します。このような学習が「人の永続性」、すなわち人は目の前に存在しなくても実在するという認知機能につながります。また親と他人の顔の違いの認識が、人見知り、そして親からの分離不安となります。

6か月以降になると、赤ちゃんの知能は飛躍的に増し、親も「近ごろ知恵がついてきたなー」と感じるころです。この時期の特徴の一つは、「手段」と「目的」を結びつけることで因果関係を学びます。このころには、赤ちゃんの記憶力も発達し「こうすれば、こうなる」「こうするには、こうしなければならない」という行為の結果と身体の使い方を学習します（記憶力は3か月ころにはその兆しがみられはじめます）。5～6か月で、赤ちゃんの視覚機能は新たな発達段階を遂げます。赤ちゃんの見知らぬ人に対する反応が明らかに変化します。いわゆる、人見知りです（図2-11）。

5～6か月の健診の時、赤ちゃんは怪訝な目と表情をして私をみます。私は赤ちゃんに侵襲し過ぎてはいけないと考え、赤ちゃんの顔をみないようにします。それでも、赤ちゃんは私を注視します。顔を覗き込んだりしようものなら、間違いなく赤ちゃんは泣き出してしまい、診察の間ずっと泣き続けるでしょう。赤ちゃんの顔を見ないで、赤ちゃんが慣れるまでしばらく様子をみて、小さな声でやさしく話しかけなければなりません。このころの赤ちゃんの感覚は鋭く、一つひとつを注意深く観察し認識しようとします。このようなときに、急に接近したり、顔をのぞき込んだりすると、赤ちゃんは混乱します。一つずつ取り込んで慣れるための時間と空間が必要です。人見知りは、親と離れることへの抵抗感を強くします。親以外の人とのかかわりを拒否し、赤ちゃんは親のみとの安定した関係を欲します。このような変化は親にとっても驚きです。これは認知の急激な発達期にみられる一つの現象で、一時的な依存です。このような見知らぬ人に対する赤ちゃんの混乱や泣きの反応は、親にも発達の支援者にとって

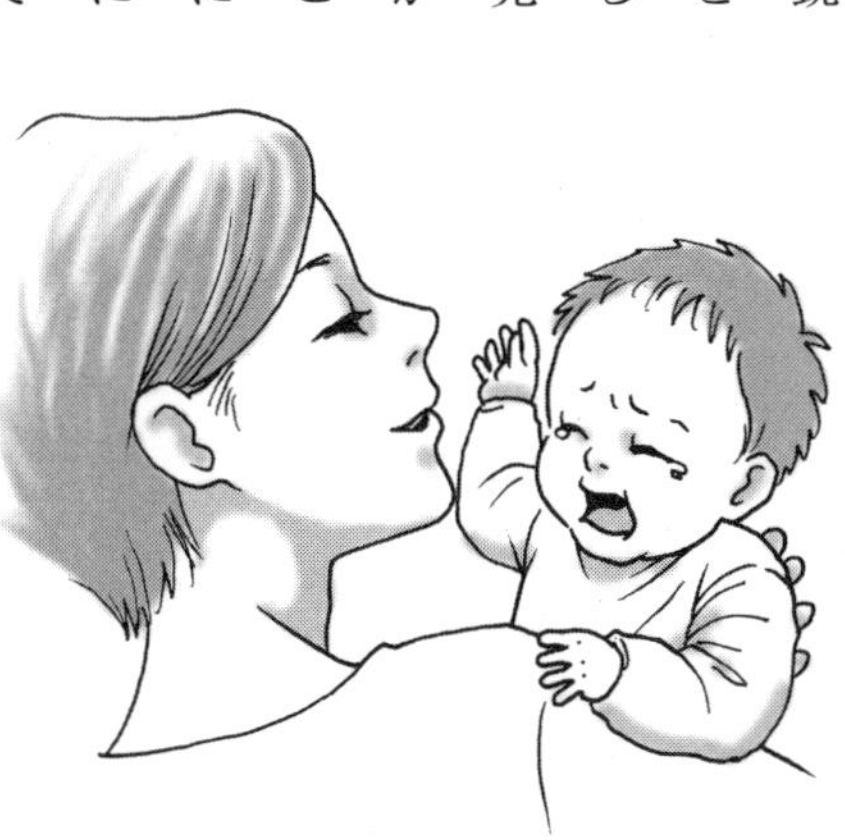

図2-11　人見知り

も難しい課題ですが、赤ちゃんの発達過程としては歓迎すべきことでもあります。赤ちゃんが誰か新しい人に出会う場面では、侵襲的にならないよう、徐々に慎重に、はじめは短い時間から慣れさせる必要があります。

7～8か月、赤ちゃんがおもちゃを見ているところで、あなたがそのおもちゃを布の下に隠すと、それを探し当てて取り出そうとします。また隠したおもちゃを違うおもちゃと取りかえると、目を丸くして驚くようになります。「物の永続性」の感覚（物が目の前から無くなっても、実際には存在するということがわる認知機能）が発達してきているようです。このころ、赤ちゃんは腹這いやハイハイを覚え、自分で動くことができるようになります。動くことで、自分と空間や物の関係を学びます。自ら動き回りおもちゃを見つけようと布や箱をひっくり返し探索することは、物と場所（あそこにはあれがある）の記憶力を養います。赤ちゃんの永続性は表象の世界を開きます。

9～10か月は、赤ちゃんの認知能力が花開くキーエイジです。物の永続性が明らかになるでしょう。9か月前の赤ちゃんは、おもちゃが目の前からなくなる（隠される）と、キョトンとした表情ですが、9か月を過ぎると、すぐに布を払いのけておもちゃを見つけ出すことができるでしょう。これは、永続性が獲得された証拠です。赤ちゃんは、「イナイナイバー」に大喜びして、人の永続性を学びます（図2-12）。イナイナイバーで、あなたの顔を見せて何度か遊んだ後で、今度はイナイナイバーで違った顔（舌を出したべーの顔など）を見せると、少しびっくりして笑います。赤ちゃんは自分が予測したことと違ったことを楽しむのです。イナイナイバーや、物や人を隠すゲームを何度も繰り返して遊んでいるうちに、赤ちゃんは物や人の永続性を完全に理解するとともに、物事を予測する力も発達させます。

人の永続性が理解できるようになるにつれて、親が目に見えるところにはいなくても、別の所にいるということがわかるようになるとともに、赤ちゃんは親が自分と一緒にいないということもわかりはじめます。そうすると、赤ちゃんは親から離れることが不安になり、辛くなります。これは、親と離れたがらない、「後追い」がみられる兆しでもあります。親がいなくなるときの不安や恐怖、そして親が一緒にいるときの喜びや安心が、親子の愛着をさらに強化することになります。また喜びや安心、そして不安や恐怖は、怒りや欲求不満（フラストレーション）の複雑な感情も発達させるでしょう。赤ちゃんが楽しく遊んでいたおもちゃを取り上げると、不快感とともに怒りを表現するようにもなります。赤ちゃんのこころの表出が芽生えるころです。

そしてこのころの赤ちゃんは、手をパチパチ、大きい大きい、バイバイ、オツムテンテンなどの真似（模倣）遊びをします。これも、強力な学習モードを身につけはじめます。赤ちゃんにとって大切な学習能力の一つが、模倣（真似ること）です。通

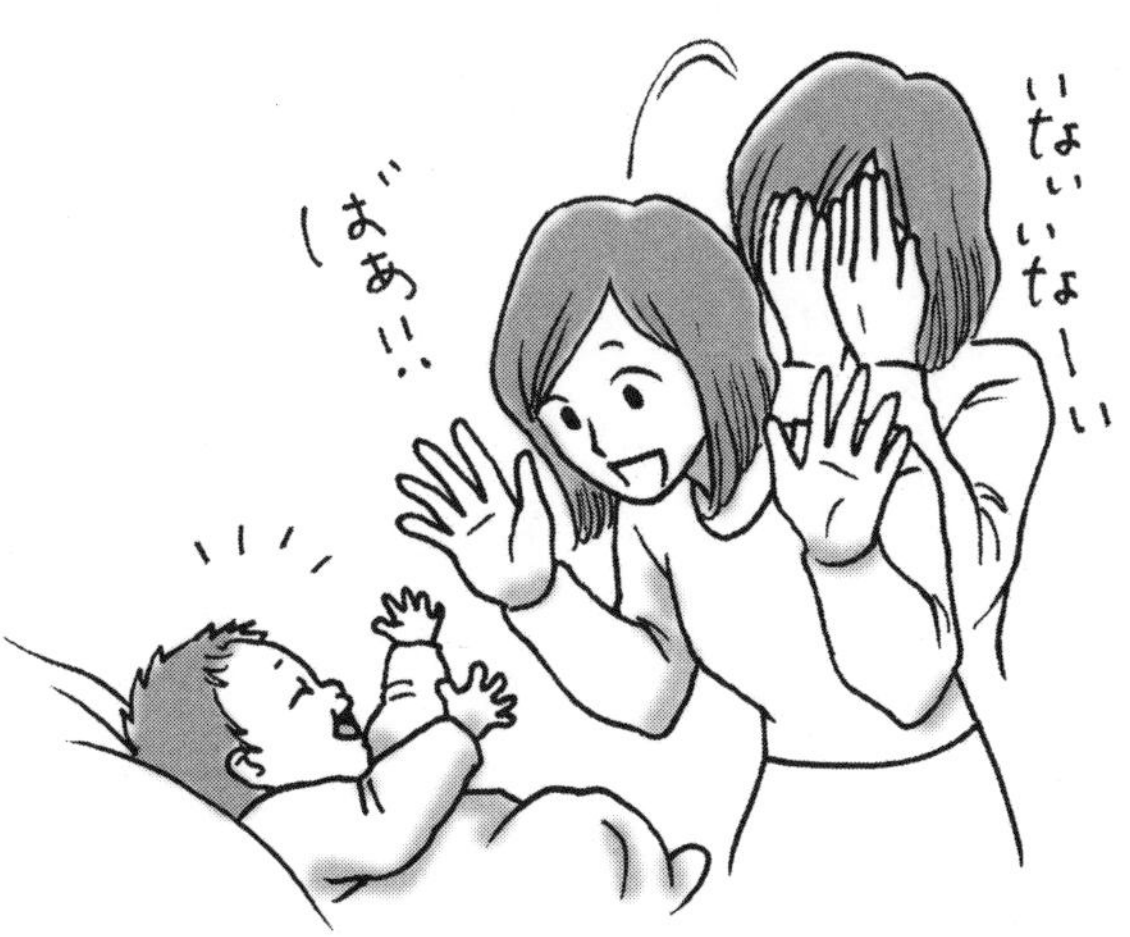

図2-12　イナイナイバー遊び

常8か月ころになると模倣が表出されてくるようですが、実際にはもっと以前から、生まれたばかりの赤ちゃんも模倣の基礎的な行動がみられます。例えば、生まれたばかりの赤ちゃんに、母親が口を開けると赤ちゃんも口を開け、舌を出すと舌を出すなどの模倣がみられます（図2-1）。模倣は動作の学習や社会性の獲得、他者のこころを理解するなどの認知機能の獲得とも関連していると考えられています。その神経機構として注目されているのが、先述のミラーニューロンです。ミラーニューロンは、他者の動作（運動）を観察することで、あたかも自分がその動作をしているように活動する脳神経細胞です。このミラーニューロンが、知覚と運動の学習、言語の発達、他者のこころを理解（共感）する、こころの発達に関与しているのではないかと考えられています（第2章2．他者のこころを読む赤ちゃん）。

因果関係の理解も、9か月児にとっての新しい学習モードです。ちょうどこのころから、その能力が表出されはじめます。おもちゃの自動車を手で押すと動く、おもちゃのボタンを押すと人形が顔を出すなど、自分の行為とその結果を探索し、その因果関係を楽しみます。そして、ある時点ではおもちゃの自動車をひっくり返して車輪を調べたり、車輪を廻してみたりもするでしょう。自動車が動く仕組みを知りたがってでもいるかのようです。因果関係の学習には、「こうすれば、こうなる（順モデル）」と「こうするためには、こうしなければならない（逆モデル）」という2つの学習モデルがあります。逆モデルは順モデルの進化系で、予測ができることを意味します。このように、自分の行為と結果の因果関係がわかってくると、成功や失敗の予測ができるようになってきます。積み木をぽいっと投げて、大人がとってくれるかを確認します。大人が積み木を拾ってあげると、嬉しそうに誇らしげな表情をします。かまってあげないと悲しそうな表情をするでしょう。このころから、成功体験と自己効力感（自分はできるという感覚）を身につけるようです。

9か月ころにみられる、もう一つの重要な行動変化が「共同注意」です（図2-13）。共同注意とは、赤ちゃんと他者の情報の共有です。赤ちゃんと母親が一緒に遊んでいる場面で、母親が他の方向に視線を向けると、赤ちゃんもその方向に視線を向けて、視覚情報を共有するという行動です。これは、赤ちゃんが他者（この場合は母親）の意図を読むことができた証拠です。すなわち、母親が先にある物事に目をやり、赤ちゃんがそれに注意を向けるようになるということは、母親の意図性を赤ちゃんが頭に思い描くことができるようになったことを意味します。9か月の赤ちゃんが「この人は

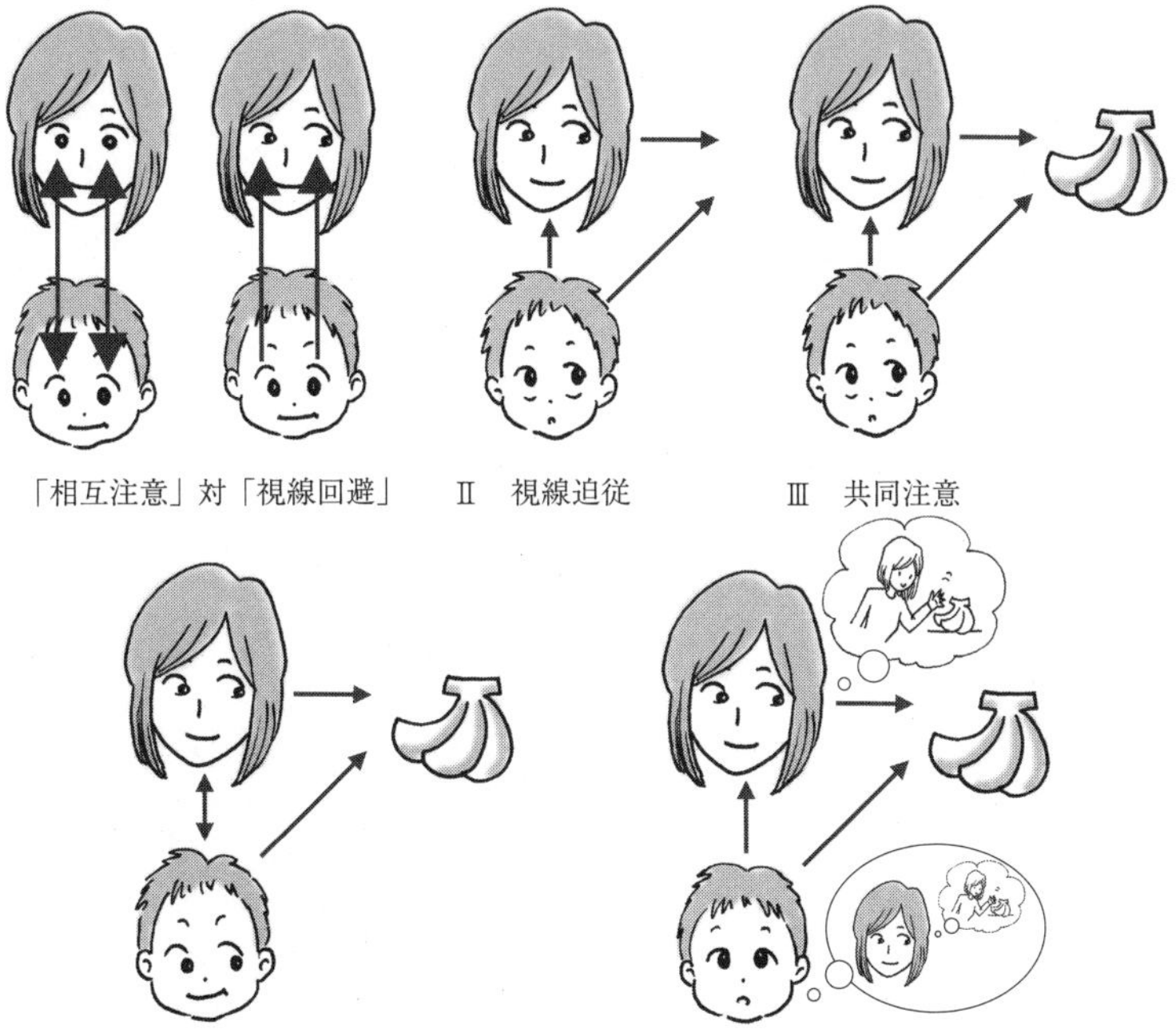

図2-13　共同注意の発達

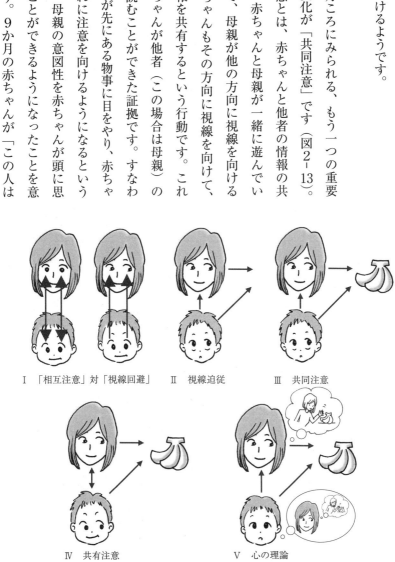

何かに注意を向けた、それは何」ということを理解できるのでしょう。共同注意は、自分と他者の二項関係から自分と他者と物の三項関係へ、そしてそれが指差しや言葉へ、また他者の意図を読み自分の行動の参考とする他者参照や模倣へ、また他者意図を理解するこころの理論（他者のこころ読み、他者を思いやるこころの発達：4歳以降）の発達基盤となります。

この時期の赤ちゃんが、行動判断をどのように学ぶのかについて、他者を参照して自分の行動をコントロールするということを示したおもしろい研究があります。発達心理学者のジェイムズ・ソースら（James Sorce, Robert Emde, Mary Klinnert）の研究です（図2-14）。赤ちゃんに、2メートルの断崖を模したチェッカー模様のアクリル板の上をハイハイさせます。ちょうどハイハイをはじめたばかりの生後8か月の赤ちゃんは、断崖に気づかずに何気なしにハイハイして断崖を越えてしまいます。その後1か月間、ハイハイを十分に練習した赤ちゃんは空間認知力を高めることで、断崖の淵でピタっと止まることができるようになります。これは、ハイハイを十分経験することで、空間認知と自分の行為のイメージを学習している証拠です。続いて、研究者は赤ちゃんが何を参考にして、自分の行動の意思決定をするかについて実験を行いました。前出の断崖の高さを30センチほどしか段差がないように見えるようにし、曖昧な状況を設定しました。そのような曖

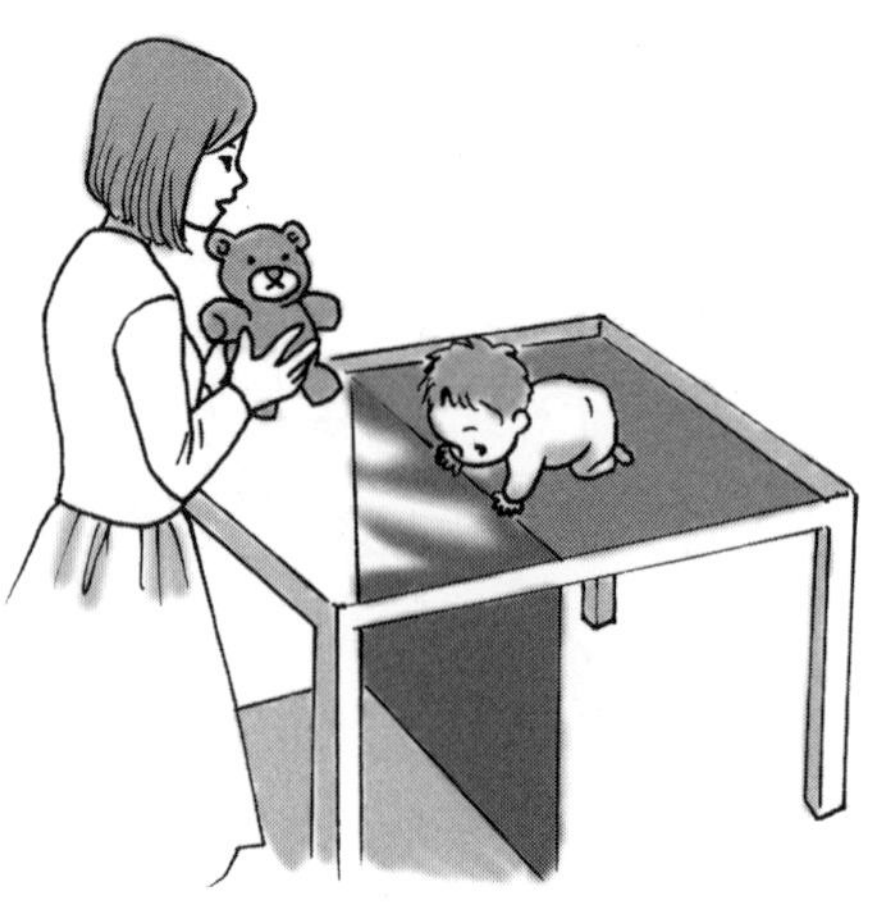

図2-14　視覚的断崖の実験と社会的参照

味な状況で、赤ちゃんはどのように自分の行動を判断するかを確認しました。

その結果、赤ちゃんは親の出す声や表情の合図を、自分の行動の判断に活用（参照）していることがわかりました。赤ちゃんは透明プラスチック板をハイハイし、30センチの断崖の淵に来たところで止まります。このまま行こうかやめようか判断に迷います。そして、淵の先にいる母親の顔を赤ちゃんはじっと見ます。母親がにっこりすると、赤ちゃんはそのまま進みます。母親が顔をしかめて、危ない、来てはだめと忠告するような表情であれば、そこで止まって動こうとしません。この実験は、赤ちゃんが重要な判断をするときは親を参照する、という赤ちゃんの能力を示しています。赤ちゃんは、顔の表情、ジェスチャー、話し方など、親からのあらゆる合図を取り込み、態度を認識し、自分にとっての意味を認識します。これらの新しい能力がしつけに直接的に適用されるのは明白です。親は「ダメ」と言葉でいうだけでなく、見た目でも「ダメ」という合図を明確に発しなければなりません。

1歳過ぎには、伝い歩きや独り歩きが可能になって、赤ちゃんの世界はさらに広がり、目にした対象に目を光らせて探索します。試行錯誤しながら因果関係を調べて、新しい手段の発見を試みます。例えば、赤ちゃんはベッドから物を落とすことや、箱から積み木を入れたり出したりするなどして繰り返し遊びますが、以前とは異なって、自分がどう行動すれば、対象がどうなるかを探索し、自己の行動調整と対象変化の関係を学びます。オモチャの遊び方や動作の仕方にも、バリエーションの広がりがみられるでしょう。繰り返し、ゼンマイ仕掛けの自動車のおもちゃを走らせるように親にせがんだりして、その因果関係を探索しようともするでしょう。

歩行の獲得とともに、子どもの世界は急速に広がって増し、自分の空間という感覚が芽生え、自立心とそれに相反する依存心があらわれてきます。1歳児はまだ抱っこが好きですが、独立心が出てくると身体をよじって降りたがります。誰かが自分の空間に入ることや自分に近づこうとすることを、ことごとく嫌がり、子どもの私的空間を守ろうとします。見知らぬ人をじっくり見て、安心できる親にすがりながら、その人の様子を伺います。他人は侵襲的になりすぎず、慎重に対応しなければなりません。

親から離れることの不安は続きます。赤ちゃんはどこかに行こうとしても、隅に隠れたりしても、母親がいることを確かめ声を掛けます。母親の姿が見えないときは、声を出して母親に応答させたり、自分のところに来るように呼んだり、いたずらをして親の注意を引いたりもします。親が離れると、泣き叫ぶこともあるでしょう。親が子どもから離れるときには、親がいなく（見えなく）なる前に、「少し待ってね」といなくなることを子どもに話しかけてから、離れるようにしてください。短い時間から徐々に長くしていくと良いでしょう。そして戻って来たら、約束通りに戻ってきたことを子どもに確認し、我慢強さを褒めてあげてください。

1歳児は、自己主張の自我が芽生える時期で、「いやいや」の拒否やかんしゃくをおこします。これも、歩行とともに自立への第一歩で、急激な自発性の発達を示しています。この時期、子どもはできることは何でも自分でしようとする熱い思いに満ちています。この時期のかんしゃくと強情さは1歳児の学習のなかで想定されます。ここで、自分自身について、また、自分が他に影響を与える自分の力を学習します。自己主張は、これから1年間はより強くなるでしょう。「いやいや」がお気に入りの言葉になります。嫌な表情で「いや」と言いながら首を左右に振ることが、幼児に最もよくみられる行動になります（2歳くらいがピークです）。親は心の準備をしておく必要があります。

親は子どものかんしゃくや反抗的な態度を感情的に受け取って、抑えつけようとしないことが懸命です。子どもは、自分の思うようにならないとき、何か上手くいかずに失敗したとき、子どもの感情はかんしゃくを起こすことで、ストレスを発散しようとします。感情のコントロールの難しい子どもでは、激しさがさらに増します。しかし、親は子どものかんしゃくを感情的に受け止め、それを押さえつけないようにしなければなりません。親が悪いのではありません。かんしゃくは、子どもが感じる感情の強さを反映したものです。自分自身でコントロールできるように、自制心を養うようにしなければなりません。自分自身で落ち着くまで冷静にやさしく見守るか、少し離れたところで落ち着くのを待つことが効果的なようです。毅然とした態度で冷静に対応することが効果的です。そして、自分自身をコントロールできたとき、それをしっかり褒めることが大切です。親が感情的になって、子どものかんしゃくをコントロールすると、かえって子どもの感情はさらに高まるでしょう。子どもの感情を理解しつつ、子ども自身が、その感情と向き合えるようサポートすることです。

（7）コミュニケーションと言葉の発達

まだ言葉をもたない赤ちゃんでは、赤ちゃんの行動（4つの行動系：自律神経系、運動系、ステート系、相互作用系）が赤ちゃんの言葉であり、コミュニケーションのツールです。これまで述べてきたように、赤ちゃんは不快や心地よさを行動で示し、親はそれを察知して赤ちゃんの不快を取り除いて、穏やかになるように働きかけや育児を行います。このような相互のやり取りが、将来の言語的なコミュニケーションの原型であることはいうまでもありません。

生後1か月ころの診察で、私は前述したNBASを親と一緒に行います。NBASを用いて、赤ちゃんの行動を親と一緒に観察すると、赤ちゃんが見ること、聞くこと、いろいろな刺激に反応することがよくわかり実感できます。そして、その後、親に見つめかけや語りかけ、ガラガラ遊びをしてもらいます。このような働きかけが、親子のコミュニケーションを豊かにします（第1章5（4）あなたの赤ちゃんを知る：NBASの活用）。親は、触る、抱く、揺する、話しかけるなど、赤ちゃんが交流したい（遊びたい）ときと、休みたいときの両方にかかわることが大切です。往々にして、親は授乳やおむつを替えること、よく眠ることに気を取られがちですが、赤ちゃんとの遊びも大切な育児です。赤ちゃんは親が話しかけているときに嬉しそうか、親は赤ちゃんの抱き方を学んでいるか、赤ちゃんの関心をそらさないように、自分たちの顔の位置も考えて赤ちゃんを抱いているか、みてください。すでに多くの親が、赤ちゃんが注目してくれる喜びを発見し、どうすればその注目を長く持続させることができるかも心得ています。このようにして、赤ちゃんの反応は豊かになり、機嫌の良い目覚めの時間も長くなるでしょう。そして、生後数週間で、親は赤ちゃんの関心を引きつけ、持続させるための穏やかな話し方やリズム、顔の表情の使い方がわかるようになります。また、前にも述べたように、赤ちゃんは、母乳やミルクの飲みはじめは規則的な吸い方をしますが、少し空腹が落ち着くと、一気に飲んだかと思うと休憩するパターンになります。赤ちゃんが休んだ時に微笑みかけたり、話しかけたり、触れたりすると、赤ちゃんはあなたとのコミュニケーションを欲しがっているように、休みの状態が長くなります。赤ちゃんも大人と同じように、寝て食べるだけでは十分ではないのです。このような親子の交流が、コミュニケーションと言葉の発達の第一歩です。

2か月ころ、赤ちゃんは親の顔を長い時間見つめ、にっこりと笑います。笑みを返すと赤ちゃんは微笑み続け、社会的な反応を示します。ちょっとだけ気持ちよさそうな声を出すかもしれません。赤ちゃんの発声は、喉の奥をならす「クーイング」といわれる動物の鳴き声のような声です。健診では、親と赤ちゃんが微笑み合ってコミュニケーションを取っているかどうか気をつけます。赤ちゃんは親の注意を引こうと懸命です。思い通りに親の注目を得ると、赤ちゃんの顔はパッと明るくなり、頬が上がり、嬉しさで短く甲高い声さえ出すかもしれません。自分の期待通りにいったとわかるのです。

4か月ころ、赤ちゃんは可愛らしい声を発します。喃語です。喃語は、赤ちゃんがまるでおしゃべりをしているような声を出すことです。母音の「アーアー」「アーウー」といった声から始まります。このころになると声を立てて笑います。笑い声が出はじめると、それにつられて手脚も動きます。笑い声と発声、身体運動の同期が言葉の発達の引き金となっているようでもあります。5か月ころには、「ブー」「ダッ」「バー」といった子音が含まれます。そして、生後7か月くらいから「ダァダァ」「バブバブ」「マンマンマン」「マーマーマー」など、2文字以上の言葉を発します。喃語の出はじめのときには親は、「何と言っているのかわかればいいのだけど…」と言いつつも、それを理解しようとして、母親は「母親言葉」でコミュニケーションを促します。言葉によるコミュニケーションの始まりです。喃語の発声を通して、赤ちゃんは口や舌の発声器官を円滑に動かす方法を学んで音を作り出します。成長発達するにつれて喃語のバリエーションが増え、意味を込めた喃語を発するようになります。赤ちゃんの笑いも言葉の発達に欠かせません。

5か月目には、因果関係を理解する認知機能の発達とともに、赤ちゃんは誰か呼ぶために、意図的に泣きをコントロールします。泣き、一度泣き止んで、それからもう一度泣くという具合です。赤ちゃんは、自分が何かすると、決まって何かが起きるということをわかりはじめるのです。これも、非言語的なコミュニケーション能力の発達で、それまでとは異なるワクワクする対話の始まりです。自分の声の出し方と、親の反応の仕方の違いに気づくようになるでしょう。言葉の種を使って周りの人を引き寄せる方法を身につけます。7〜8か月で、赤ちゃんは子音と母音とを伴う音節（ダ、マ、バ）を使うだけでなく、それらを練習します。朝ベッドのなかで、それらに音階をつけて発声するでしょう。何度も繰り返し、それを使って親を呼び寄せます。9〜10か月、赤ちゃんは、「ママ」「ババ」「バイバイ」などいろいろな新しい音を試します。音程や音調を変えたり、何度も新しい音や音節を繰り返してみたりして、親を呼び寄せたりもします。赤ちゃんは記憶、永続性、予測力、因果関係などの認知能力の発達とともに、もはや泣くことだけが策略ではなく、言語的なコミュニケーションが芽生えはじめます。

赤ちゃんが言葉を覚えるときに、「赤ちゃん言葉」を用いた方が言葉の発達に良いという研究があります。それは、赤ちゃん言葉が、ゆっくりとして、音の高さや強さに抑揚があり、テンポが規則的で、リズムが明瞭で、区切りがはっきりしているなどの特徴がありますので、赤ちゃんが言葉をよく聞きとりやすく、理解できやすいのかもしれません。どんな文化圏でも、大人が赤ちゃんに話しかけるときには、赤ちゃん言葉が用いられるようですが、これも言葉の発達を促す基本的な育児方法となっているのでしょう。

1歳ころには、言語の発達が顕著にあらわれてくるでしょう。子どもにおもちゃを取ってというと、言われた通りにするか、それがわかっていても拒否したりして、親のいうことがわかっていることを示します。複雑な問いではなく、何か一つの頼み事をするのが最も上手くいきます。常に周りの大人たちのやり取りに耳を澄まし、聞いています。特に自分に話しかけられているときは嬉しそうです。すでに、文法のような言葉のつながりを理解しはじめています。言葉はまだ何を言っているかわかりませんが、抑揚とリズムでもって何やらお話して、将来の言語と発話の基本ができつつあるようです。夜になると子どもは、解読し難い音の羅列を繰り広げ、単語、フレーズ、抑揚の練習を繰り広げるでしょう。これは、赤ちゃんが話す準備をしていることを示します。「ワンワン」「ママ」「パパ」「いや」程度の単語はいえます。人物とその名前が正しくつながります。指差しとジェスチャーがより具体的になり、目と顔の表情で自分の思いを伝えるようになります。あなたの注目を引きたいとき、指差しと単語でその意図を伝え指示します。上手く言葉（単語）にできない場合には、親はその単語を復唱したり修正したりして、言葉の学習を助けます。このようにして、親は子どもに、より明確なしゃべり方ができるようになるというメッセージを送るのです。親は子どもが間違うたびに訂正したい衝動に駆られるかもしれませんが、自らが手本を示して、次の段階へと子どもを導くことが大切です。1歳半ころには、子どもはしゃべれないことへのもどかしさを示しはじめますが、親のいうことはほとんど理解しています。子どものもどかしさを理解しつつ、根気強く子どもの話に耳を傾けることが大切でしょう。

意味のある言葉（有意味語）を発するには、他者とのコミュニケーション（二項関係）を基盤にして、物を介して人と交わることと、人を介して物と交わることが必要です。このような関係性を「三項関係」といいます。赤ちゃんは6か月を過ぎたころから、認知機能の発達により、物に対するかかわりが急速に発達し、7～8か月ころには選り好みがはっきりしてきて「ちょうだい」と催促するようになります。そして、10か月を過ぎれば「ちょうだい」「どうぞ」の「やりもらい関係」が成立します。このような物を介しての、やりもらい関係が、言葉を共有しての他者とのコミュニケーションのよりどころとなります。この三項関係の始まりの前には、先述した共同注意がみられます。これは、視線による三項関係です。まだ二項関係しか成立していないときでは、赤ちゃんは母親かオモチャかのどちらかのみに視線を向けます。9か月以降になると、赤ちゃんは母親の視線の先に視線を合わせ、情報を共有や参照（先述）することができるようになります。こうして自分と他者が物を介してやりとりする三項関係が芽生えていきます。この三項関係が、言葉を獲得する上で重要な「指さし」を導きます。赤ちゃんは指差しをして、「あれは見たことがある」「あれは何」と考えます。そして親の注意を引き、「ワンワン」だよと教わり、また自分でも復習しながら、物と名前の関係を学習していきます。指差しは、赤ちゃんが言語の獲得に先立った内なる言葉で、1歳過ぎの1語文の言語発達と重なっています。そして、2歳ころには、頭のなかで考える表象思考と急速な言葉の発達期を迎えます。

(8) 赤ちゃんの遊び

① 遊びの発達

赤ちゃんの遊びは、赤ちゃんの認知機能や運動機能を示す良い指標となります。このことは、赤ちゃんの遊びを豊かにすることが、赤ちゃんの発達を促すことにつながるといえます。赤ちゃんの発達は、感覚と運動を介して発達しますので感覚運動遊びが大切になります。

感覚統合という発達障がいのある子どもの治療法を開発した作業療法士のエアーズ(A.Jeah Ayres)先生は、いろいろな感覚機能(見る、聴く、触る、揺れるなど)とその統合が、認知機能や情動、言語機能が発達するうえで非常に重要であるとしています。親子の身体のふれあいが触覚(皮膚からの感覚情報)を通して安心感を与え、これが環境への探索行動の基盤となります。前庭覚(揺れる感覚)および固有受容器(筋肉や関節、腱などからの感覚情報)の感覚は、子どもの姿勢や運動をコントロールし、また視覚および聴覚を介した外界からの情報が距離や方向性、形や大きさといった基本的な空間認知を導きます。さらに、これらの特殊感覚(視覚、聴覚、前庭感覚など)、体性感覚系(皮膚や筋肉、関節などの身体からの感覚情報)の感覚統合が、自分自身の身体の認識(身体イメージ)や運動の計画、身体の協調性、活動レベルの適正化や注意の持続、こころの安定がもたらされます。

脳機能の観点から、このような感覚機能と運動機能の関係をみると、例えば、のどが渇いて、目の前のお茶のペットボトルを取るという単純な知覚と運動の経路を考えましょう。まず目からの視覚刺激は脳後方（後頭葉）の視覚野に送られ、次いで頭頂野でペットボトルの空間状態（方向、距離、形態、重さなどのイメージ）が認識され、同時に側頭葉（聴覚や記憶などにかかわる部位）で過去のペットボトルという記憶とが照合されて「ペットボトルだ、これは飲み物である」と認識されます。これらの情報は、前頭葉領域で統合されて、高次運動野（運動計画）から運動野へ、そして脊髄を経由して、腕や手の運動が出力され、ペットボトルが口に運ばれます。赤ちゃんは繰り返し、繰り返し遊びを通して、このような神経経路を構築していきます。赤ちゃんは、はじめはスムーズに手を伸ばすこともできませんが、繰り返し練習することで、4か月ころにはスムーズに目標物に手をのばし、それを手にすることができるようになります。この学習過程で、脳は自分の身体と外界の情報をマッチさせて、「これはこういう物である」という対象の理解と、「こうすればこうなる」「こうするためには、こうしなければならない」という自分の行為とその結果を関連付けてパターン化していきます。このような脳内表象が形成されることで、そのときどきに適した行為が自動的に生成されるようになります。つまり、赤ちゃんは自分の身体を使った遊びを通して、自分と環境の関係を探索しながら認知機能や運動機能を高め、それに伴って脳も形成されるということです。豊かな遊びが、赤ちゃんの成長発達と脳を育むことになります。

赤ちゃんにとって、日常の育児、授乳や食事、おむつ替え、入浴などすべてが遊びです。赤ちゃんは親からの、見つめかけや、声掛け、微笑み、撫でる感触に応答しはじめます。生後1～3か月、赤ちゃんをのぞき込んで、微笑みと声を引き出してください。赤ちゃんが微笑むと、あなたも微笑みます。生後4か月ころからは、遊びはより意図的に主体的に、かつ複雑になるでしょう。赤ちゃんはベッドに結びつけてあるおもちゃで、自分で遊んだりするようになります。そのおもちゃは赤ちゃんが手で叩けば、ぐるりと回り、また赤ちゃんの手に戻って来ます。赤ちゃんは、自分で外界に働きかけることができる、いろいろなことを試すことができると感じはじめ、因果関係を学びます。8か月ころ、イナイイナイバー遊びや真似遊びをしてください。あなたのすることを赤ちゃんも真似するでしょう。次に、あなたが子どもの行動を真似してみてください。今度は違った真似をしてみてください。赤ちゃんは、永続性や予測能力を発達させます。8~10か月、絵本を子どもに読んでやるとき、「ワンワンはどこ?」と尋ねてください。子どもが指差すことができたら、もう一つやってみます。「母さんはどこ?」子どもが指差すと、その通り。そして、認知発達や運動発達に伴い、8か月には、いろいろなところにハイハイで這っていき、自分と他人や外界の物の関係を実験し探索します。触ってはいけないものに近づくにつれて、親が見ているかどうかをチェックしようと振り向きます。親が慌てて自分を抱き上げて、その場から離したり、腕を抑えたりするのがわかっています。予測して、自分の周りの大切な人たちをコントロールできるようになってきています。自立と有能感、恐怖と安心、そして欲求不満や怒りの感情が芽生えるでしょう。

赤ちゃんは、遊びを通して、好奇心と失敗や成功を体験します。赤ちゃんが寝返りを打ったり、腹這いしたり、おもちゃを手に入れたり、積み木を重ねたりなどなど、一つひとつの課題に成功したときの、誇らしげに輝いた表情をみてください。このような経験が、自己の有能性と肯定感の基盤となります。子どもが失敗しながらも自分で課題に取り組み、それが達成できるようになるには、親の許容と励ましと称賛が大切です。親として、赤ちゃんにどのように、自発性や肯定的な自己イメージを形作るためのサポートができるでしょうか。温かく見守ることが第一歩です。そして、赤ちゃん自身が周りの世界に自ら働きかけることができるよう、環境を整えることも大切です。また同時に、子どもが試練と向き合い、根気強く問題を解決する態度を親自身がモデルになって示すことです。例えば、簡単な積み木を重ねる場面を思い浮かべてください。子どもは積み木を重ねようとしますが、上手くいかずに欲求不満を示します。この時、親はすぐに手助けせずに、その様子を見守ることです。子どもは再びチャレンジします。そして幾度かの失敗を経て、ようやく積み木を重ねることができました！子どもは勝ち誇ったかのように、あなたを見ます。「よくやった！」、子ども自身が自分で頑張って、課題をクリアしたことをともに喜び褒めてあげてください。

親にとって、子どもに欲求不満を経験させたり、失敗を味わわせたりすることはとても辛いことです。しかし、親は子どもの欲求不満と落胆の程度を見極めて、手出ししすぎてはいけません。これを可能にするのは、子どもをしっかりと見守ることです。欲求不満が積み重なりすぎても、逆に励まし過ぎても、プレッシャーを掛け過ぎても、子ども自身のやる気を削いでしまいます。子どもが克服できる程度の欲求不満は、子どもの肯定的な力になり得るでしょう。過度のプレッシャーを掛け過ぎず、欲求不満に陥らず、子どもの肯定的な力を伸ばすには、子どもの年齢や発達段階に相応の課題を与えることです。そして、課題を単純化し、一つひとつに細分化することで、子どもの成功体験と自己肯定感を高めることができます。できないことを批判してはいけません。成功した時はもちろん、失敗しても、その粘り強さを褒めてください。

② 赤ちゃんの遊び

赤ちゃんにとって、日常が遊びです。遊びが仕事です。遊びは、赤ちゃん（子ども）が自分自身について、外界について、そして自分と外界のつながりについて学ぶ大切な機会です。赤ちゃんの遊びを見守り、失敗とチャレンジ、そして成功の経験を積み重ねてほしいと思います。

ア　生後～3か月の遊び

赤ちゃんは、授乳やおむつ替え、寝かせしつけることなどの生活の場面で、親からの働きかけに応答し、自分からも働きかけるようになります。この時期の遊びは、視覚や聴覚、皮膚感覚、前庭感覚などの感覚機能を高める遊びを通して、自分自身と他者や外界を知り関係を探索します。

（i）　語りかけ、見つめかけ（図2-16）

これまで述べてきたように、赤ちゃんの視覚や聴覚、皮膚感覚などの感覚機能は生まれたときからすでに発達していて、いろいろな感覚機能を介して、外界とコミュニケーションをはかっています。赤ちゃんが機嫌良く目覚めているとき、赤ちゃんは母親の顔をじっと見つめ、声に聞き耳をたてている様子がうかがえます。母親の存在を認識し、働きかけを待っているようです（生まれたばかりの赤ちゃんは、普通の光でもまぶしがります。カーテンをひいた薄暗い

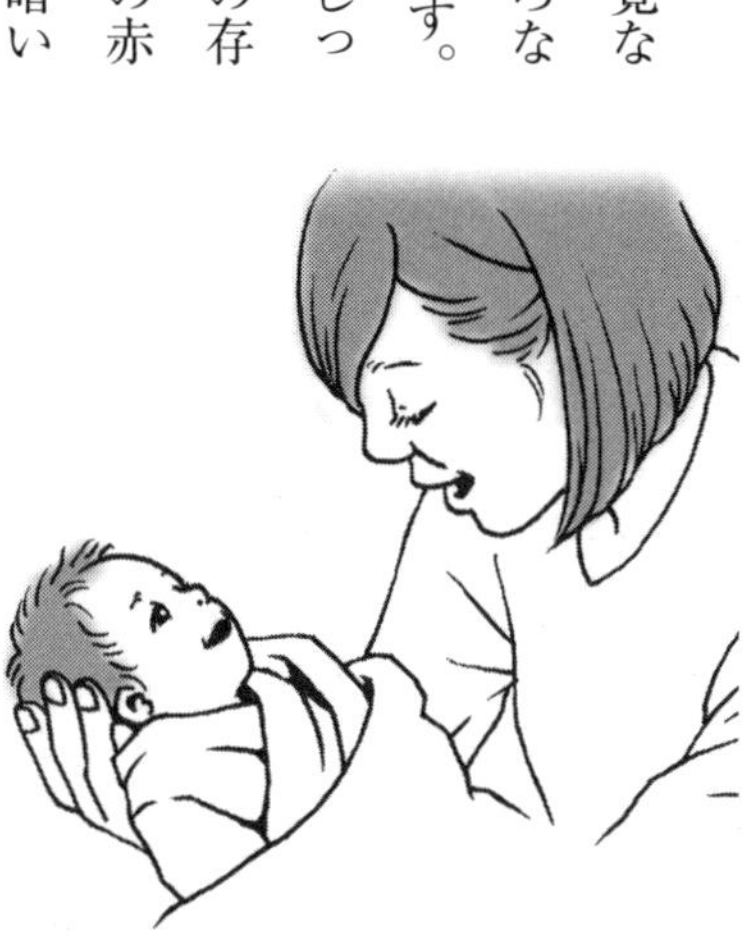

図2-16　見つめかけ、語りかけ

程度が良いようです)。見つめかけをしてあげたり、やさしく語りかけたりしてください。生まれたばかりの赤ちゃんも目から約20~30㎝のところで焦点が合いやすく、母親の顔とやさしい声に最もよく反応します。赤ちゃんとあなたの視点が合ったなら、右左、そして上下にあなたの顔を動かして、それを赤ちゃんが追う(追視する)ように試みてください。最初は、途中で途切れてしまうかもしれませんが、しだいに上手に追うことができるようになるでしょう。慌てずゆっくりと、赤ちゃんを引きつけるようにしてください(赤ちゃんは静止したものより、ゆっくり動いているものの方に視点が合いやすいようです)。あなたの顔をみせながら一緒に声をかけて、追視遊びをしても良いでしょう。次に、あなたの顔を赤ちゃんに見えないようにして、赤ちゃんの耳のそばから『○○ちゃん、こっちよ、こっち向ける?』とやさしく声をかけてみてください。赤ちゃんの表情が明るく変化するでしょう。そして「どこで声がするのかな?」と目を動かして、探すような素振りをするでしょう。声の方向に顔を向けて、あなたの方に振り向き、みつけることができるようになるでしょう。ガラガラなどのおもちゃを使っても試してみましょう。

(ii) 声遊び

赤ちゃんは生まれてから2か月ぐらいになると、目覚めの時間が安定し長くなって、「アー・アー」「クー・クー」などの声をだすようになります。クーイングです。これは赤ちゃんの最初の話し声で、声を通してのコミュニケーションの始まりです。赤ちゃんは自分の声にあなたからの返事を期待しています。「アー・アー」「クー・クー」などのオウム返しや、「ハイ、なーに」「おなかが空いたの?」などで返事をして、声掛けをしてあげてください。このころはまだ発声の段階ですが、このような声を介してのコミュニケーションが言葉によるコミュニケーションにつながっていきます。

（iii）　ゆらゆら遊び（図2-17）

「泣き」の章にも書きましたが、赤ちゃんは抱っこしてもらって、「ゆらゆら」やさしく揺らされることが大好きです。これは、母胎内にいたときのここちよい感覚を覚えているからでしょう。この「ゆらゆら」の刺激は「前庭刺激」といって、赤ちゃんの覚醒（目覚め）レベルを調整するうえでも有効な感覚刺激です。少し速めの直線性の「ゆらゆら」刺激は、赤ちゃんの意識レベルを高めます（乱暴な急速な揺らし方は赤ちゃんをびっくりさせ、頭をグラつかせるため危険です）。逆に、泣いて興奮気味の場合には、緩やかな規則的な揺れを与えると落ち着きやすいようです。また「ゆらゆら」遊びは、赤ちゃんの前庭迷路機能や平衡感覚を養います。平衡感覚は、運動発達、お座りや立つなどの姿勢調整に非常に大切な機能です。赤ちゃんを包み込むように抱っこして、あなたが揺れる感じで、やさしくゆっくりと「ゆらゆら」してください。赤ちゃんをびっくりさせないように、首が不安定になったり、激しく揺らしたり、高く持ち上げたりすることは絶対にいけません。

（iv）　赤ちゃんマッサージ（P95図1-26参照）

赤ちゃんとのスキンシップは、赤ちゃんのこころと身体の成長発達を豊かにします。マッサージもその方法の一つです。マッサージは、赤ちゃんを裸または肌着一枚にして（室温に

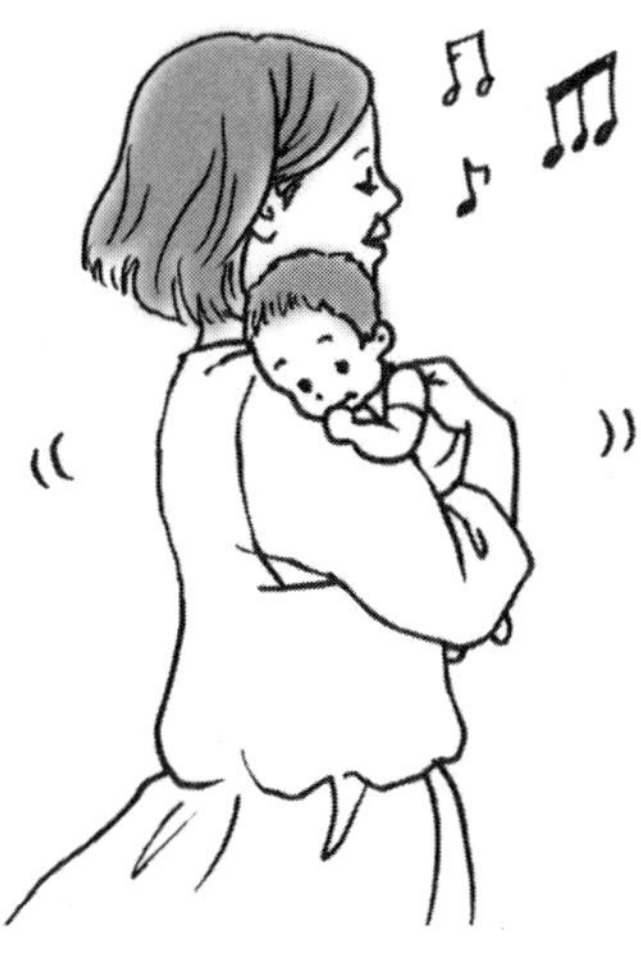

図2-17　ゆらゆら遊び

注意してください）、仰向けやうつ伏せに寝かせて、最初はタッチ、そして頭から首、首からお腹や背中、お尻、足の裏、足首から大腿、腕は手のひら、手首から肩へという順に2～3回往復させてマッサージします。マッサージは、ゴシゴシと皮膚の表面を擦るのではなく、少し皮膚を圧するようにしてください。次に腕と下肢の屈伸運動も加えても良いでしょう。マッサージや運動しながら、話しかけたり、笑いかけたり、くすぐったり、歌を歌ってあげたり、赤ちゃんとのスキンシップとコミュニケーションを楽しむことが大切です。計5～10分程度を実施すると良いでしょう。

（v）　目と手と口の協調遊び（図2-18）

生後1か月もすると赤ちゃんは、自分の手をじーっと眺めたり、グーの手や指を口に入れたり、両手を合わせたりして、手遊びをするようになります。手の存在の意識の始まりです。手と目と口の協調は、赤ちゃんの身体の気づきと、自己と外界の出会いの始まりです。手の存在に気づき、手で物を操作することを学びます。そして4か月ころから、外界に自身の興味を誘うものを見つけ手に取り、口に入れて探索します。口は、物を認識する窓になります。赤ちゃんの手をもって、その手を赤ちゃんの目の前で遊ばせたり、口にもっていったり、また赤ちゃんにおもちゃを見せて、それを手に取るように仕向けたりして、手と目と口の協調を高めてあ

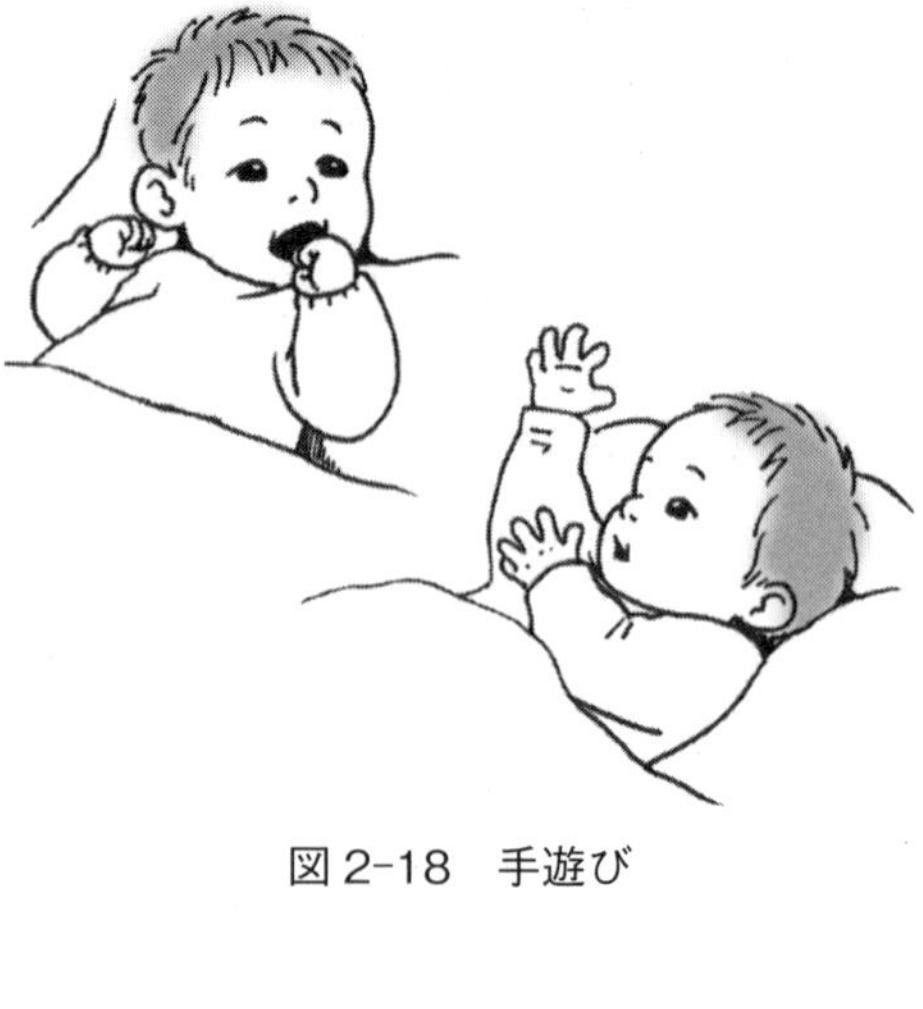

図2-18　手遊び

げると良いでしょう。

イ　4～6か月の遊び

見る、聴くなどの感覚と認知機能が急速に発達する時期です。また、随意（意図）的な身体の運動もみられはじめます。頭上につられたおもちゃで、自分で遊ぶようになります。赤ちゃんは手でおもちゃを叩いたり、ひっぱったり、ぐるりと回したり、手にとって両手で遊んだりするでしょう。赤ちゃんは外界に働きかけ、いろいろなことを試して、自分と世界の関係を探索しはじめます。赤ちゃんの日課として遊びを生活のなかに組み込んでもよい時期です。

（i）　うつ伏せ遊び（図2-19）

生まれたばかりの赤ちゃんもうつ伏せにすると少し頭を持ち上げて、左右に首をまわして、呼吸を確保できます。うつ伏せの姿勢も赤ちゃんが機嫌良く目覚めている時に、様子をみながらとりいれてみま

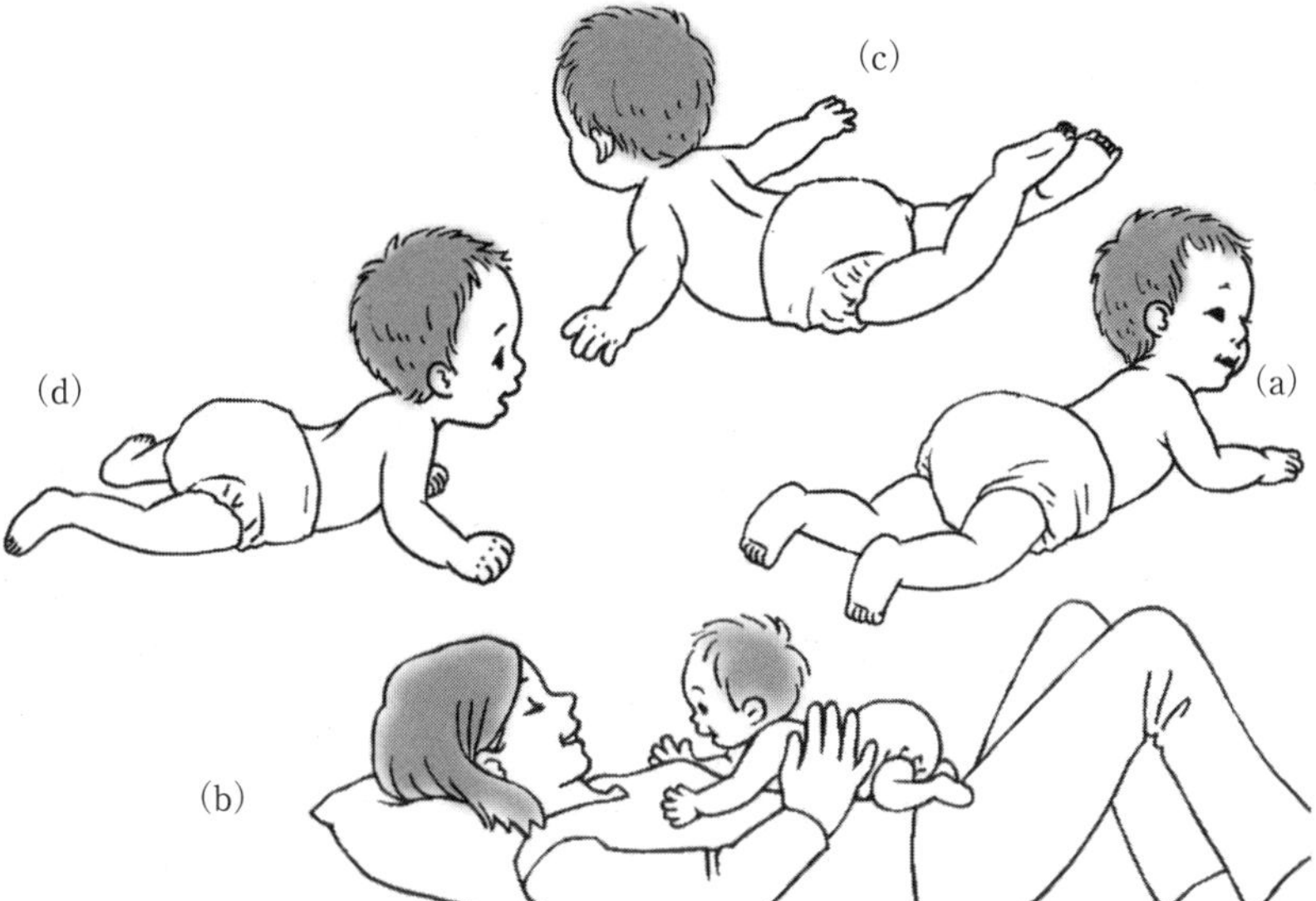

図2-19　うつ伏せでの遊び

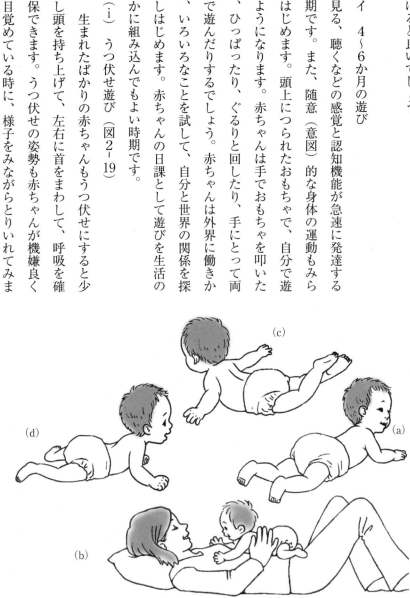

しょう（うつ伏せ姿勢と乳幼児突然死症候群との関係から、赤ちゃんをうつ伏せで寝かせたままにしないでください。うつ伏せ遊びは赤ちゃんの様子をよく観察することが大切です）。うつ伏せの姿勢は、首や両腕の支える力、身体の筋肉の発達を促します。まだ頭を持ち上げることが難しいころには、呼吸が確保できるように、顔を右か左に向けてあげてください。首の筋肉から背中をやさしくマッサージすると、赤ちゃんは安心してうつ伏せができ、背中の筋肉の働きを促すことができます。2～3か月もすれば、うつ伏せ遊びは上手になるでしょう。両腕を胸より少し前に出して、肩と両腕で上半身を支えるようにすると頭を持ち上げやすくなります。頭を持ち上げることが難しそうなら、赤ちゃんの顎の下にあなたの手を置いて支えてあげてください。上手に腕で支え、頭を持ち上げることができるようなら、前や左右方向から、あなたの顔をみせたり、声をかけたり、ガラガラのおもちゃなどで、頭のもち上げを誘導してみましょう。5か月ころになると、うつ伏せでお腹を支点にして、両腕と両足を上に持ち上げる飛行機遊びをするようになります。頭部と体幹が分離すること（頭部の自由度が増す）で、赤ちゃんの視覚聴覚機能と認知は飛躍します。うつ伏せで赤ちゃんの両腕や両足を少し上に持ち上げて、飛行機遊びをするのも良いでしょう。うつぶせ遊びによる肩や背中、お腹やお尻の筋肉の発達はお座りや立位の姿勢の発達に大切な筋肉の活動を導きます。

（ii）　寝返り遊び（図2-20）

5か月ころになると、仰向けで寝ている赤ちゃんは両下肢やお尻を持ち上げたり、横に身体をねじったりして身体を使った遊びが上手になります。そして横寝の姿勢での遊びが増え、やがて寝返り運動ができるようになります。寝返り運動は、例えば頭部が右側にねじれる（赤ちゃんが自分自身でねじる）と、そのねじれを打ち消すように身体や手脚も同じ方向にねじるという姿勢の反応です。これは中脳（脊髄と大脳の中間にあたる）の運動機能メカニズムで、立ち直り反応という姿勢調整反応が働くことによります。この立ち直り反応が、将来のお座りや立位での姿勢調整の運動発達の基礎となります。例えば、大人でも重力に対して身体のバランスが崩れたときに、姿勢を元に戻そうとする反応がそれです。赤ちゃんの寝返り遊びは、このような立ち直り反応による姿勢反応を促すことになります。仰向けの姿勢で寝ている赤ちゃんの腰を、お尻を持ち上げるようにして右または左にねじってみましょう。そうすると、上半身や上肢も遅れて同じ方向に回旋してきます。また両腕から肩のあたりを持って上半身を右、もしくは左にねじると、下半身とお尻、そして下肢も遅れて同じ方向に回旋してきます。赤ちゃんの反応のあらわれを待って、ゆっくりとやさしく身体のねじり運動をしてあげてください。横寝の姿勢まで上手くできるようなら、半うつ伏せの姿勢までねじっ

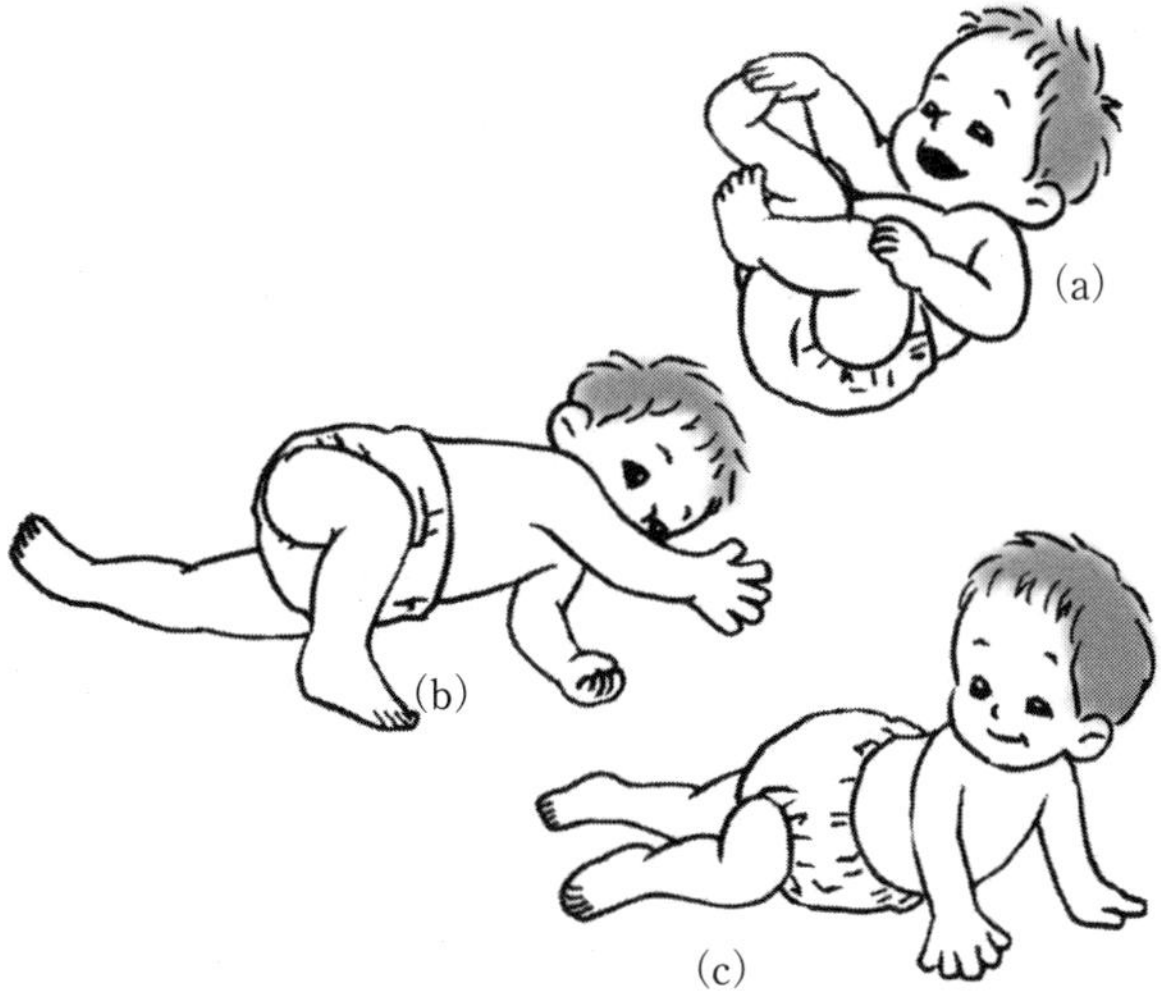

図 2-20　寝返り遊び

てあげて、寝返らせてみましょう。赤ちゃん自身が自分で寝返るようにしてください。

（ⅲ）　引き起こし遊び（図2-21）

4か月ころになれば、仰向けに寝ている赤ちゃんの手を持って引き起こそうとすると自分から頭を持ち上げ、腕を曲げて、起き上がろうとします。首の筋肉や腹筋、腕の力が発達してきている証拠です。赤ちゃんの手を持ってお座りの方向へ引き起こしてみて、頭を持ち上げられるかどうか試してみてください。自分で首を持ち上げ、腕を曲げて、起き上がれるようなら、そのままお座りの姿勢まで引き起こしてみましょう（自分で頭が持ち上がらないような場合は、この遊びは行わないでください）。この引き起こし遊びは、首や腹筋の力を促します。うつ伏せでの背中の筋の発達とあわせて、仰向けからお座りのときにはたらく首とお腹の筋群が姿勢や運動の発達を促します。引き起こし遊びで、自分で頭を持ち上げることが難しい場合は、赤ちゃんの腹筋の辺りのマッサージや、お尻をお腹の方向に引き付ける遊び、お臍を見せるように赤ちゃんの頭を少し持ち上げる遊びが腹筋群の働きを促します。

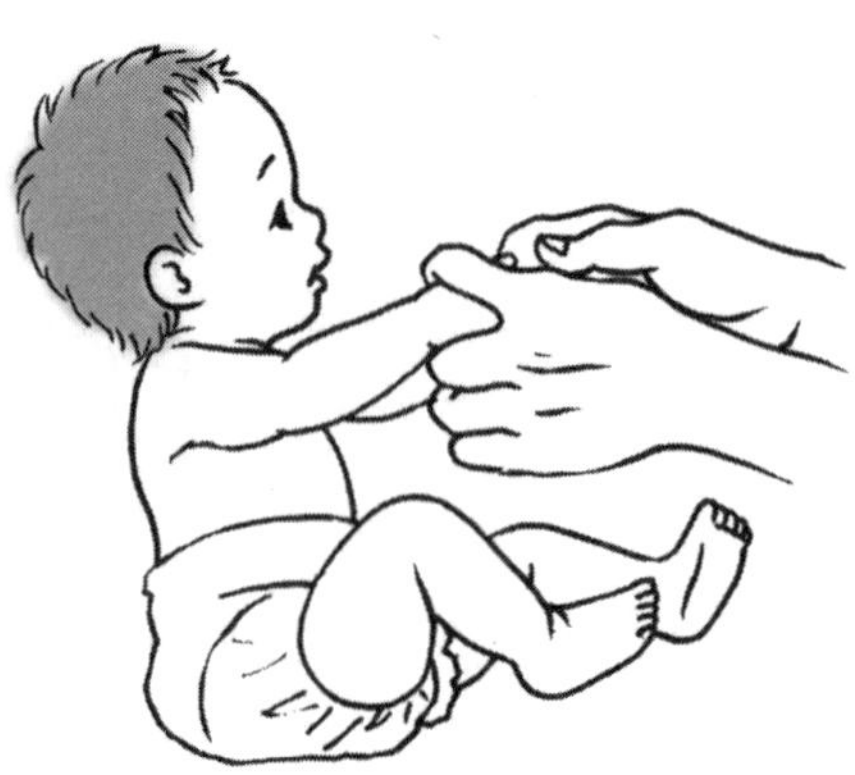
図2-21　引き起こし遊び

（ⅳ）　手とおもちゃの遊び（図2-22）

4か月ころには、目と手の協調性、手と目と対象物（おもちゃ）の協調、手の器用さ（巧緻性）が発達します。仰向けの赤ちゃんの頭上から手が届くところに鈴やガラガラを吊り下げると、手を伸ばして対象物を手に取ることができるようになってきます。最初は手の動きはぎこちなく、上手に伸ばせないかもしれません。5か月ころになると素早く手に取ることができるようになり、両手遊びや物の持ち替えができるようになり、手の巧緻性、手と目と口の協調がますます発達してきます。うつ伏せの姿勢が安定してくる5～6か月ころには、うつ伏せでも、片方の腕で身体を支持し、反対の腕を伸ばして、好きなおもちゃに手を伸ばすようになるでしょう。おもちゃを手の届く範囲に置いて、自分で手に取るように試してみてください。このような遊びを通して、うつ伏せでの身体の使い方が上手になり、腹這いを覚え、積極的な外界への行動が生まれてきます。

（v）　手と口の遊び（図2-23）

4～5か月になると、赤ちゃんは手の届くおもちゃを手に取るようになります。握り方は、はじめは母指以外の全部の指を使った「総握り」ですが、しだいに親指と他の指が対立するようになります。9か月ころには親指と他の指先だけを使うようになり、

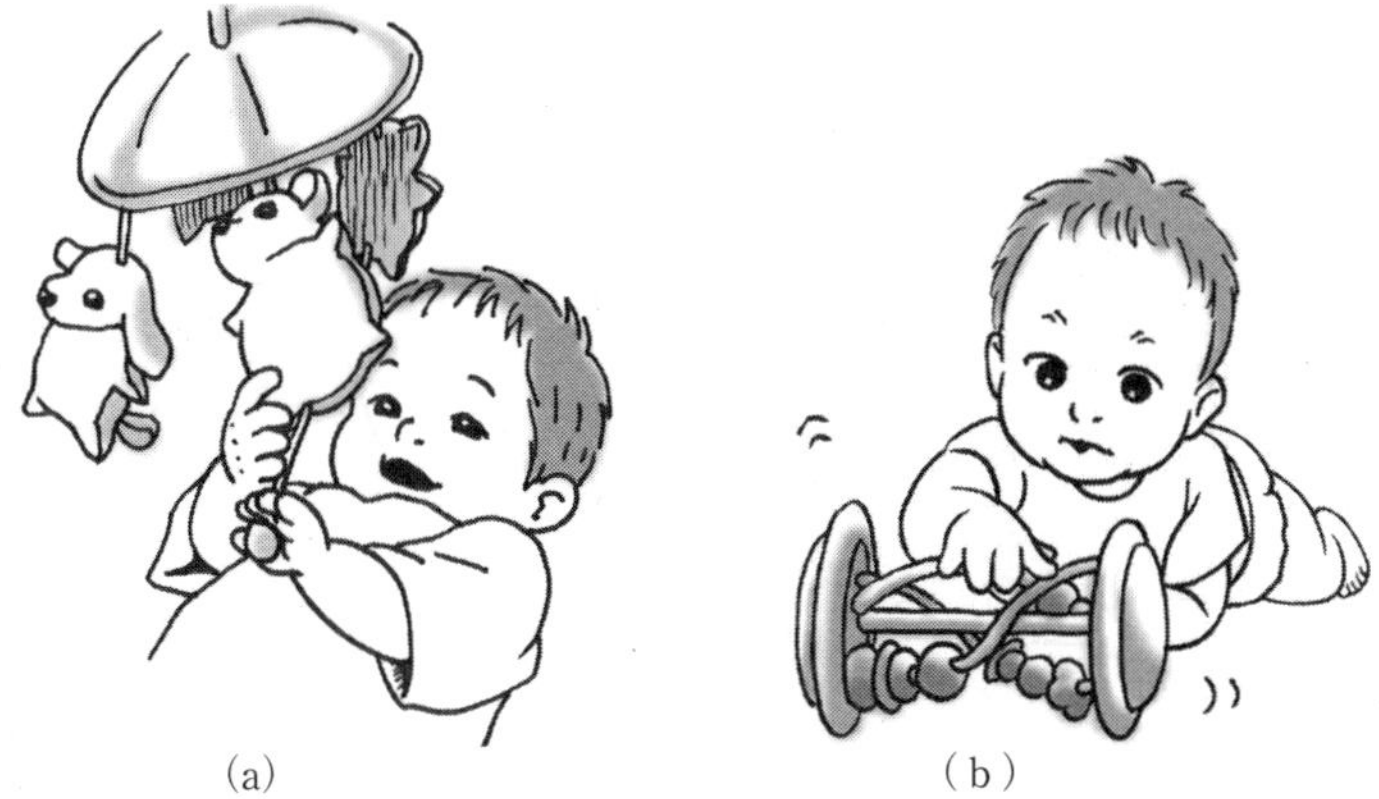

図2-22　おもちゃと手遊び

1歳過ぎころにはつまむことができるようになります。また指から物を上手にはなすことができるようになるのは5か月ころです。4か月ころの赤ちゃんは握ったものは何でも口にもっていきます。口の触覚で物を認識しようとするためです。赤ちゃんの物の認識は、口から始まります。おもちゃを舐め、口に入れて、物の形や硬さ、材質などを覚えていきます。不潔に思われるかもしれませんが、口で物を認識することは赤ちゃんの認知機能の発達にとって非常に大切なことです。遊んでいるおもちゃを取り上げたりしないで、口に入れても清潔で安全なおもちゃを用意してあげてください。8か月ころになると、視覚認知機能が発達し、口に持っていくことが少なくなり、目や手での操作で物を認識することができるようになります。赤ちゃんの口遊びを大切にしてください。

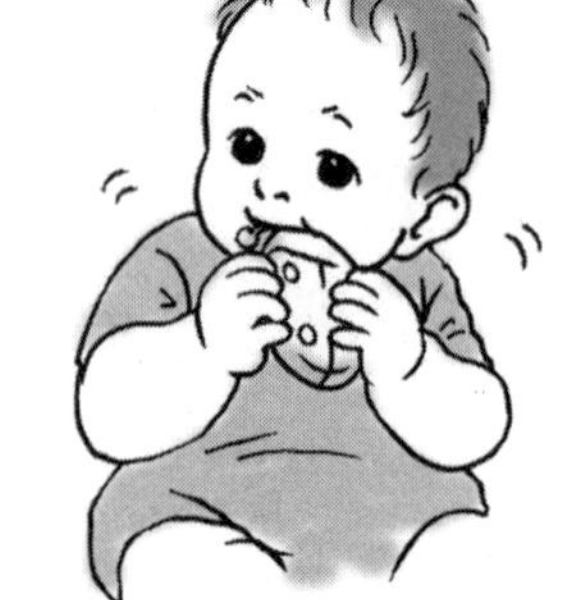

図2-23 手と口とおもちゃの遊び

(vi) 自分の身体を使った遊び

6か月ころになると赤ちゃんは、自分の足をいじったり、手を口に入れたりして、さかんに自分の身体をつかって遊びます。自分の身体を自分で探索することで、自分の体の構造を認識し、脳のなかに自分の身体像(身体図式)を構築していきます(自分の身体の探索は胎児期から始まっています)。脳のなかに自分の身体像を構築することによって、私たちが目をつぶっても自身の身体像を思い浮かべることや、無意識に身体を操作することができるようになり、身体と外界の連環(関係性)を円滑にします。また、自分の身体を使った遊びの大切な点は、「触る」と「触られる」ことの違いです。赤ちゃんはその違いを生まれたときから分かっているようです。

自分で「触る」ことと他者から「触られる」ことで、自分と他者の境界を認識し、自己と他者を大切にするこころの発達につながります。口にもっていく、手と手を合わせる、手で足を握らせるなどの、赤ちゃんの自分の身体を使った遊びが「私」を形成していきます。

ウ　7～9か月の遊び

この時期、身体の運動機能と認知機能は飛躍的に発達し、赤ちゃんは好奇心を発揮して、探索と実験を繰り返します。腹這いなどの運動発達とあいまって、空間的な感覚機能が高まり世界が広がります。また記憶や物と人の永続性、結果と予測の認知能力も高まってきます。

（ⅰ）　お座り遊び（図2-24）

6か月を過ぎるころには、首や体幹の安定性が増し、お座りの姿勢での抱っこ（縦抱き）やあなたが身体を少し支えてお座りができるようになるでしょう。まだ一人でのお座りはできませんが、体幹を前にかがめて両手で

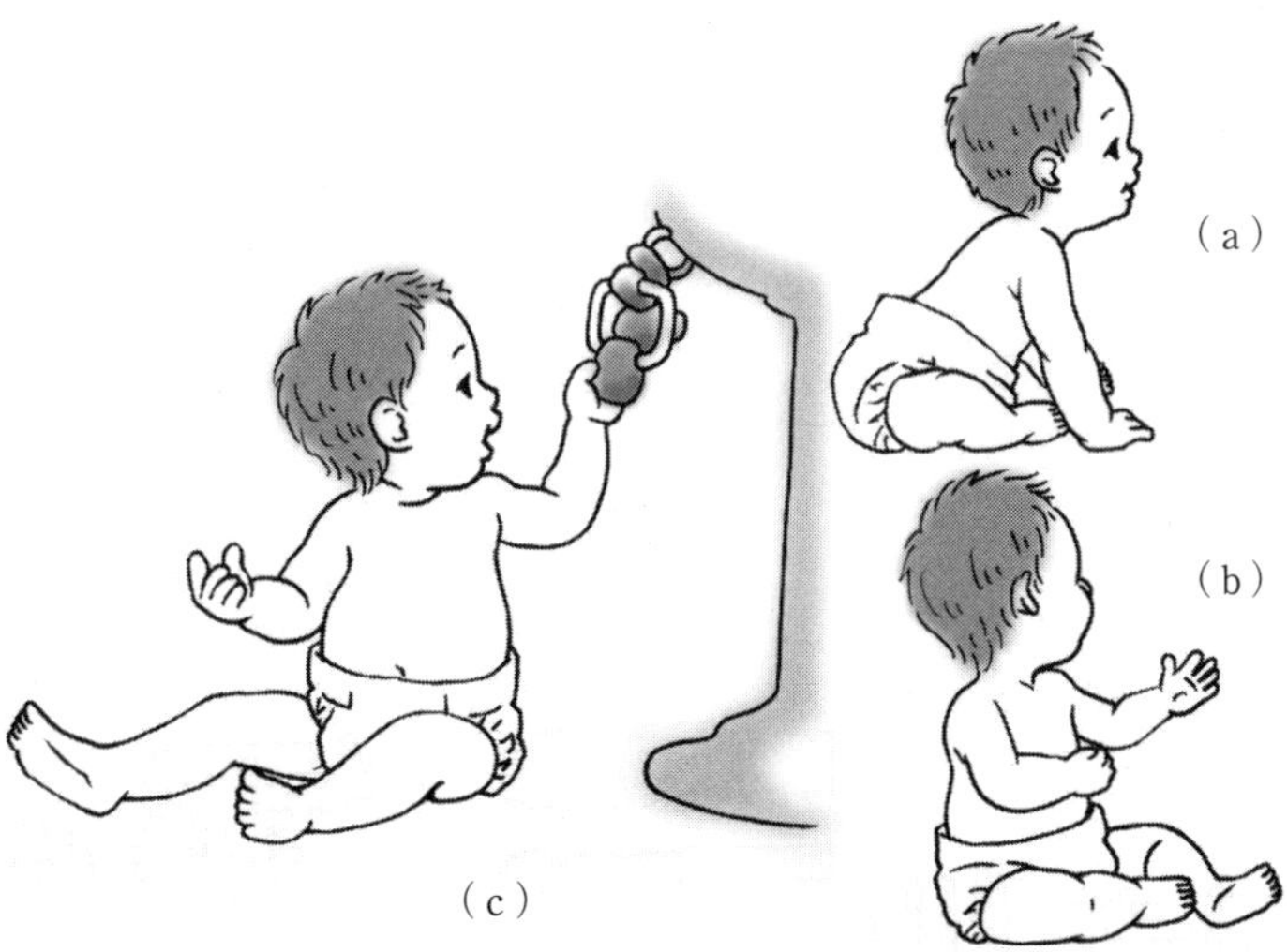

図2-24　お座りでの遊び

支えて短く座ることができるでしょう。8～9か月ころになると、ひとりでお座りができるようになり、手も自由になってきます。お座りの姿勢が安定し上手にバランスが取れるようになるに従い、身体をねじったり、手を伸ばしておもちゃを取ったりするなどして、お座りでの自由度が増してきます。バランスを崩して倒れそうになっても、手で倒れないように支えることもできるでしょう。首や身体が安定してきて縦抱きでも姿勢が保持できるようなら（5～6か月ころ）、あなたの膝や床に座らせてみましょう。お座りがまだ不安定なときは、転ばないように下半身（腰）の部分を支えてあげてください。お座りが安定してくるに従い、少しずつ支えを少なくしていきます。転ばないように注意してください。身体を前後左右に傾けてみましょう。例えば右に傾けたとき、赤ちゃんは自分で左に姿勢を戻して調整するでしょう。姿勢バランス（立ち直り反応）の練習です。赤ちゃんの身体を前後左右に動かしたとき、動かした方向に自分で手を出して、身体を支えるかどうかも観察してみましょう。手の支えは前方には6か月、側方には8か月、後方には10か月ころみられるようになります。お座り姿勢は体幹や腰周囲の運動機能の発達と平衡感覚、空間認知機能、手の機能発達を促します。そして、お座りの安定は寝返りやハイハイなどの移動運動のレパートリーを豊富にし、立位や歩行の獲得に結びつきます。

（ii）　四つ這い遊び

7か月ころに、赤ちゃんは腹這いをはじめ（腹這いをしない赤ちゃんもいるようです）、8か月には両腕両脚で自分の身体を持ち上げ、四つ這い姿勢になります。四つ這い姿勢ができるようになると、身体を前後に揺すったりして、体幹筋と四肢を鍛え、安定性と自由度を獲得します。そして、はじめは片手を前に出し、反対側の脚と一歩一歩、時には上手く手を出せずに姿勢を崩します。そして10か月ころには、右手と左脚、左手と右脚というように交互性の四つ這い（ハイハイ）を覚えます。ハイハイでの1日の移動距離は、サッカー場を2往復以上するようです。ハイハイができるようになり認知発達がすすむと、赤ちゃんは危険をかえりみず（危険の認識ができません）世界を積極的に探索します。赤ちゃんが安全に、自分と外界の関係を探索できるよう環境を整えることが必要です。

(iii)　イナイナイバー（図2-25）

9か月ころ、赤ちゃんの認知機能は飛躍的に発達します。記憶力と物と人の永続性のあらわれが一つの特徴です。赤ちゃんとイナイナイバーの遊びをしてください。「イナイナイ」とあなたが言って、手で顔を隠してみてください。赤ちゃんは、あなたがどこにいったのか不思議な表情をするでしょう。そして「バー」といって顔が出すと、赤ちゃんは大喜び。イナイナイバーは、あなたが隠されても、実際には存在するという人の永続性を学ぶ遊びです。また赤ちゃ

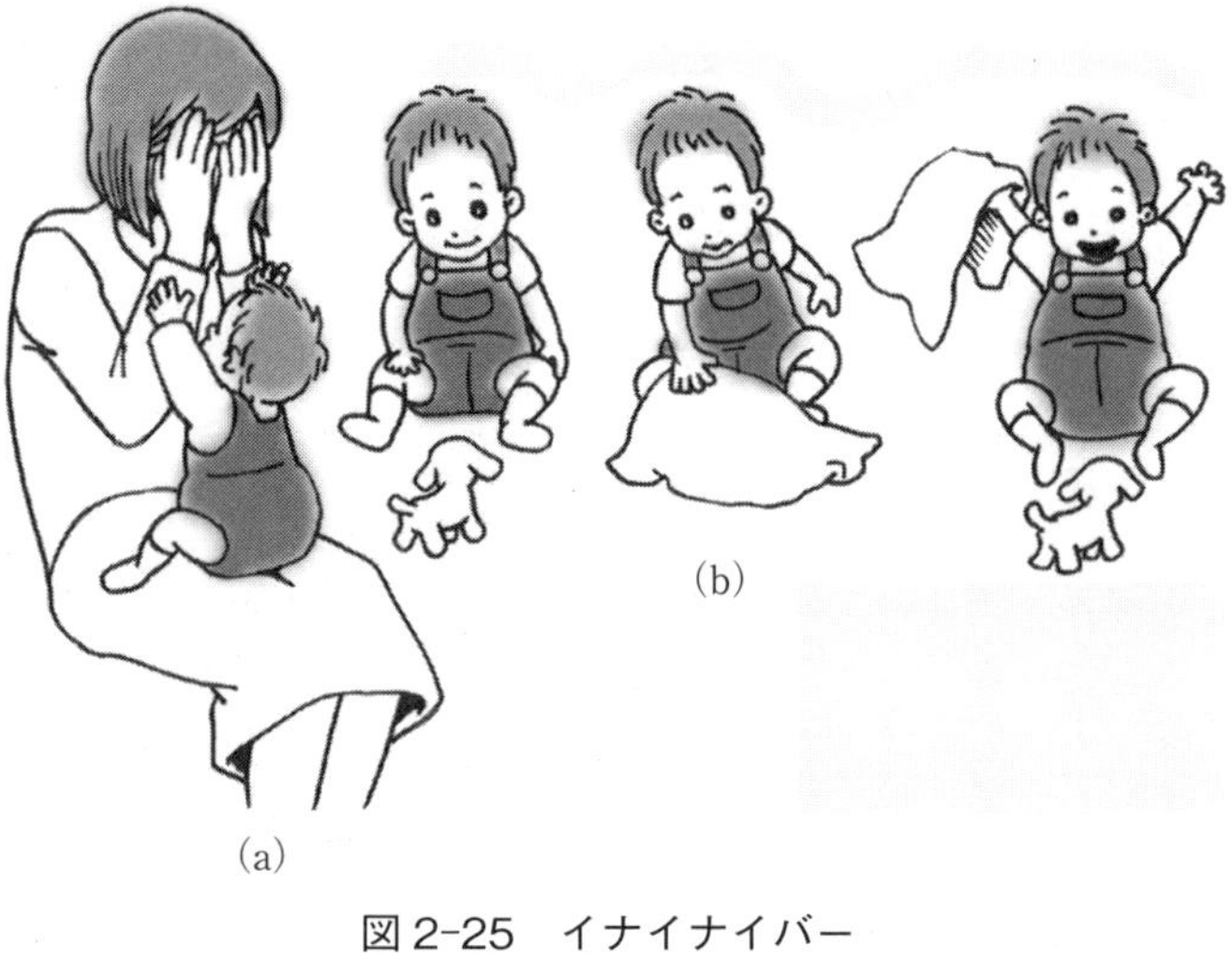

(a)　(b)

図2-25　イナイナイバー

んの好きなおもちゃに布などをかぶせて、それを隠してみてください。赤ちゃんは、そのおもちゃが無くなったと、キョトンとします。そして、布を取り除くと、おもちゃが出てきたことに大喜び。物が見えなくなっても、物自体は存在しているという概念を獲得します。赤ちゃんは移動能力、記憶力と永続性を身につけて、外界を探索し実験を繰り返すでしょう（イナイイナイバーに飽きてきたら、あなたの違った表情を見せてあげてください。赤ちゃんは自分が予測したあなたの表情と異なった表情に大喜びするでしょう）。

（iv）　鏡の遊び（図2-26）

3か月ころ、赤ちゃんはまだ鏡に映る自分をみても反応をしませんが、4～5か月ころには注意をして像をとらえるようになります。6か月以降になると、赤ちゃんは鏡に向かって笑いかけたり、鏡に映った自分に触れたりして楽しみますが、このころは鏡に映った自分を自分とは認識できません。1歳ぐらいまでは鏡に映った自分の像を自分自身とは認識できず、他人として認識しています。そして、1歳半から2歳ぐらいになって、ようやく鏡に映った自分の像が自分自身であると認識（自己概念）することができるようになります。そして、3歳すぎると「自己の永続性」（自分という概念）が確立します。鏡遊びは、鏡の助けを借りて、自分の認識（自己認識）や、自分の身体の認識、自分と他者の区別を学ぶことに役立ちます。赤ちゃんを鏡に映して、「○○ちゃんのお鼻、お口、お目々」などと話しかけながら遊んでみるのもよいでしょう。

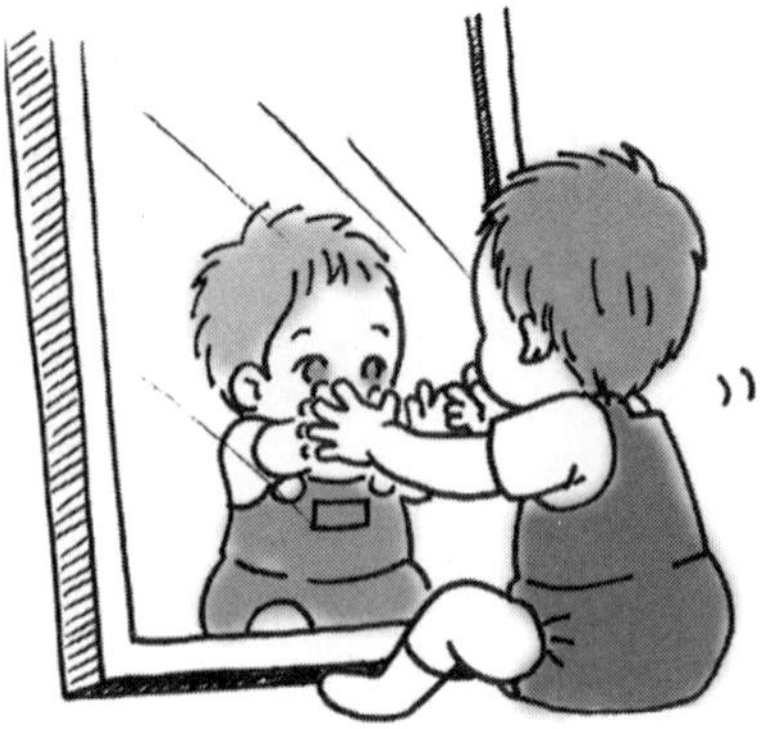

図2-26　鏡遊び

（v）　おもちゃと絵本（図2-27）

おもちゃは、赤ちゃんの大切な教材です。自分の運動コントロール、物の大きさや形、重さの概念、自分の行為と因果の関係、記憶力を育みます。4か月、赤ちゃんは感覚認知と手の機能が発達し、おもちゃを手にすることができるようになります。目にしたおもちゃを引き寄せて手で操作し、口に入れて探索します。9か月ころには、認知機能と手のスキルが発達し、つかむ、つまむ、たたく、押す、投げる、重ねる、並べる、崩すなど手のスキル、手と目と物の協調性、因果の関係、記憶などの運動と認知機能を発達させます。そして1歳を過ぎるころには、積み木を自動車に見立てるなど表象遊びをして、想像性を養います。絵本の読み聞かせは、赤ちゃんの言葉、社会性の発達を豊かにします。赤ちゃんはあなたの言葉と指差し、絵本の絵を照らし合せることで、言葉によるコミュニケーション、物のシンボル化（言葉）による理解を学びます。絵本の読み聞かせが、赤ちゃんの注意力、語彙力を高め、言語機能や認知機能と関係しています。私たちの

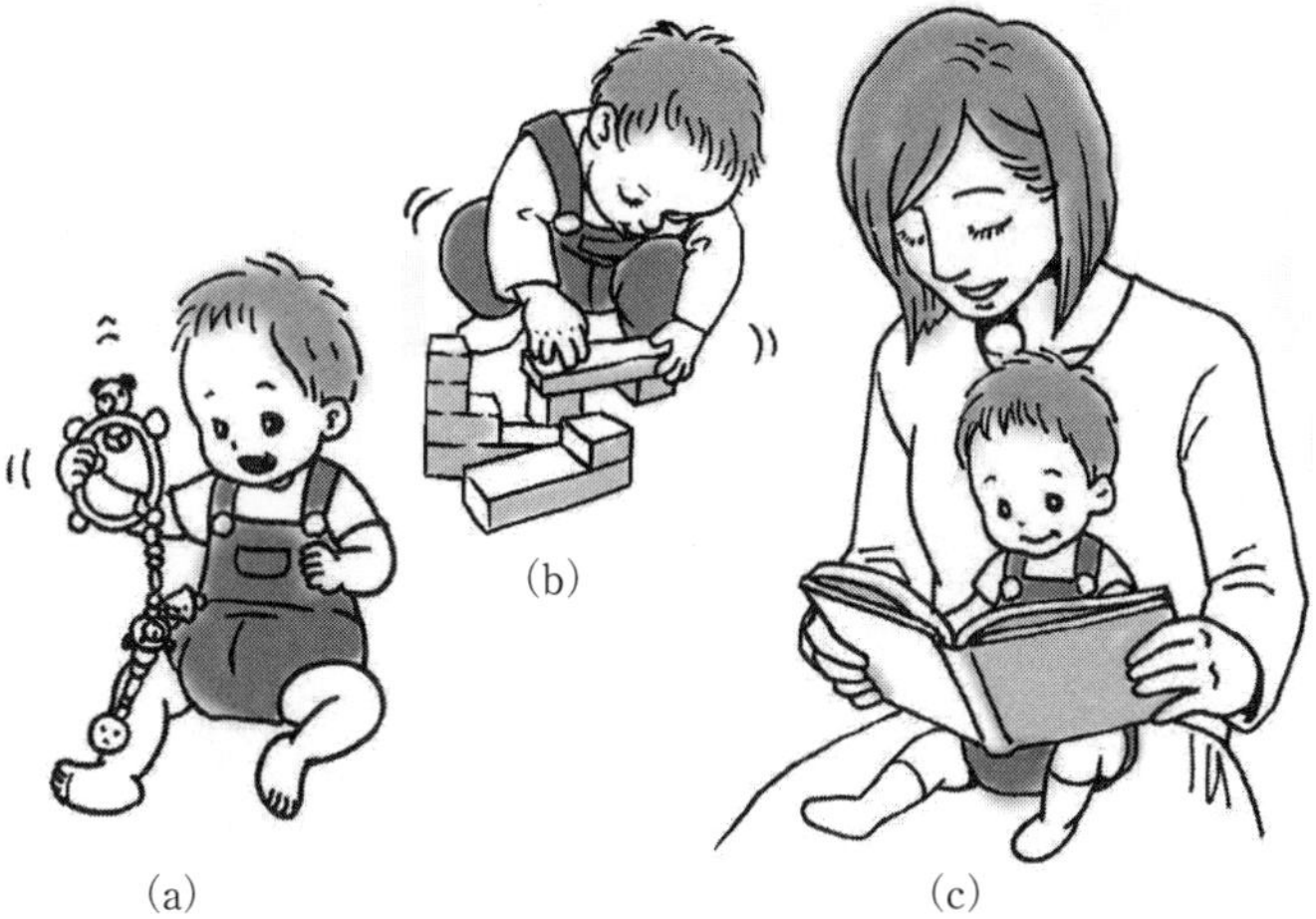

図2-27　おもちゃでの遊び、絵本の読み聞かせ

研究でも、本の読み聞かせが人の認知行動を司る脳の前方領域（前頭前野）の機能を活性化し、親子のコミュニケーションと子どもの注意行動を促すという結果でした。絵本の読み聞かせによる親子の楽しい時間が、子どもの脳の機能と言語機能を高めるでしょう。

エ　10～12か月の遊び

運動機能が発達し、赤ちゃんは強い好奇心をもって外界とかかわり、自分と外界の関係を身につけていきます。母親を基地として冒険家のように、世界を探索し実験します。子どもがハイハイや歩けるようになった途端、部屋の隅の親の目に見えないところに行き、イタズラをします。親は赤ちゃんから目を離すことができないでしょう。同時に自立心が芽生え、何でも自分でしたい、いやいやという要求を示します。親は赤ちゃんの好奇心と自立心を大切にしながら、危険を回避しなければなりません。

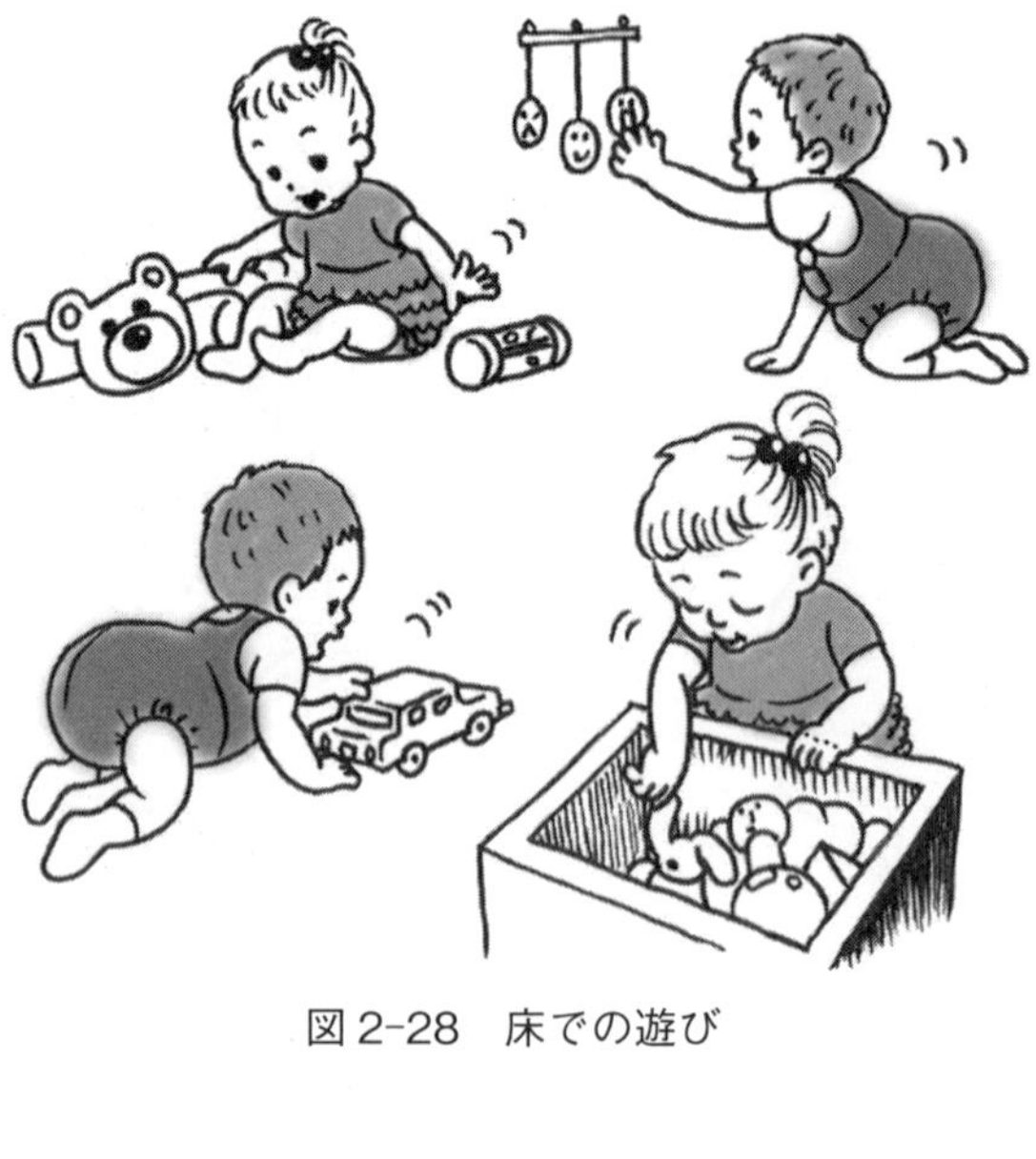

図 2-28　床での遊び

（i）　床での遊び（図2-28）

赤ちゃんは8か月を過ぎるとお座りが安定し、またハイハイもできるようになって、積極的に外界を探索します。親の身体やベビーベットの柵、ソファーなどを支えにして、膝立ちで遊んだり、よじ登ったりします。また、オモチャ箱やタンスまでハイハイして行き、中のものを出したり、ひっくり返したりして探索をします。オモチャを介した遊びも盛んになり、親の視線や指さしたものを捉えて、注意を共有するようにもなるでしょう。赤ちゃんは知的な好奇心の高まりとともに、ハイハイや膝立ち、よじ登る動作などの床での遊びをとおして、身体の使い方や筋骨格を強化し、つかまり立ち、伝い歩き、そして歩行を獲得していきます。立つことや歩くことを慌てずに、十分に、床での遊びを経験させることが大切です。

（ii）　立位でのバランス遊び（図2-29）

赤ちゃんは、つかまり立ちができる10か月ころまでに、お座り、四這いの姿勢が安定し、ハイハイができるようになって、お座り―ハイハイ―つかまり立ちのバラエティーに富んだ姿

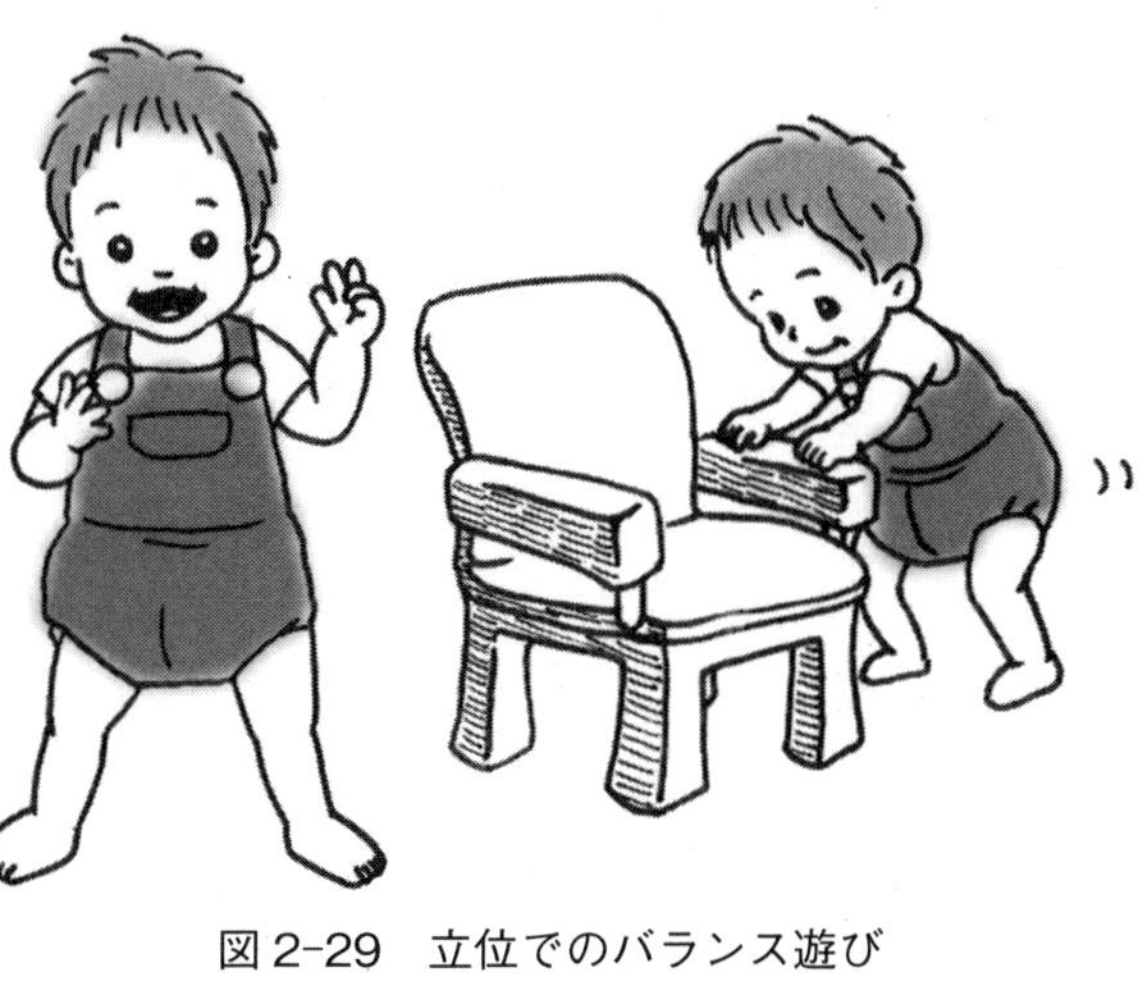

図2-29　立位でのバランス遊び

勢と運動行動を発揮します。これらの姿勢と運動の練習が、立位と歩行に必要な体幹や脚・腰の筋力とバランス機能の学習になります。ですから、立って歩くには、床での遊びと運動を十分に経験して、立って歩くための筋力やバランス能力などの身体機能を習得することが大切です。必要な経験をせずに、早く歩けるようになることが良いことではありません。つかまり立ちが上手になったころ、赤ちゃんは屈伸運動をしたり、床に座ったり、立ち上がったり、伝い歩きを練習します。つかまり立ちで、おもちゃを用いて床からの立ちしゃがみ運動や伝い歩きを誘導してみましょう。伝い歩きができるようになったころ、立位でのバランス遊びをしてみましょう。赤ちゃんを立たせて、身体を前後左右に揺らしてみてください。身体を右にしたとき、頭や身体は左に立ち直り、上下肢には平衡反応が出現します。身体を前に倒すと脚を前に出し、後ろに倒すと脚は後ろにステップ反応がみられます。立位でのバランス遊びは、脚腰を強化し、立位姿勢や歩行の安定を促します。

（iii）　歩く練習

赤ちゃんはハイハイ、つかまり立ち、伝い歩き、そして立位のバランス練習を十分にすると、一人立ちの練習をはじめます。はじめは、上手くバランスが取れずに、立ち上がってもすぐに前に手をついて倒れてしまいます。ゆらゆらしながらも立つことと、倒れても手で支えて大丈夫という練習を繰り返します。繰り返しチャレンジすることで、数秒そして長く「立っち」ができるようになります。赤ちゃんは自慢げな表情で達成感をあらわします。十分に一人立ちのバランス感覚と自信をつけたところで、赤ちゃんはおもむろに一歩二歩と脚を踏み出します。一歩二歩歩くと前へ倒れます。倒れても、両手で身体を支えて、頭と身体を保護することができます。赤ちゃんは繰り返し繰り返し、倒れても倒れても、歩く練習をして歩行を獲得していきます。歩きはじめはバランスをとるために、両手を高く上げて、両足の幅は広くして歩きます。歩行バランスが安定するにしたがい、歩きはじめから1か月ころには両手の位置が下がり、両足の幅も狭まってきます。そして、歩きはじめて2か月ころには歩行バランスは安定し、転ぶことが少なくなってきます。親から、赤ちゃんが早く歩くように歩行器を使用して良いでしょうか？　と尋ねられます。私は、赤ちゃんが早く歩くようになるために、歩行器を使ったり手をひいたりして歩く練習をする必要はありません、と答えます（運動障がいのための歩行練習は必要です）。赤ちゃん自身が、ハイハイ、お座り、つかまり立ち、立位でのバランスと転ぶ練習など、歩くための基礎練習を十分に経験することが大切です（赤ちゃんが自然に椅子を押したり、歩行器を使って遊ぶことは、自然に任せて良いことです。また赤ちゃんが自分で歩く練習をするときには裸足が最良です。足趾のバランス機能を高め、土踏まずを形成します）。

注

（1）個性は、生まれつきの性格で、行動特徴としてあらわれます。気質と同意語として使用します。

（2）赤ちゃんは3～4か月ころまではメラトニンを自分では作ることができません。夜間の母乳にはメラトニンが多くふくまれていて、母乳哺育の赤ちゃんはよく眠ることができます。

（3）ノンレム睡眠は、睡眠の深さによって4段階に分けられます。段階1は入眠期でごく浅い睡眠、段階2は軽睡眠期で浅い睡眠、段階3は中程度睡眠期で、脳波では徐波睡眠がみられる中程度の深い睡眠、段階4は深睡眠期で徐波睡眠の深い睡眠です。

（4）認知機能とは、五感（視覚・聴覚・嗅覚・触覚・味覚）、前庭感覚（平衡感覚）、固有受容覚（手足の位置を感じる感覚）などの感覚を受容（知覚）し、記憶、理解、推論・判断するなど知的な過程および機能をいいます。認知機能の障がいによって、知覚運動、注意、実行機能、学習、言語、社会的認知行動などに問題が生じます。

第3章　発達の遅れや障がいのある子どもとのかかわり

1　「発達障害」の言葉（用語）について

最初に、「発達障害」という言葉（用語）の定義を確認しておきます。「発達障害者支援法（平成16年12月10日公布）」の発達障害の定義では、第二条第一項において、『発達障害とは、自閉症、アスペルガー症候群その他の広汎性発達障害、学習障害、注意欠陥多動性障害その他これに類する脳機能の障害であってその症状が通常低年齢において発現するものとして政令で定めるものをいう』とされています。しかし、発達障害の概念は広く、知的発達障害や運動発達障害（脳性麻痺などの生得的な身体障害）を含めて解釈し、使用することもあります。本書では、発達障害を狭義の自閉症、アスペルガー症候群、その他の広汎性発達障害、学習障害、注意欠陥多動性障害、発達性言語障害、発達性運動協調障害（いわゆる不器用）と、知的発達障害や運動発達障害も含めて使用しました。また、医学的な診断基準（米国精神医学会の精神障害の診断・統計マニュアル第5版（DSM-5））に準じて、自閉症スペクトラム（autism spectrum disorder：ASD）、注意欠如・多動性障害（Attention-deficit hyperactivity disorder：ADHD）という言葉を用います。

なお、「障害」の用語は、本書で一般的に用いる場合は「障がい」とし、医学用語として用いる場合は「○○障害」とします。また、本章では「赤ちゃん」は使用せずに、赤ちゃんも含めて「子ども」に統一しました。

2　発達の遅れや障がいのある子どもとのかかわり

発達の遅れや障がいのある子どもをもつ親は、子どもの年齢や発達の段階がすすむごとに、2つのことをこころがけなければならないでしょう。1つは、定型的（標準的）な発達を期待せずに、それぞれの子どものペースに合わせて発達を支援することです。定型的な発達と子どもの発達を比較することは、子どもの発達支援に役立たないばかりか、子どもにも親自身にも大きなプレッシャーになり、成長発達の推進力を失うことになります。特別なニーズのある子どもには、その子どもの発達のペースに合わせた支援と、子ども自身が自分で将来を切り開いていけるよう支援しなければならないと考えています。2つ目は、親と私たち支援者が子どもの力、発達しようとする力を見いだし、その力を伸ばしていくことが必要でしょう。支援者も親も、どうしても子どものできないことや問題に目がいきがちになります。しかし、子どもには、その課題を乗り越えようとする力がありま す。その子ども自身の困難を解決しようとする力に気づかず、子どもの課題や問題ばかり気にすれば、親は子どもの問題を改善することを目標に子育てをするようになるでしょう。そして、期待に応えることのできない子どもに失望し、拒絶したり否定的な態度をとったり、自分自身の無力を感じることにもなるでしょう。子どももまた、過剰なプレッシャーに耐えきれず、本来の発達する力や自己効力感を失い、自己否定や依存的な成長をするようになります。私たち支援者は、子どもがその課題を克服しようとする力を親と共有し、その力を支援していくことが大切です。

親が、定型的な発達の期待を超えて、子どもの発達の力を信じ、子ども自身の発達の仕方を大切にするようになるには時間を要します。また子どもを想うがゆえに、親の不安な気持ちや失望、また希望との間で、絶えず揺れ動くようにも思います。このアンビバレントな気持ちは、その時々で変わりながら、状況の変化に応じて適切さを探し求めることになります。それも親にとっては、大きなチャレンジです。支援者は、その揺らぐ気持ちとバランスを保てるように支援しなければならないでしょう。

親は、子どもの発達に遅れや障がいがないか心配なら、かかりつけの新生児科医や小児科医に尋ねるべきです。遅れや障がいの徴候があれば、予防も含めて、なるべく早期に育児や発達支援を開始すべきです。早期からの支援は、育児や親子の関係性、子どもの運動や認知発達の問題の改善につながります。また親が不安を抱え、子どもへの否定的な感情や無力感に陥ることによって生じる、子どもの本来の問題の悪化を防ぐことにもなります。親は心配であれば、発達の専門家にも支援を求めることが大切です。

その上で、病気や発達障がいの正しい知識をもつことです。現在、インターネット上には病気や障がいの原因や症状、障がい像などの情報があふれています。しかし、病気や障がいの診断が同じでも、子ども一人ひとり発達の様相は多様で、障がい構造も多彩です。一般的な症状や障がい像と比較するのではなく、専門的な発達評価を受けて、あなたの子どもの発達の特徴を正しく知ったうえで、子どもに応じた支援が必要です。

通常、小さく生まれた赤ちゃん（子ども）場合は、定期的な検診（フォローアップ）があり、発達の評価と必要な指導やアドバイスが行われます。私が関係している病院では、1歳ころまではひと月に1回程度の頻度でフォローアップを行います。発達障害のリスクがある場合や、医師の診察で何らかの問題がある場合、また親の気がかりや不安がある場合などには、専門の発達外来（小児精神科やリハビリテーション）で、専門的な発達評価と育児や発達指導を定期的に行います。

私の発達外来では、子どもの力に注目します。しかし、親はどうしても子どもの問題点や異常性を気にします。そして、子どもに発達の遅れや異常がないか、恐る恐る尋ねます。それは、否定しません。発達の遅れや障がいの徴候がある場合には、正直に遅れがみられることや、障がいの特徴がみられることを伝えます。その上で、親の悲観や複雑な気持ちに寄り添いながら、親がそれをどのように、受けとめているかをよく話し合います（夫婦で違う意見をもつこともありますので、それぞれに尋ね答えます）。例えば、身体が反り返ること、手脚が突っ張ること、激しく泣くこと、授乳や摂食のこと、一つひとつ丁寧にタッチポイントや発達指導の理論と技術を参考として、子どもが示す行動の特徴について話し合い、育児や発達支援のためのアドバイスを行います。時に、子どもを寝かせたり、抱っこしたりして、親と一緒に子どもの反応をみたり、親に実際に子どもにかかわってもらいながら働きかけます。

また、親の気づいていない子どもの力を示します。子どもは、遅れや障がいを抱えながらも、自らの成長発達を切り開いていきます。見る力、聞く力、感じる力、運動の力、ステートを調整する力、相互交流の力、(非)言語的なコミュニケーションの力、認知発達の力などなど、子どもの力を親と子どもとで共有します。そして、子ども自身が発達課題に向かう力を支援できるよう、育児や発達の支援の方法を親と一緒に考えていきます。

このようにして、親も子どもも、外来を訪れたときの不安や緊張もほぐれ、親の子どもへのかかわりも前向きな姿勢に変容します。それに伴い、子どもの力もより良く引き出すことができ、より良い親子の関係性を築くことができるようになるでしょう。

時に親は、自分の不安な気持ちを言葉にして表出することが難しかったり、隠したりします。これも防衛機制による心理的反応です。このような場合も、親の子どもに対する意見や育児を尊重し、両者の力と有能性に焦点を当てつつ、受け入れ可能な育児と発達支援のアドバイスを行います。これにより、親と支援者の関係性がより良く展開し、親は自分の気持ちを肯定的にとらえ、育児や発達支援のアドバイスも受け入れることができるようになっていきます。親の不安は簡単には尽きませんし、気持ちの揺れ動きは続きます。しかし、このようにして、発達外来で親が自分自身の気持ちを整理して前向きな気持を積み重ねていくことで、親子の課題を親子で乗り越えていくことができるようになるでしょう。

病気や障がいのあるなしにかかわらず、子育ては苦労の多いものです。しかし、子どもの力と強さを信じている親は、前向きな姿勢で育児に取り組むことができるようになるでしょう。その気持ちが子どもに伝わり、子どもと親自身の成長にも大きく貢献することになります。

３　発達の気になる徴候

新生児期から乳幼児期に、明らかな病気（例えば、脳や染色体の病気など）や障がいがある場合は別にして、いわゆる狭義の発達障がい（自閉症スペクトラムや注意欠如・多動性障害、学習障害など）の診断は困難です（通常、乳幼児期に気づかれるようですが、確定診断は３歳以降となることが多いようです）。したがって、小さく生まれた赤ちゃん（子ども）では、発達障がいのリスクがあるとして、予防的観点からも定期的な検査や発達支援を実施しながら、必要に応じて専門的な治療と支援・指導を行います。また発達障がいの早期の徴候は、育児の「育てにくさ」としてあらわれやすいようです。例えば抱きにくい、泣きやすさ、泣き止まない、目が合わない、刺激に過敏などの育てにくさ、睡眠覚醒リズムが不安定など、何となく気になるという親の直観によるケースが少なくありません。

以下に、いくつかの気がかりな徴候を示しておきますので、参考にしてください。なお、育てにくさも、子どもに適した子育てによって改善し、必ずしも発達障がいに結びつくとは限りません。

(1) 過敏性

第1章「(3) 赤ちゃんの行動サイン：安定行動とストレス行動」で述べたように、子どもの行動には安定行動とストレス行動があり、ストレス行動が長く続き、安定行動に乏しい子どもに、育てにくさや何となく気になるというグレーゾーン(境界)のケースが少なくありません。子どものストレス行動を軽減し、安定行動に導くように支援をしていくことが、早期の発達支援になります。そのようなストレス行動を引き起こす要因として、過敏性があります。

過敏性は、小さく生まれた子どものなかでも、在胎週数に比べて小さく(低体重)生まれた子ども(いわゆる、子宮内胎児発育遅延(IUGR)の児)の場合に、その傾向があるようです。小さく生まれた子どもは、神経系の感受性が高く、刺激に過敏で、容易に容量オーバーになってしまいます。そのような子どもでは、ストレス行動をあらわしやすく、不安そうな表情で、刺激のたびに身体をぴくつかせたり、ブルブルと手脚が震えます。反復的な刺激を遮断し、慣れる能力に乏しいようです。深い眠りを得ることが難しく、ステートが変化しやすく、泣きやすくなだめにくく、長い間泣き続けます。そのため、機嫌の良いステート(ステート4)の持続も難しく、気が散りやすく、コミュニケーション行動に乏しいという特徴があります。このような特徴が、3〜4か月は続きます。泣きは、過剰な刺激に対する防御反応のようで、泣くことで過剰な刺激から身を守っているようです。この泣きの期間が終わっても、刺激に敏感で気が散りやすい状態は続き、見えるもの聞こえるものに過敏に反応してしまいます。刺激に過剰に反応することで、自分の混乱を発散しているようです。この過敏性が、しばしば注意欠如・多動性障害とも関連があるようです。多動性障害も過敏性と同様に、入ってくるすべての刺激に過敏な神経系が過剰に反応することが原因です。

親は、なだめても泣き止まない子どもに、イライラしたり不安を感じたりして、また子どもに過剰にかかわり、そして親としての自信を失いがちになります。親の過剰ななだめやイライラが、結果として、さらに子どもを過剰に刺激してしまい、悪循環に陥ることになります。イライラしたときには、自分の感情がどういう状態かを内省してみてください。

子どもの過敏性と、親の育児との悪循環を断たなければなりません。まず、そのような行動の背景に、過敏性があることを理解する必要があります。子どもがすぐに泣くからといって、腫れものにさわるように黙って寝せておくことは良くありません。そしてその上で、過敏な子どもを刺激しすぎないよう注意することです。親は、どうしても子どものために刺激し過ぎてしまいがちですが、授乳やおむつ替え、遊び、就寝などさまざまな育児の場面で、静かで気の散らない環境、ゆっくりと穏やかに注意深く子どもを取り扱うようにこころがけてください。刺激をしすぎないように、一度に一つだけ、穏やかな刺激を使います。ゆっくりとやさしく子どもを抱き上げ、リラックスするまで包み込み、その上で囁きかけたり、やさしく揺らしたり、歌ったりします。静かな部屋で授乳したり遊んだりすると、赤ちゃんは落ち着いて、あなたとのコミュニケーションを促すことができます。騒がしく、気が散るような環境では、泣き出してしまい、育児が難しくなります。また、視聴覚刺激には過敏な反応を示し、逆に触覚刺激や前庭刺激（揺れる感覚刺激）には反応が乏しい（鈍感になる）などの感覚の偏りをもつこともあります。刺激に対する反応の特徴を見極めることも大切です。

このようにして、環境や親の子どもの接し方や取り扱い方を子どもが耐えうるように調整することで、子どもは刺激に対する耐性と自己調整力、そして集中力を身につけ、過敏性を改善していくことができるでしょう。

(2) 運動発達の遅れと障がい

運動の発達は大まかにみると一定の順序で月齢に従ってすすみ、一応の発達の目安があります。しかし詳しくみていくと、それぞれの子どもによって、個人差があります。一人ひとりの子どもに性格的(気質)な個性があるように、運動発達の過程も個人差があるようです。また運動発達は、単に早ければいいということでもありません。その子どもの成長発達の過程での経験を大切にすることが必要です。運動発達の遅れと障がいの原因は、脳や脊髄の神経系、染色体、筋骨格系の病気など多々ありますが、いずれも出生早期の症状としては筋肉の緊張が低かったり高かったり、姿勢の異常(左右の非対称性、だらりとした姿勢や、反り返った姿勢)、原始反射の異常性(弱かったり過剰であったり)、四肢の運動のぎこちなさや非協調性のすわりが遅れたりするなどの徴候がみられます。このような場合には、早期に医学的診断を行い、運動の発達指導が必要となります(後述)。

小さく生まれた子どもの場合、出生の予定日を目安にして発達状況を考えます。より小さく生まれた子どもほど、運動の発達は遅れてすすむようです。定期的な発達フォローアップで、必要に応じて運動の発達指導を受けると良いでしょう。運動指導といっても、発達段階に沿った、親子の遊びを中心とした運動です(第2章3(8)赤ちゃんの遊び、参照)。

小さく生まれた子どもの運動発達の特徴としては、背中側の伸筋群が腹側の腹筋群よりも優位に早く発達しがちで、母親が子どもを抱いたとき、身体の反り返りや、手脚の突っ張りが強く、抱きづらい印象を持ちます。赤ちゃんが早く立ち上がろうとすると、親は喜びますが、子どもが立って歩くまでには、いろいろな感覚運動経験をして、神経系や筋骨格系の機能のトレーニングが必要です。無理に立たせたり、歩かせたりしないようにして、腹這いやハイハイ、お座りでの遊びを十分に経験させて、身体のバランスのとれた運動発達を促すことが大切です。

(3) 認知発達の遅れと障がい

先述のように、認知発達もかなり段階的な発達過程を示し、予想可能なものです。感覚運動の発達、親との非言語的なコミュニケーション、人や外界への興味関心と多様な探索、原因と結果の関係づけ、記憶と学習、物や人の永続性、真似遊び、共同注意、親との二項関係からおもちゃを挟んだ三項遊び、指差し思考などなどは、子どもの認知能力の発達を示しています。子どもが、感覚や運動の障がい、染色体異常等による精神発達の遅滞、自閉的傾向、注意欠如や多動な傾向などを有する場合は、このような認知発達の過程に遅れや障がいがあることになります。それ以前に、新生児期のＮＢＡＳの評価で、筋肉の緊張が低い、四肢の運動に乏しくぎこちない、覚醒レベルが低い、逆に泣きが激しい、視聴覚反応に乏しく刺激に関心を示さない、注意が散漫、表情や目の輝きに乏しいなどは、早期の認知発達の遅れや障がいの徴候としてみてとれます。またその後も、人や物への興味関心が乏しい、遊びのレパートリーに乏しい、落ち着きがなく注意が転動しやすいなどは、認知的な遅れの徴候です。生後８～９か月には、いろいろな場所を探索し記憶力を示し、人見知りして、物や人の永続性、因果関係の理解、他者への期待などがみられはじめますが、このような発達段階で期待される能力のあらわれが遅いとき（期待される発達から2か月以上遅れることはないようです）は、認知発達の評価が必要です（小さく生まれた赤ちゃんでは、定期的な発達フォローアップで発達検査を受けるでしょう）。また家庭環境や親の育児に問題がある場合も、認知発達の遅れの原因となります。家庭の経済状況や親の精神的な問題、子どもへの関心や、やり取りの仕方、育児のやり方などについても注意が必要です。

生後1歳半ころには、子どもは表象的な遊び、例えば積み木を自動車に見立て動かしたり、おもちゃを本物の電話のように使って遊ぶようになります。しかし、この時期になってもまだ、それを床に投げつけたり、自分の口に入れたり、単純な遊びが主で遊びの広がり（因果関係の探索や見立て遊びなど）がみられないような場合には、認知的な遅れや発達障がいの可能性があります（限局した感覚遊びの没頭、くるくる回るものへの過度の興味と凝視、身体接触の嫌悪、感覚の鈍感さや過敏さの偏り、環境や生活パターンの変化を嫌う強いこだわり、などが徴候として挙げられます）。

（4）コミュニケーション・言語の遅れと障がい

発話と言語の遅れは、小児期早期にみられる発達上の問題のなかで最もよくあるものです。子どもは、誕生直後から、他者の目と目を合わせてコミュニケーションの基本となる能力を示します。また母親の話しかけとそうでない騒音を区別することも学習しています。生後7日で、母親と別の女性の声が同時に聞こえても、母親の方を選びます。生後2週では、他の男性の声よりも父親の声を選ぶようになります。生後6週になると、両親それぞれに異なったコミュニケーションの仕方をします。そして、生後2～3か月には、機嫌良く微笑みながら声を出します。親が子どものリズムに合わせてコミュニケーションを取れば、子どもも親の声の出し方、顔の動き、頭と体の動きに随伴したり真似たりすることができます。このように、子どもは生後早期より、他者とコミュニケーションの力を発揮します。そして、このような非言語的なコミュニケーションが、後の言葉の基礎となります。

大人は赤ちゃんに話しかけるとき、赤ちゃん言葉を使って、ゆっくりしたリズムで、より単純な言葉で話しかけます。すると赤ちゃんは、自分に話しかけられていることを知って、微笑み、声を出して、前のめりの姿勢になって応答します。赤ちゃん言葉には特別な意味があるようです。言語の遅れや障がいは、このような早期からのコミュニケーションに、その徴候がみられるようです。

言葉の獲得には、親の根気強さと励ましが必要です。先述のコミュニケーションや言葉の発達過程で、赤ちゃんの時期から非言語なコミュニケーションに乏しい、発する声が甲高いなどの場合、2歳になっても意味のある発話がない場合には相談が必要です。コミュニケーションや言葉の遅れや障がいには、聴覚障害や構音障害（発話で使われる口と舌の筋肉の問題など）、精神発達遅滞（認知発達の遅れ）、自閉症スペクトラムなどの検査が必要です。同時に、言葉を促す親のかかわり方も確認してみることが必要です。言葉の前の非言語的なコミュニケーションを大切にする、子どもが話しやすいように働きかける、子どもが言葉にするタイミングを待つ、子どもが言葉かけに返してくるまでじっくり根気強く待つ、絵本の読み聞かせをする、子どもの言ったことに少しだけ言葉を足す、子どもの言葉に励ましの言葉やジェスチャーで返す、などは、子どもの言語スキルの習得につながります。

(5) 社会性の遅れと障がい

親との密接な愛着形成や情緒的発達(こころの交流)、外界への関心、基本的な生活習慣を身につけることなどが、社会性の発達となります。これまで述べてきたように、このような社会性の発達は生後早い時期からみられます。生後2~3週間で、他者からの社会的な働きかけに注意を向け、だんだん長く注目できるようになります。また自分からも、微笑みや顔の表情、発声、身体の動きを通して、非言語的なコミュニケーション能力を示し、親子の愛着関係を促進します。この年齢の子どもで、母親の声に気づかなかったり、父親の姿を見ても無関心であったりする場合は評価が必要です。

社会性の発達を阻害する要因は多々あります。例えば、先述した感覚機能(聴覚、視覚、触覚など)の過敏性が、子どもの感覚経験を遮断する原因となります。NBASによる発達評価で、落ち着いた睡眠が続かないことや、機嫌の良い覚醒(ステート4)が続かないこと、視線を逸らしたり、しかめ面をしたりして表情に乏しい、泣きやすくなだめにくい、容易にストレスを示すなどは過敏性のあらわれです。続いて、子どもがおもちゃや顔見知りの人たちにも無関心で、笑みや喜びの感情表出がないようであれば、これも懸念材料です。親が子どもとコミュニケーションを取ろうとしても、視線を逸らしたり、抱っこしても身震いして身体をこわばらせたり、抵抗したり、終始泣き、なだめることが難しい場合、親は挫折感や怒りを感じることさえあるでしょう。子どもの社会性の反応の乏しさやかかわりにくさは、親子の愛着形成にも問題が生じることになります。小さく生まれた子どもでは、社会性の発達も遅れる傾向があります。親は子どもの発達状況を理解して、専門家の支援を受けながら、根気強く子どもの発達を支援していくことが大切です。専門家は、NBASによる子どもの行動評価や、親子のやりとりの観察、発達評価などを行い、育児支援と親子の非言語的な交流を豊かにする支援が必要です。

感情表現や人への関心の乏しさや、興味の広がりに乏しいなどの徴候は、自閉症スペクトラムの場合があります。自閉症スペクトラムの診断は、３〜４歳以降まで容易ではありませんが、その診断をされた子どもをもつ親は、しばしば最初から何かがおかしいと気づいていたといいます。例えば、先ほど述べたように、子どもの目を見ようとすると子どもが目を逸らす、抱こうとすると体をこわばらせて仰け反って嫌がる、コミュニケーションを取ろうとしても、興味を示さないなどです。視覚、聴覚、触覚の感覚刺激に対して過敏かもしれませんし、特定のものを見たり聞いたりしてよく反応するかと思うと、他のものにはほとんど無関心かもしれません。好きな感覚刺激には体を揺するなどの反復運動に没頭します。このように自閉症スペクトラムのある子どもは、身体的、社会的接触を避け、愛着形成の難しさがあり、興味関心の限局化がみられます。このような場合には、早期の診断特定と親子のかかわりと子どもの発達を支援する専門的な治療プログラムが必要です。

４　発達の遅れや障がいのある子どもの育児

小さく生まれた赤ちゃん（子ども）では、いろいろな原因（脳や呼吸器などの病気、染色体の異常など）から、発達の遅れや障がいがみられることがあります。統計データでは、小さく生まれた子ども全体の約１割で、より小さく生まれた子どもでその割合は高くなります（出生体重１０００グラム未満の超低出生体重児では、約３割程度に境界を含む発達の遅れや障がいがみられるようです）。発達の遅れや障がいを予防し、早期から子どもの成長発達や親子の関係性を支援するために、前に述べた出生後からのディベロップメンタルケア、フォローアップと育児支援、そして必要に応じた早期からの専門的な発達支援が大切です。

（1） 遅れや障がいのある子どもと親

子どもの発達の遅れや障がいを、親が受け止めるには長い時間がかかります。なぜ、どうして、私が、私の子どもが、と問うでしょう。しかし、その答えは見つかりません。同時に、子どもを愛し想うがゆえに、親は子どもの発達がいつか正常に追いつく、治るのではないかという期待を持ちます。その期待と、現実を受け入れなければならないという気持ちの間で揺れ動きます。そして現実を受け入れるに従い、立ち直りはじめます。親の気持ちが整理されるには、行きつ戻りつ、時間が必要です。

親がこころの整理をするその間も、子どもは成長発達します。親が、子どもの発達の遅れや障がいからの回復を祈るあまり、子ども自身や遅れや障がいを否定的にとらえ、発達の遅れや障がいに目がいき過ぎると、親自身にも子どもの成長発達にも悪い影響をおよぼします。障がいのあるなしにとらわれずに、それぞれの子どもが有している力、成長発達しようとする力、それぞれの発達課題にチャレンジする成長過程を大切にしなければなりません。子どもの力を信じること、子どもとの愛着を築いていくこと、子どもに適した育児や支援を行えるようになること、親としての自信を持てるようになること、これらの過程は子どもに遅れや障がいがあることで長く複雑で困難さを伴いますが、それは遅れや障がいのある子どもの親も、またそうでない親でも同じではないかと思うことがあります。難しい課題ではありますが、親も子どもと同じように、自分の課題にチャレンジしなければなりません。なぜ、どうして、と問うのではなく、あなたや私たち自身が問われているようです。日々の子どものかかわりのなかで、その答えを見いだしていくことでしょう。

親が子どもの障がいを受け止めることは、子どもの発達が正常に追いつき治るという期待を捨て、定型的な発達と比べるのではなく、あなたの子どもの発達の仕方を理解し受け入れることです。それまでには、複雑な感情を繰り返し経験せざるをえません。悲しみ、後悔、罪悪感、怒り、絶望など、いろいろなこころの痛みや葛藤を感じるように思います。障がいを受け入れる、あるいは障がいのある子どもを受け入れるこころの過程は、「ショック期」「否認期」「悲しみと怒り」「適応」、そして「再起」（希望）というようにすすむとされます。このような過程は、一人ひとり異なり、決して単純な右肩上がりの過程ではなく、螺旋的に行きつ戻りつしながら、希望を見いだすようにも思います。子どもの障がいを受け入れることは、「仕方がない」とあきらめることかもしれません。仕方がないとあきらめるということは、決して否定的な感情ではなく、前向きな感情でもあります。そこを出発点として、前を向いて生きていこうとすることが、障がいを受容する一つの過程のようです。

ありのままの子どもを受け入れるためには、まず親自身が自分を肯定的に受け入れることが必要です。親は自責や後悔の念に駆られ、自分を肯定的にとらえることが難しい場合もあります。自分を肯定的に受け入れることができない場合、他者を受け入れることは難しいように思います。自分のネガティブな気持ちを自然な感情として、自分自身を肯定的にとらえることで、自然と子どものありのままを受け入れることができるようになってくるのではないでしょうか。子どもの発達の遅れや障がいを受け止め、前向きな気持ちになるには時間が必要です。ある時間、待ってみることも大切です。自暴自棄になったとき、どうしようもないという気持ちになったとき、一時を待ってみるという力を奮い起こしてください。過去の問題の多くは、時間が経つにつれ解決されているということが多いように思います。待つことは苦しいことでしょうが、子どもの成長発達や親としての成長は、ある時間待つことで、必ずや報われるように思われます。

また現実に、親を苦しめるのは、今ではなく将来のようです。親と話をしていると、「この子は歩けるようになりますか」「話せるようになりますか」「学校にいけますか」と、将来を案じて苦しまれていることが多いようです。将来の展望が見えてこないことは大きな不安ですが、だからといって将来を思い悩むあまり、今がおろそかになってしまってはいけません。将来について思い悩まれていることの多くは、現実にその時点がくるころには意外と克服されていることが多いようです。まず目の前の子どもへの愛情、今の育児、今の家族との関係を大切にすることが必要です。

誰でも、自分の悩みや抱えている問題を家族や友人に話をすることで気が楽になる経験があると思います。それは、自分のこころを認めてくれる人がいるという安心が生まれるからです。また誰かに話をすることで、漠然としていた問題が具体化し、自分の気持ちを整理することで、問題解決のヒントが見つかりやすくなるからだと思います。なかなか「弱音を吐く」ということは難しく、そのような感情もわかないかもしれませんが、周りの人に助けを求めることは大切です。問題を自分だけで抱えて、孤立しないようにしなければなりません。家族や信頼できる医師、看護師、発達支援の専門家に相談するようにしてください。また小さく生まれた子どもの親の会や、障がいのある子どもの親の会などにも参加して、悩みや情報を共有することもおすすめします。

(2) 夫婦の協力

親がこころの葛藤とたたかう間も、子どもの育児は続きます。次々といろいろな育児の問題や疑問が押し寄せ、親を悩ませます。障がいのある子どもの場合、睡眠と覚醒のリズムの確立が難しいことも多く、落ち着くまで24時間体制の生活が長く続きます。興奮しやすい赤ちゃんでは、寝かしつけるまでに長い時間を要します。寝かせても、眠りが浅く長く続けて眠ることができず、すぐに目を覚ましてしまいます。授乳が難しい場合、1回の授乳量が不足すると、頻回に授乳をしなければなりません。機嫌の良い覚醒の時間は短く、ぐずつき泣きだしてしまうこともあります。特に母親は睡眠不足が続き、疲労困憊でストレスが蓄積していきます。加えて、病院も受診しなければなりません。気の休まらない毎日です。

父親も子どもの障がいを受け止めるまでに時間を要します。また働き盛りです。仕事を終えて帰宅しても、母親の育児やこころの負担を理解できていないというのが現実でしょう。親のこころのすれ違いは、夫婦関係に影響します。母親は孤立し、自分一人の世界か、子どもとの世界に入り込んでいってしまいます。父親も同様です。親が子どもの育児に慣れ、また障がいを理解し受け止めることができるようになるまで、夫婦にとっても大きな危機です。通常、生後1～2か月の間、母親は育児に没頭します。障がいのある子どもの場合、母親は子どもの育児の困難さから、なおさら育児に集中するでしょう。また障がいに気持ちが入り込んでしまいがちでもあり、子どものことだけを考えるようになります。父親は、このような母親の気持ちを理解しなければなりません。両親がお互いの気持ちを理解しようとしなければ、家庭や夫婦関係は崩壊の危機にさらされます。

夫婦の協働による子育てが大切です。両親の会話と、父親には母親を支える姿勢とちょっとした育児の協力が大切です。夫婦の関係性は、父親の支えと協力に負うところが大きいようです。まず父親が母親の言葉に耳を傾け、相談に乗って協働しようとすることが大切です。30分でも1時間でも良いです。夫婦で子どものことやその日のことを話したり、子どもを抱っこしたり、子どもと一緒に遊ぶ時間を作って、家事や育児のいくらかを手伝っていただきたいと思います。父親の母親への愛情が、母親のこころのよりどころです。特に、障がいのある子どもの場合、母親は心理的に不安定な状態に陥りがちです。

不安な気持ちは父親も同じでしょう。しかし、父親は二人目の母親という役割ではなく、家族を守るという母親とは違った大切な責任があります。父親が母親のこころの支えとなって、育児にも協力的であれば、母親のこころが安定し安心して育児ができるようになります。父親が育児にかかわることで、母親はリラックスでき、赤ちゃんから少し距離を置くことができ、自分自身を振り返ることさえできます。そうすることで子どもの成長発達もいっそう促されることになるでしょう。そして父親もまた、父親らしく成長することでしょう。

(3) きょうだい

きょうだいに遅れや障がいがあると、どうしてもその子どもが注目され、手がかかることは避けられません。きょうだいは、置き去りにされているという感情を抱いたり、嫉妬したり、ライバル心を抱くかもしれません。

親も、同じように愛情を注ぎつつも、子どもに対して、十分対応できていないという罪悪感をもつこともあるでしょう。しかし、きょうだいは、それぞれの存在によって、お互いを思いやるあたたかなこころを学び成長します。前にも述べたように（第1章6（４）きょうだい、参照）、理想は、子どもの育児をきょうだいと分かち合い、それに伴う思いやりのこころを育てることです。親はきょうだいに、同じように愛情を注いでいることを理解できるように話をし、振る舞うことが大切です。またきょうだいも、家族の一員とし、仲間に入っていると感じることができるように、年齢に応じたできることをさせてください。授乳、おむつを取ってくること、機嫌が悪いときに寄り添って話しかけること、着替え、一緒に遊ぶこと、ベビーカーを押す手伝いをしたりすること、などなどです。そして、きょうだいの献身を褒めてあげてください。また一日を終える前には、必ずきょうだいとの２人だけの特別な時間を持ち、甘えと安心を与えてください。きょうだいのこころもあたたかく育っていくことでしょう。

（４）親子の関係性に目を向けた発達の支援：支援者の役割

親子の関係性を育むには、出生早期からの発達ケア（第1章　ＮＩＣＵでのディベロップメンタルケア）の取り組みと、家族を中心としたケアを行うことが大切です。出生早期から親子の関係性を視点として支援することで、子どもへの愛着が深まり、親のこころも癒されます。このような早期の支援がなければ、親のこころの回復が遅れ、子どもの発達の遅れや障がいを受け止めることが難しく、遅れや障がいにとらわれることになりかねません。

発達支援にかかわる支援者は、子どもの遅れや障がいに視点をあてるよりも、子どもの力と親子の関係性（交流）に視点を置かなければなりません。私たち支援者が、子どもの力、自分で困難を解決しようとする力、課題にチャレンジしようとしている姿に目を向けず、子どもの課題や問題にばかりに着目すれば、親も定型的な発達の枠組みで子どもをみるようになるでしょう。親は、期待に応えることのできない子どもを拒絶したり、否定的な態度をとったり、虐待につながるかもしれません。子どもは過剰なプレッシャーに耐えきれず、自己効力感を失い、自己否定や依存的な成長発達をするのではないでしょうか。支援者は、まず子どもをよく知り、それを親に伝え、親子の交流を支えることが必要です。親子のポジティブな交流のなかで、親もこころが癒され、親らしさを学び、自分の課題にチャレンジして成長していきます。この親子の交流サイクルが円滑にすすめば、たとえ子どもに遅れや障がいがあったとしても、子どもの力を親が認識し、その力を伸ばす子育てができるようになってきます。そして子どもも、自分の力を基盤として、成長発達を遂げていくでしょう。

子どもの力とともに、障がい（もしくはそのリスク）についても、親に理解してもらわなければなりません。親は、子どもの遅れや障がいの徴候に、直感的にまたは漠然とした不安を抱いているようです。障がいやそのリスクがある場合には、親の心情に配慮し、寄り添いつつ丁寧に説明することが大切です。出生早期には確定診断が難しい場合も少なくありません。経過を観察する必要もあります。親に、子どもの病気や障がいについて告げることは、親にも、支援者にも大変つらいことです。しかし、確定診断の難しさも含めて、丁寧な説明が大切です。親が不安のまま時を過ごすよりも、親が子どもの障がいを受け止め、子どもの育児や発達支援に前向きに取り組めるように、親と支援者が協働することが大切です。それによって、子どもの成長発達と障がいの改善にも良い影響があります。適切な十分な説明がないと、子どもの障がいを否認したり、医療に対する不信や子育てに対する自信喪失などにつながり、子どもの成長発達にも悪い影響が生じます。

先にも述べたように、親が子どもの障がいを理解し、それを受け入れるこころの過程は複雑です。オーシャンスキ先生（Simon Olshansky、社会学者）は、親のこころの過程を「慢性的悲哀 Chronic sorrow」と表現し、このように述べています。

精神薄弱児（精神発達遅滞を対象）の大多数の親は、慢性的な悲哀に苦しんでいる。この悲哀の過程は個人または状況によって異なる。その感情を隠さずに表明する親もいるが、隠す親もいる。支援者は、慢性的な悲哀が親の自然の反応であることに気づいていない。そのため、親に悲哀を乗り越えるように励まし、親がこの感情を表明することを妨げる。また、この慢性的悲哀を神経症的と見なすため、かえって親はこの感情の存在を否認しようとする。支援者が、この親の心理的反応を、精神薄弱児をもつ親の当然の反応として受け入れることができれば、家族の生活をより快適に、より効果的に援助することができる。（Olshansky, S. Chronic sorrow: A response to having a mentally defective child. Social Casework 43, 190-193, 1962.）（『子どもの障害をどう受容するか』中田洋二郎。大月書店　二〇〇九）

同じ悲しみに立ってみなければ、その悲しみの実相にふれることはできないようにも思います。支援者は、親が悲哀的な感情を胸の奥に押し込めてしまわないよう、親の抱えている困難や疑問をよく聴き（聴こうとし）、それに丁寧に答えることをこころ掛けなければなりません。聴き手の態度によって、相手のこころも開かれてくるでしょう。親は、困難な課題にチャレンジし、新たな道のりに立とうとしています。親への尊敬と敬意が大切です。

私が行っている発達外来では、できるだけ両親に一緒に来ていただくようにしています。そして、親がどのように子どもと接しているかを観察します。また子どもの成長発達をどのように考えているか、育児の状況はどうか、疑問や心配事などを尋ね、話し合うようにします。父親と母親は同じように、子どもの発達や障がいを理解しなければなりませんし、支援者も両親の考えを参考にして支援の方法を計画しなければなりません。母親が育児の中心的な役割を担いますが、父親はそれを支えなければなりません。支援者が母親のみを支援の頼りにしてしまうと母親への重荷にもなり、父親には蚊帳の外という感覚を与えてしまいます。特に発達や障がいの状況、発達支援の方針や方法などを説明する場合には、両親の同席が必要です。親と支援者と協働して、両親が統一した考えで子育てや支援のプログラムに取り組むことが大切です。

(5) 発達支援は育児支援

今では、障がいの予防や早期治療のため、生まれて早い時期から専門的な発達支援やリハビリテーションが行われるようになっています。リハビリテーションというと、障がいの改善や機能回復のための訓練というイメージがありますので、ここでは発達支援という言葉を用います。発達支援は文字通り、子どもの発達を支援することですが、特に赤ちゃんの時期（生後半年ぐらい）は親と子どもの関係性（愛着）と親の育児を支援することが大切だと考えています。すなわち発達支援は、育児支援といえます（図3-2）。

これまでにも述べたように、出生後の最初の数か月の間（生活リズムが安定する4か月ころまで）、育児は障がいの有無にかかわらず、親にとって大変な時期です。障がいのある子どもの場合には、子どもの気難しさ、哺乳や泣き、生活リズムの問題などで育児の困難感が増します。親も、気持ちが混乱しやすい時期です。この時期、親が育児に慣れることと親子の愛着の形成を促すことが、子どもの発達支援につながります。支援者は育児支援を基本として、そのなかに障がいの改善と発達支援の要素を加えなければなりません。日々の育児の困りごと、生活環境、睡眠覚醒リズム、授乳、抱っこや寝かせ方、泣き、非言語的コミュニケーション、遊びなどに視点を当てたアドバイスと親子のかかわりを支援します。親は、発達の専門家のアドバイスを参考にして、それぞれの考えや育児のやり方で、子どもとのかかわりのなかで学んでいきます。その親の考えや育児の方法を尊重することも大切です。親が

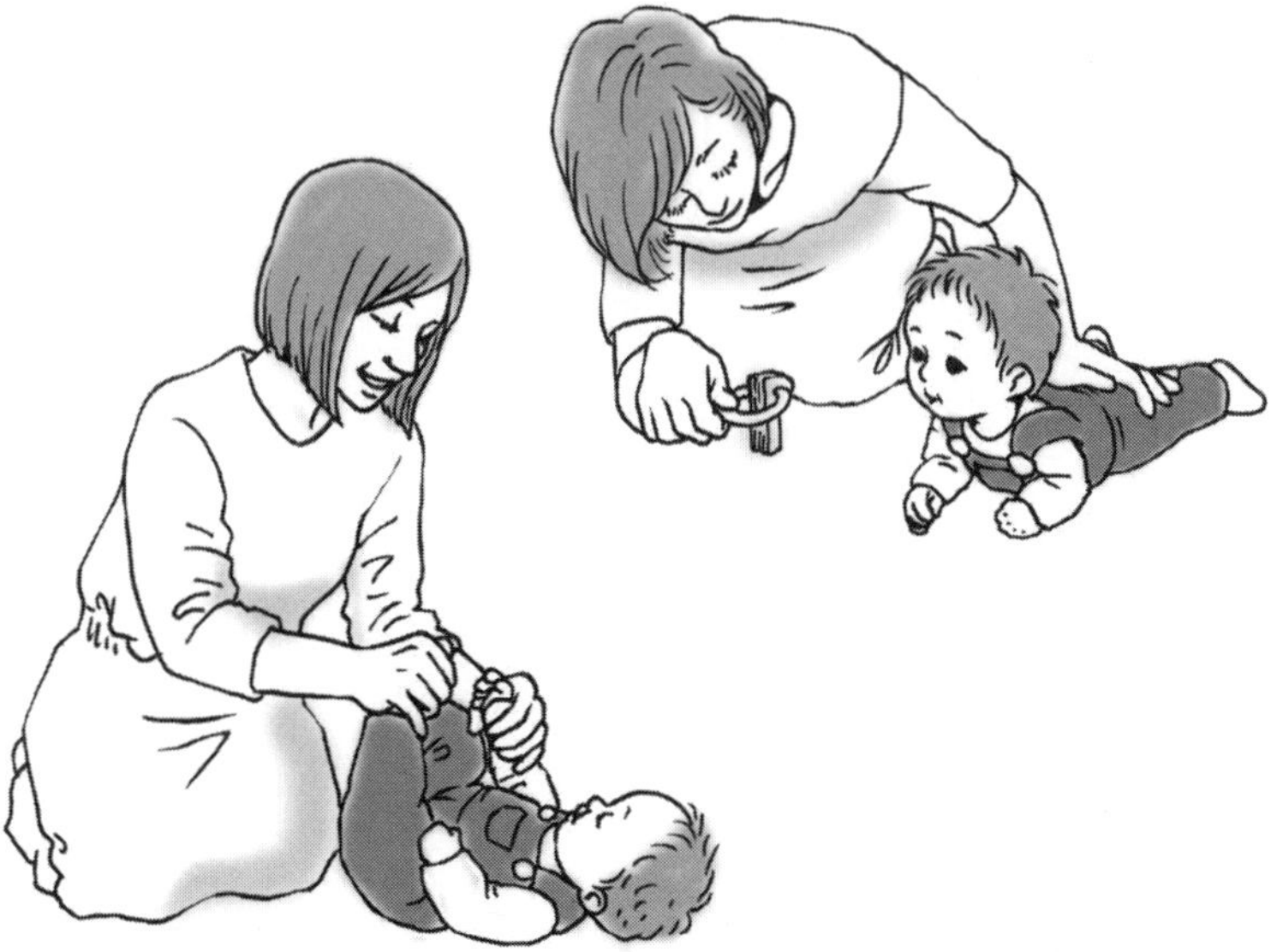

図3-2　リハビリの様子

子どもについての、最良の理解者です。親子のかかわりや育児が上手くすすむことで、子どもの発達もすすんでいきます。子どもの障がいにとらわれて、日々の育児をおろそかにすることは決して良いことではありません。

このような育児支援を中心とした発達支援によって、親子の関係（愛着）がより強く発展すること、育児の質が向上すること、親の自信と誇りが深まること、親・家族と支援者の関係性がより良くなること、親や家族の参加意識が高まること、支援者の支援の質が向上することが期待できます。そして、後のリハビリテーションの導入にもなるでしょう。

（6）子どものリハビリテーション

今日、医学の発展によって、出生早期に病気の診断や発達障がいの予測ができるようになり、発達支援とともに専門的なリハビリテーションが開始されるようになっています。早期リハビリテーションの利点は、第1に子どもの脳は成長発達過程にあり、柔軟性（可塑性）に富んでいることがあげられます（第1章2（2）脳の発達）。子どもの脳は神経細胞が豊富で、生後の経験によって神経細胞間の結合（シナプス結合）が促され、脳が構築されます。脳の構築には遺伝的な要因も関与しますが、生後の経験学習が重要です。たとえ脳に損傷があったとしても、その損傷を他の脳の部分が代償することが可能です。例えば、通常、言葉の脳中枢は左側の側頭葉部分（耳の辺り）にありますが、左側の脳に障がいを負った場合は、右側のその部分が機能を代償します。このような脳の柔軟性を可塑性といいます。その可塑性を有効に活用するため、ディベロップメンタルケアや育児支援、そして障がい回復や発達促進のためのリハビリテーションが必要です。

第２には、子どもの脳の発達は、子ども自身の感覚運動経験と学習によって、それに応じた神経システムが構築されるということです。子どもに障がいがある場合、感覚経験に偏りが生じ、また運動行動もステレオタイプ（一定パターン）の行動をとることが多くなるため、多様な経験学習が難しくなります。このような子どもの偏った感覚運動経験や学習に伴って、自然選択によって、使われる脳の神経細胞や神経結合は強化され、使われない神経細胞や神経結合は削減されることで、脳の神経システムにも偏りが生じることになります。リハビリテーションによって、豊かで多様な感覚運動の経験と学習を補い、そして脳の発達を促します。

第３は、子どもの能力に応じた感覚運動や認知学習を促すことができるということです。リハビリテーション治療は、子どもの発達課題を明らかにし、それと子どもの感覚運動の特性や認知学習の能力との差を埋めるようにプログラムが計画されます。子どもの能力に適した感覚運動指導や認知学習課題を与えることで、子どもの能力を適切に開発していくことができます。子どもの能力に適したプログラムは、子どもに過剰なプレッシャーを与えることなく、不要な失敗経験を少なくして、子どもの主体的な活動や学習のモチベーションを高めることができます。これにより、子どもの成長発達、障がいの改善プロセスを促すことになります。

第４は、二次障がいの予防です。障がいには、一次障がいと二次障がいがあります。一次障がいは、病気に伴って生じる身体の運動や感覚などの機能障がいです。二次障がいは一次障がいによって生じる副次的な障がいで、例えば、運動障がいによって、二次的に身体運動が難しくなると筋肉や関節が固くなったり、活動に伴う経験学習が難しくなることで運動や認知機能の低下の悪循環が生じます。視覚や聴覚などの感覚機能の障がいもまた、二次的に感覚経験ができにくくなることで、いろいろな経験学習が妨げられます。また運動や感覚機能の一次障がいによって、活動意欲や自己効力感の喪失などによる精神機能の低下や、生活の困難さ、社会参加の機会が制限されることも二次障がいです。一次障がいである機能障害の改善や機能の獲得には限界がありますが、それに伴って生じる二次障がいは予防することができます。一次障がいに伴う生活活動の制限や社会的不利は、子どもの適応能力の開発や生活の工夫、道具や機器の使用などによって、また障がいのある方々に対する社会の理解や社会制度、共生社会の実現によって改善することができるでしょう。

子どものリハビリテーションは、医学的な病気の治療・管理と、子どもの感覚運動機能や認知や言語機能、心理機能、社会性などの諸機能の発達促進と障がいの改善を促し、子どもの社会適応と自立を高めることが目標となります。リハビリテーションでは、医学的な治療と、理学療法や作業療法、装具療法、言語聴覚療法、心理療法などの多面的な治療と教育（療育といわれます）が行われます。そのため、医師や理学療法士、作業療法士、言語聴覚士、臨床心理士、保育士や教師などの多職種連携によるチームアプローチが行われます。また、子どもは成長発達過程にあるため、リハビリテーションも乳幼児期、学童期、青年期などのライフサイクルの長期的な視点で計画されます。そのため、リハビリテーションは医学的な治療に加えて、教育支援によって社会的適応や自立を促す教育的リハビリテーション、職業を通じて社会参加と自己実現、経済的自立の機会を促す職業的リハビリテーション、社会支援を充実させ社会的自立を目指す社会的リハビリテーションによる包括的な取り組みが行われます。

ここでは、子どもの発達を援助するための理学療法、作業療法、言語聴覚療法の指導について簡単に説明をしておきます。

・理学療法：主に姿勢や運動障がいの改善を図り、運動発達の指導を行います。運動発達指導は、正常な運動発達機序を基本にして、正常の発達段階に応じた姿勢や運動の獲得を目標とします。具体的には、うつぶせの姿勢での頭の持ち上げ、肘立て姿勢、寝返り、坐位、四つ這い、立位、歩行といった姿勢と運動発達の順序に従って、姿勢保持と姿勢の反応性、運動性を促します。また、子どもの発達や日常生活動作の自立を促すため動作指導や、姿勢保持装具（椅子など）や移動補助具（歩行器など）、補装具（靴など）などの利用を検討します。

・作業療法：遊びや生活動作の自立につなげる援助や、学習能力やコミュニケーション能力の向上を目指します。生活年齢に見合った身辺動作（食事、衣服の着脱、洗面、排泄など）の指導、改良器具の作製と処方、環境調整、介助方法の検討などを行い、子どもの日常生活動作の自立を支援します。また感覚や認知機能の発達指導として、遊びの指導などを行います。

・言語聴覚療法：聞くことや話すことなどの障がいによってもたらされるコミュニケーションの障がいや、言語（言葉）の発達問題への対応、摂食嚥下障がいのアプローチを行います。言語障がいでは、言葉の理解面、表出面の発達の遅れ、構音（発音）機能、吃音（どもり）などの機能回復、各種の代用手段（コミュニケーションエイド）を用いたコミュニケーション能力の拡大を図り、また聴覚障がいでは聴覚機能の検査や補聴器や人工内耳などを活用し、聴こえの障がいを補い、言葉の発達・改善のための訓練を行います。また、摂食嚥下（食べる）障がいのある場合には、摂食機能評価と訓練を行います。

(7) リハビリテーションのパラダイムシフト

これまでは、リハビリテーションの基本的な考え方は、いわゆる「欠損モデル」で、失われた機能や不足している機能を(再)獲得することが目標でした。しかし今では、子どものもつ力(適応能力や代償能力を含む)を高め活用する「ポジティブモデル」もしくは「強さに焦点を当てたアプローチ strength-focused approach」という考え方に変わってきています。またこれに合わせて、機能回復重視から、生活(活動)を重視する視点へと変わってきています。前述のように、障がいのある状態でも、適応能力や代償能力を開発することで、可能性が広がり社会参加と自立を実現できるという考え方です。「ポジティブモデル」あるいは「強さに焦点を当てたアプローチ」、また生活(活動)重視の視点を実現するには、子どもの発達支援やリハビリテーションにおいて、定型的な発達観から一人ひとりの発達過程を重視した取り組みが必要です。

① 機能の獲得と回復の限界と適応

発達の遅れや障がいの回復、また機能の獲得には限界があります。身体の運動麻痺がある場合、座ることや歩く機能を獲得することの難しい子どももいます。また手の不自由さや言葉によるコミュニケーションが難しい子どももいます。しかし、発達の遅れや障がいのある子どもも、それぞれの発達の仕方で発達し、それらを有したなかで適応していきます。リハビリテーションは、一義的には機能の獲得や回復が目標となりますが、障がいのある状態で活動や社会に適応し、well-being を実現することが目的で、機能の獲得や回復を追い求めることではありません。

発達の遅れや障がいのある子どもが、新たな機能を獲得し、またその子どもなりのやり方で新たな活動や適応能力を獲得するには、多くの時間が必要です。子どもにも親にも、根気が必要です。また通常とは異なった違った方法で、それを達成することもあります。親やリハビリテーションの専門家は、子どもの能力に適した課題と支援の方法と環境を整え、じっくり子どもの成長発達の時間を待つことが必要です。

自力では達成できないこともあります。確かに自分の力で何でもできて、生活が送れるようになることは大切なことです。しかし、その困難さやハンディをなくすことは難しいこともあります。いろいろな道具やテクノロジーの活用や、人の手助けが必要となることもあります。歩けない子どもは車椅子を押してもらう手助けが必要でしょうし、手脚を動かすことのできない子どもはいろいろな生活場面で手助けが必要となるでしょう。しかし、人間は多かれ少なかれ、人の手助けを必要とします。リハビリテーションにおける自立は、一人で歩けるようになること、手助けを借りずに生活することが目標ではありません。人の手助けを借りたいときに、「手を貸してください」と素直にいえるようになることも大切です。また障がいのある人を支援することで、その人も多くのことを学びます。自立とは、人との相互依存的な関係性のなかで可能になります。

②　子どもの自発的な活動

人間の発達は、生まれたときからもっている身体や生得的な能力を基盤として、自身の内的な発達エネルギーと外界との相互作用によって獲得される質的な変化の過程です。その過程は、その人自身の自発的な行動が自らの発達を促し、自己形成するという自己組織化の過程でもあります。私たちは身体を通して、外界を知覚し探索し、また外界へ働きかけます。この運動と知覚の循環が、脳の形成と発達を促します。このように、脳—身体—環境は絶えず循環しています。そのスイッチとなるのが、自発的な活動です。その起源は、胎児期（受胎後早期）からみられます。赤ちゃんはまず動き、環境との相互作用によって、自分と世界を知覚し世界を理解するという「運動→知覚→認知」のプロセスで発達します。これは、成人の「知覚→認知→運動」という行動パターンとは異なります。子どもの発達支援やリハビリテーションにおいても、子ども自身がまず動いて探索し、知覚・認知するという基本の過程が重要です。身体の障がいによって、自分で動くことの難しい子どもも、自ら動き、経験する喜びを大切にしなければなりません（感覚刺激に左右されやすい注意欠如・多動の傾向がある場合は、環境の刺激を調整することが必要です）。

③　子どもの達成感と効力感

子どものリハビリテーションでは、できたという達成感と、自分はできるという効力感を大切にすることが大切です。子どもは課題をやり遂げたとき、達成感と効力感でこころが満たされます。そして、それが次の目標に向かうエネルギーとなります。このような達成感や効力感のポジティブな感情は、脳深部の辺縁系を介して、ドーパミンなどの神経伝達物質の放出を促し、さらにこれらの神経伝達物質が運動機能や認知学習の機能を促進します。逆に子どもの能力に適さない過大な目標は、達成できずに、子どもにプレッシャーを与え、欲求不満が蓄積して、自信ややる気を損なう結果になります。障がいがあることは、通常なら簡単に思えるステップも、多くの時間と労力を要します。課題を細分化し、子どもの小さな達成を大切にしなければなりません。

子どもの小さな発達変化を認めることで、次の目標に向かうエネルギーと勇気を子どもに与えることができます。子どもが「あれもできない」「これもできない」と親が感じ、「できるように頑張りなさい」と求めすぎると、子どもは意欲や自信を失い、無力感に陥っていきます。無力感は、積極的に外に働きかけ、自立のこころの芽を摘んでしまうことになります。私たちは、どうしても子どもの「できないこと」に目を奪われがちになりますが、子どもの能力を開発するためには、できるようになったこと、できつつあることをたくさんみつけ、それを伸ばしていくやり方が、子どもの成長発達にとってプラスとなります。子どもの発達支援について、ヴィゴツキー先生（Lev Semenovich Vygotsky、ロシアの児童・教育心理学者）は「発達の最近接領域の理論」ということを言っています。これは、今まさに子どもができそうになることは何かをよく観察し、それを支援するということです。もうすぐオモチャに手を出しそう、もうすぐ寝返りができそう、もうすぐお座りができそう、子どもを見守り励まし、少しだけ手助けする。そして、達成の喜びを分かちあうことです。

④　一人ひとりの子どもの発達過程

リハビリテーションによって、子どもたちの獲得する機能も高まり、二次的障がいも少なくなってきました。しかし、運動機能や認知機能の発達や回復には限界があり、お座りや歩くことの難しい子どもや、物事の理解や言葉を獲得することの難しい子ども、日常生活に介護や支援の必要な子どももいます。障がいのある子どもの生きる目標が、歩けるようになる、会話ができるようになるなど、いわゆる通常の機能を獲得することになってはいけません。親が子どもに定型的な機能を獲得することにとらわれると、子どもも親も生きることの目標を失って、生きる喜びや楽しみを失いかねません。私たち一人ひとりは、他者と異なった与えられた機能や能力で生きています。障がいがあることで、困難さやハンディはありますが、それを克服しつつ、与えられた能力で生きる喜びや楽しみを見いだせるよう、子ども自身と親、そして支援者が努力しなければなりません。そのためには、定型的な右肩上がりの発達観を改めなければなりません。それぞれの子どもには、それぞれの発達の仕方があります。その発達の仕方を認め、それを支援することが大切です。

⑤　社会とのつながり

現代社会は、子育ての難しい時代になっています。核家族化がすすみ、子育ての伝承が薄れ、子育てを育児書や雑誌に頼らなければならない状況です。情報過多のようにも思われます。家族や母親が孤立して育児の問題を抱え込まないように、夫婦の協力と地域社会でも育児を支えるようにしていかなければならないでしょう。母親の周りに協力体制があるほど、母親は安心して育児を行うことができます。特に障がいのある子どもの母親や家族は、悩みを相談できる相手もいなく、一人で悩みを抱え込んで孤立しがちです。母親や家族への支えや社会とのつながりが大切です。今一度、家族と地域のつながりを見直し、コミュニティでの子育てを再構築していくことが必要でしょう。

子どもに障がいがあるとどうしても、家のなかで、母親は子どもとの世界に閉じこもり、孤立しがちになります。子どもは、いつかは親から離れて自立しなければなりませんし、子どもは社会のなかでいろいろな経験を積んで成長発達していきます。子どもたちが社会経験を積みながら成長していけるよう、親自身が社会とのつながりを大切にしなければなりません。病院やＮＰＯ法人などによって運営されている、小さく生まれた赤ちゃんの家族会や、障がいのある子どもの家族会などがあります。そのような会を利用することをおすすめします。病気や障がいについての学びや、家族同士の経験や情報の共有、悩みの相談などができて大変有益でしょう。ケアスタッフやリハビリテーションの担当者に尋ねると、良い情報が得られます。また、社会福祉サービス（制度）の利用も検討すべきです。それぞれの地域、市町村には障がいのある子どもや親に対しての各種サービスがあります。それぞれの市町村によってサービス内容は異なっていますので、自治体の窓口に尋ねることをおすすめします。

おわりに

「子どもは、神様からの、この世への、この国への、家族へのいちばん美しい贈り物です」。

これは、マザーテレサの言葉です。しかし残念ながら、家庭環境や経済の問題を抱えた家族、望まれない妊娠・出産、育児の放棄、虐待の連鎖など、悲しく胸が痛む事件が報道されています。私たちは、このマザーテレサの言葉を深くこころに刻み、赤ちゃんや子どもたちに感謝と敬意をもって接しなければなりません。小さく生まれた赤ちゃん（子ども）が、親やケアスタッフのからの感謝と深い愛情によって、成長発達が支えられ、親子の愛着が育まれることを祈ります。

赤ちゃんの発達を考えるとき、脳と身体とこころのつながりのトライアングルを思い浮かべます。脳と身体とこころは不可分の関係で、成長発達していきます（第1章2．赤ちゃんの発達）。赤ちゃんの身体とこころが脳を育み、また脳の発達が身体とこころを支えます。小さく生まれた赤ちゃんの脳（第1章2（2）脳の発達）は、NICUから急速な発達期にあります。呼吸循環機能の生命維持、睡眠と覚醒のステート、自律神経や内分泌機能の生理的な調節、筋緊張や反射活動および運動の調整を司る脳幹、快・不快の情動の中枢である大脳辺縁系、感覚と運動の中枢である大脳皮質の感覚運動野が機能しています。この基本構造が、感覚運動の制御や認知行動を司る大脳皮質の発達の土台となります。皮質の中でも前頭前野が、他者に共感し思いやるあたたかなこころの知性の座です。前頭前野の発達が阻害されると、感情のコントロールや他者に共感することが難しくなったり、注意の集中や思考や行動にも問題が生ずることになります。小さく生まれた赤ちゃんのケアや親子のかかわりを通して、脳の発達を守り支えていることが大切です。私たちは、1つの脳しか持ち得ないのです。

赤ちゃんが身体を介して示す行動（第1章2（3）身体（神経行動）の発達）は、赤ちゃんの脳とこころの状態をみる窓となり、赤ちゃんと親や私たちとのコミュニケーションツールとなります。本書では、ブラゼルトン神経行動発達評価（NBAS）を紹介しました。NBASでは、赤ちゃんの神経行動発達を、生理・自律神経系、運動系、状態（ステート）系、注意・相互作用系の4つの行動系から観察します。それぞの行動系には赤ちゃんの個性、強さと弱さ、そしてこころの状態が見え隠れします。赤ちゃんの個性の理解と、強さを促し弱さを支え、またこころへの対処と共感、映し返しが、赤ちゃんの成長発達を促すことになります。

赤ちゃんには、あたたかなこころを育むための、こころの芽があります。その芽は、私たちが、赤ちゃんも私たちと同じようにこころをもった人間であると確信することから育まれます。そう確信した時に、赤ちゃんのこころが生まれます。赤ちゃんが泣いているとき、赤ちゃんのこころを感じ、共感をもって赤ちゃんに接する人とそうでない人で、赤ちゃんのこころの成長に大きな隔たりが生じるのではないでしょうか。赤ちゃんの行動は、こころのあらわれでもあります。私たちは、赤ちゃんの示す行動に対する感受性と、その意味を洞察する力を身につけなければなりません。赤ちゃんとのこころの交流（情動調律：第1章2（4）こころの発達）によって、親は赤ちゃんに適した育児ができるようになり、また赤ちゃんも親の育児に適するように成長発達するでしょう。

小さく生まれた赤ちゃんの脳と身体とこころの発達を支援するケアの方法が、ディベロップメンタルケアです（第1章3．NICUでのディベロップメンタルケア）。現在、多くのNICUで、その理論と実践が広がってきました。NICUが機械的な環境から、赤ちゃんとご家族、そしてケアスタッフにもやさしい情緒的環境となって、家族を中心としたケア（ファミリーセンタードケア）がさらにすすめられることを願います。赤ちゃんの存在は、いつも親子の関係のなかにあります。赤ちゃん一人での成長は、あり得ません。私たち支援者は、NICUで赤ちゃんと家族の出会いを再構築し、目の前の現実の赤ちゃんとの愛着を形成し、子育てを支援していかなければなりません。親子の交流を促す空間の工夫や、タッチケアや抱っこ（カンガルーケア）、母乳保育、ケア参加などによって、親子のあたたかなこころの交流が育まれますように。

第2章の育児のヒントでは、ブラゼルトン先生のタッチポイント（Touchpoints）モデルを参考にし活用して、子どもの発達と育児、特に親の関心事項である、睡眠と覚醒、授乳と摂食、泣き、認知と運動の発達、コミュニケーションについて記述しました。子どもが急速な発達期にある時、こころや行動に混乱をあらわします。その混乱に引きずられるように、親も育児不安やストレス、困難を抱えることになります。このような発達が急速にすすむ混乱期が、支援者が介入すべき重要なポイントとなります。タッチポイントでは、このような時期と課題をあらかじめ想定し、支援者が予測的かつ予防的に親子の関係性に介入することで、親子の混乱を回避しようとするものです。このタッチポイントの時期、赤ちゃんは自分でその課題と混乱に挑戦します。しかし自分ではどうしようもない時に、親の支えを必要とします。そしてついには、その課題をクリアすることで、成長発達を遂げます。いわば、育児は、その赤ちゃん自身のトライ・アンド・エラーを支えることで、親は赤ちゃんの力を引き出すように、共調整（親子が共に行動を調整し合う）することが必要でしょう。育児は、赤ちゃんをコントロールすることではありません。親子の協働作業です。

ブラゼルトン先生の眼差しは、子ども、親それぞれと親子の関係性に注がれていました。通常、私たちはどちらかの一方に視点を置きがちです。しかし、子どもはその関係性の中で成長発達するものです。子どもが自ら発達する主体であると同様、親もまた自らの課題にチャレンジして成長していきます。

小さく生まれた赤ちゃんに限らず、親は育児や子どもの成長について、不安や心配などをもつものです。しかし、親が献身的に育児にかかわり、赤ちゃんへの成長発達の過程を理解し、それを信じることができれば、あなたの赤ちゃんに適した「ほど良い」育児ができるようになるでしょう。そして、親としての自信も深め、親らしく成長してくことでしょう。赤ちゃんが親の適切な育児行動を引き出します。育児は、赤ちゃんから教わるのです。ケアフタッフや支援者も、親の赤ちゃんへの献身的な態度を認め、親がしている育児を支えていくことが必要です。私たち専門家や支援者もまた、親から学ぶ姿勢を決して忘れてはいけないでしょう。

第3章は、障がいや発達の遅れのある赤ちゃん、子どもとのかかわりについて、ふれました。親が、子どもの発達の遅れや障がいを、受け止めるには長い時間がかかります。親も子どもと同じように、その課題にチャレンジしなければなりません。それは、親自身の生き方の作り直しの作業でもあるように思います。支援者は、その過程を尊重しつつ支える必要があります。そして、親として成長する姿を思い浮かべることができるのです。

私は、障がいや発達の遅れのある子どもの親は、あなたの子どもの発達の仕方と定型的な発達過程とで比較しないようにしなければならないと考えています。あなたの子どもは、あなたの子どもらしく発達します。親が、子どもの発達の遅れや障がいからの回復を祈るあまり、子ども自身や遅れや障がいを否定的にとらえ、発達の遅れや障がいに目がいき過ぎると、親自身にも子どもの成長発達に良いことはありません。障がいのあるなしにとらわれずに、それぞれの子どもが有している力、成長発達しようとする力、それぞれの発達課題にチャレンジしようとする子ども自身の成長過程を大切にしなければなりません。

それには、まず日々の育児を大切にすることです。あわてず、あまり先をみずに、あなたの子どもの発達の仕方を見守っていくことです。そして、子どもの小さな成長発達を認識し、「できた」「やったー」という喜びと、自己効力感を大切にすることが、次の成長を支えることになります。障がいのあるなしにかかわらず、どんな状況にあっても、自分の長所と短所、できることとできないことを理解する。そして、その長所を生かしていく。そのような生き方を支えることが目標です。

本書が、小さく生まれた赤ちゃんのあたたかいこころを育むディベロップメンタルケアや、育児と発達支援につながること、そしてご両親が赤ちゃんとともに生きることに喜びを見いだし、親としての成長を支えることになることを祈ります。

謝辞

本書の執筆を終えるにあたり、執筆した事柄をお教えいただいた赤ちゃんとそのご家族にこころより感謝申し上げます。本書が赤ちゃんのあたたかいこころの発達と、ご両親の育児支援につながって、少しでもお返しになることを祈ります。また、私をこの赤ちゃんの発達支援の道に導いていただいた穐山富太郎先生（長崎大学名誉教授、現長崎市発達福祉センター長）に深く感謝いたします。先生との出会いがなければ、赤ちゃんや多くの指導者との出会いもありませんでした。また、齋藤　寛先生（長崎大学名誉教授、元長崎大学学長）に深謝いたします。先生には、私の発達支援研究をご支援いただき、研究指導や発展に向けたアドバイスを頂戴しました。ブラゼルトン先生とヌジェント先生に、こころよりお礼を申し上げます。お二人には、ＮＢＡＳを通して、赤ちゃんのこころの理解と、ご両親への発達支援のあり方をご指導いただきました。本書の多くはお二人からの教えが基になっています。刊行に寄せては、ヌジェント先生にご執筆いただき、ブラゼルトン先生の教えとレガシーを私たちに伝えていただきました。アルス先生、グレッチェン先生に感謝いたします。お二人には小さく生まれた赤ちゃんのディベロップメンタルケアについて、多くのご教示をいただき、日本におけるＮＩＤＣＡＰの教育活動にも支援していただいています。ＮＩＤＣＡＰによるディベロップメンタルケアの正しい認識と知識、適切な実践が普及するであろうと期待しています。本書を監修いただきました仁志田博司先生に深く感謝申し上げます。私の臨床経験にもとづいた執筆内容を医学的・科学的な観点からご高閲いただきました。先生とは、ＮＩＤＣＡ

Pによるディベロップメンタルケアの推進の活動もご一緒させていただいています。そのような先生との活動が、本書の執筆の動機ともなりました。また、いつも赤ちゃんとの交流の機会をいただいている浜松医療センターの松井浩之先生はじめスタッフの皆様、名古屋第二赤十字病院の永井幸代先生、そして私の仕事をあたたかく支援していただいています聖隷クリストファー大学の教職員の皆様に感謝申し上げます。

本書は、２０１１年1月に出版した『小さく生まれた赤ちゃんのこころの発達ケアと育児』の改訂版です。前書は1年余りで在庫がなくなり、大学教育出版より改定の依頼を頂戴しましたが遅々と進まず今日に至ってしまいました。本書の執筆は、ブラゼルトン先生のご逝去が動因となりました。２０１８年3月22日、先生はご逝去されました。１００歳のお祝いをボストンにて開催する予定にしていた矢先でした。最後にお会いしたのは、２０１６年11月に開催されたNBAS／NBOトレーナーズミーティングでした。ボストン、ケープコッドのご自宅と、ボストン小児病院（Children's Hospital Boston）近郊のホテルで数日一緒に過ごすことができたことが、今思えばしあわせでした。その頃は歩行器を使用され、訪問看護によるケアを受けておられましたが、セミナーでのタッチポイントのお話は生涯現役の力強さを感じました。この時、先生はご自宅でタッチポイントの最終章、ラストタッチポイントを執筆されていました。人生の終末を自覚され、人生の閉じ方を執筆しているといわれていました。そして、これもチャレンジなんだと。

先生は、穏やかで明るく、いつもこころに寄り添う方でした。私は英語の力が十分ではありませんので、先生は私の目をじーっと見て話をよくお聴き下さり、気持ちを察して、お話くださいました。本書は、セミナー等の講義録や資料、テキストなどを参考にして先生からの教えを基に執筆しましたが、もう少し私に言語力があれば、先生の思想や理論、実践をより正確に伝えることができただろうと悔やまれます。

先生の教えは、赤ちゃんを信頼し、チャレンジしている姿をみなさいということだったと思います。赤ちゃんは自分自身を成長させるため、自分のもてる力を発揮して、成長発達の課題にチャレンジします。しかし、そこでは失敗があり、自分ではどうしようもない課題もあり手助けも必要とします。その過程で赤ちゃんは混乱し、また同様に親も混乱します。その内的な成長発達のエネルギーのあらわれでもある混乱を、前向きにとらえることが親子の成長発達を促します。いわば、混乱が発達の原動力になるのです。そして、赤ちゃんはこの混乱を克服し、再び立ち上がってチャレンジし、ついには成功を学びます。私たちは、この赤ちゃんの力を信頼し、失敗と混乱をあたたかく見守り、チャレンジする力を大切に支え、その成功をともに喜び称えなければなりません。赤ちゃんも親も、私たちも、人生の道のりで、それぞれの成長発達の課題にチャレンジし、失敗と成功を繰り返しながら成長発達を遂げるのでしょう。

２０１８年4月、ケープコッドでのブラゼルトン先生のご葬儀と、ハーバード大学およびボストン小児病院のメモリアルに出席しました。全米と世界各国から、悲しみと思い出と感謝が寄せられました。私は幸運にもブラゼルトン先生と出会い、多くの教えをいただいたことで、今の私があると思います。本書を、ブラゼルトン先生に感謝とともに捧げます。

先生と奥様と一緒に過ごした、夏の日のケープコッドの海を思い浮かべながら。

２０１９年　6月

著者

■著者紹介

大城　昌平　（おおぎ　しょうへい）

1960年4月6日生まれ
聖隷クリストファー大学　教授

1983年：高知リハビリテーション学院卒業
1986年：長崎大学医学部附属病院勤務
2004年：長崎大学（医学博士）
2008年：現職

専門分野：人間発達学、子どもの発達とケア学

連絡先：
聖隷クリストファー大学
住所：〒433-8558　静岡県浜松市三方原3453
Mail：shohei-o@seirei.ac.jp

小さく生まれた赤ちゃん
あたたかなこころの発達ケアと育児の指針

2019年10月25日　初版第1刷発行

■著　　者——大城昌平
■発 行 者——佐藤　守
■発 行 所——株式会社 **大学教育出版**
〒700-0953　岡山市南区西市855-4
電話（086）244-1268　FAX（086）246-0294
■印刷製本——モリモト印刷㈱

ISBN978－4－86692－026－9